Kohlhammer

Die Autorinnen

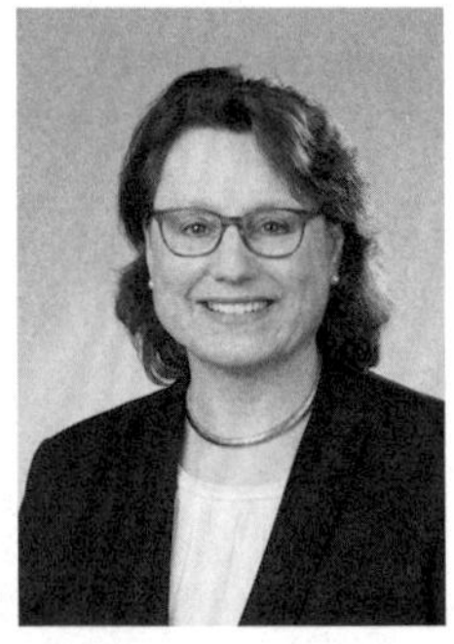

Dr. med. Heike A. Kahla-Witzsch, MBA ist Fachärztin für Urologie und für Ärztliches Qualitätsmanagement sowie Risikomanagerin.

Weitere Veröffentlichungen der Autorin im Verlag W. Kohlhammer:
Heike A. Kahla-Witzsch (2010): Zertifizierung im Krankenhaus nach DIN EN ISO 9001:2008. Ein Leitfaden. 3., vollständig überarbeitete und erweiterte Auflage. 978-3-17-020943-5
Heike A. Kahla-Witzsch (2009): Praxiswissen Qualitätsmanagement im Krankenhaus. Hilfen zur Vorbereitung und Umsetzung. 2., überarbeitete und erweiterte Auflage. 978-3-17-020540-6
Heike A. Kahla-Witzsch, Thomas Geisinger (2004): Clinical Pathways in der Krankenhauspraxis. Ein Leitfaden. 978-3-17-017501-3
Heike A. Kahla-Witzsch/Alexandra Jorzig/Bruno Brühwiler (in Vorbereitung): Das sichere Krankenhaus. Leitfaden für das klinische Risikomanagement. 978-3-17-021611-2
Foto @ Anne Simon (www.fotografie-anne.de)

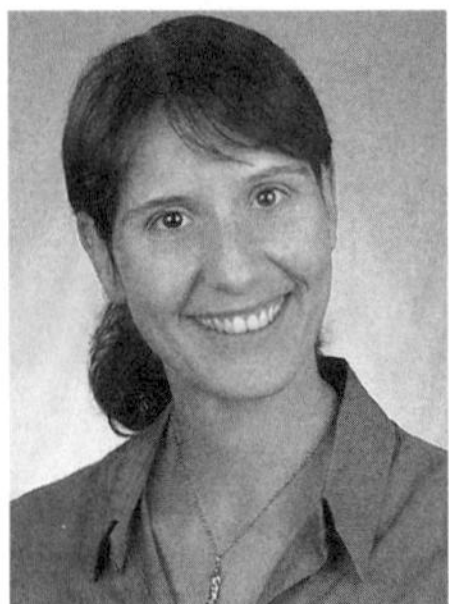

Olga Platzer ist Krankenschwester, Diplom-Pflegewirtin (FH), Qualitätsbeauftragte und interne Auditorin sowie zertifizierte klinische Risikomanagerin nach ONR.

Heike Anette Kahla-Witzsch
Olga Platzer

Risikomanagement für die Pflege

Ein praktischer Leitfaden

2., überarbeitete Auflage

Verlag W. Kohlhammer

2. Auflage 2018

Alle Rechte vorbehalten
© W. Kohlhammer GmbH, Stuttgart
Gesamtherstellung: W. Kohlhammer GmbH, Stuttgart

Print:
ISBN 978-3-17-031983-7

E-Book-Formate:
pdf: ISBN 978-3-17-031984-4
epub: ISBN 978-3-17-031985-1
mobi: ISBN 978-3-17-031986-8

Für den Inhalt abgedruckter oder verlinkter Websites ist ausschließlich der jeweilige Betreiber verantwortlich. Die W. Kohlhammer GmbH hat keinen Einfluss auf die verknüpften Seiten und übernimmt hierfür keinerlei Haftung.

Vorwort zur 2. Auflage

Errare humanum est.
Irren ist menschlich.
(Seneca, 4 v. Chr. – 65 n. Chr.)

Zum Zeitpunkt der Veröffentlichung der ersten Auflage war dieses Buch das erste Risikomanagementbuch, welches sich speziell an die Pflege richtete. Seitdem gab es viele Veränderungen, Weiterentwicklungen und neue Erkenntnisse auf dem Gebiet des Risikomanagements und der Patientensicherheit, sodass eine grundlegende Überarbeitung erforderlich wurde.

Wo immer Menschen tätig werden, kommt es zu Irrtümern aus Unwissenheit, mangelnder Sorgfalt oder Selbstüberschätzung. Seit das Institute of Medicine im Jahr 1999 seinen Report »To Err is Human – Irren ist menschlich« veröffentlichte, wurde dem Thema Risikomanagement im Gesundheitswesen und Patientensicherheit weltweit und auch in Deutschland zunehmende Aufmerksamkeit zuteil.

Handeln tut Not, da davon auszugehen ist, dass zwischen 5 und 10 % der in deutschen Krankenhäusern behandelten Patienten[1] ein unerwünschtes Ereignis erleiden (Aktionsbündnis Patientensicherheit 2006, S. 3), ebenso zeigt eine Veröffentlichung aus den USA (Makary 2016, S. 353), basierend auf Daten aus dem Jahr 2013, dass dort der medizinische Fehler auf Platz 3 der Todesursachenstatistik, nach Herz-Kreislauf-Erkrankungen und Krebs, rangiert. 14 Jahre nach der Veröffentlichung von »To Err is Human« und zahlreichen Initiativen und Anstrengungen zur Erhöhung der Patientensicherheit ist dies ein ernüchterndes Ergebnis.

Im Jahr 2013 trat das »Patientenrechtegesetz« (Gesetz zur Verbesserung der Rechte von Patientinnen und Patienten) in Kraft, in welchem dem Thema Patientensicherheit verstärkte Bedeutung beigemessen wurde. Im Rahmen dieser Gesetzesänderung wurde dem gemeinsamen Bundesausschuss aufgetragen, in seinen Richtlinien über die grundsätzlichen Anforderungen an ein einrichtungsinternes Qualitätsmanagement wesentliche Maßnahmen zur Verbesserung der Patientensicherheit und insbesondere Mindeststandards für Risikomanagement und Fehlermeldesysteme festzulegen. Zudem müssen Krankenhäuser in den jährlichen Qualitätsberichten über den Umsetzungsstand von Risikomanagement und Fehlermeldesys-

---

1 Wenn nicht anders aufgeführt, wird für alle Personen- und Funktionsbezeichnungen das generische Maskulinum verwendet. Dies schließt zu jeder Zeit die weibliche Form ein.

temen informieren (SGB V § 137, 2013). Diese neuen gesetzlichen Anforderungen machen Risikomanagement, die Umsetzung von Maßnahmen zur Patientensicherheit, sowie die Einführung von Fehlermeldesystemen zur Pflicht.

Doch Risikomanagement und Patientensicherheit bedeuten mehr als die Erfüllung gesetzlicher Pflichten und Anforderungen!

Der Umgang mit Fehlern, Versäumnissen und Risiken im Gesundheitswesen ist sowohl menschlich als auch rechtlich oft sehr schwierig. Die Angst vor Gesichtsverlust, Berufsverbot und Strafe führt häufig dazu, dass Mängel, Unachtsamkeiten oder auch fahrlässige Verhaltensweisen, obwohl den Mitarbeiten durchaus bekannt, nur selten oder nur »hinter verschlossenen Türen« geäußert werden. Ein konstruktiver Umgang mit Fehlern, eine positive Fehlerkultur oder darüber hinausgehend eine Sicherheitskultur sind bislang in nur wenigen Gesundheitseinrichtungen anzutreffen.

Neben diesen psychologischen Hemmnissen sind der Aufbau von Risikomanagement und die Erfüllung der genannten Anforderungen für jede Einrichtung mit einem zusätzlichen Aufwand verbunden. Gerade in Zeiten knapper werdender Ressourcen, in der zahlreiche Kliniken, aber auch Alten- und Pflegeeinrichtungen in ihrer wirtschaftlichen Existenz bedroht sind und mit immer weniger Personal immer mehr Leistungen erbringen müssen, schmerzt jede weitere Anforderung und will hinsichtlich Einführung und Umsetzung gut überlegt und geplant sein. Da die zur Verfügung stehenden Ressourcen begrenzt sind, muss jede Einrichtung zwischen dem Notwendigen und Möglichen abwägen, zumal eine Gegenfinanzierung der geforderten zusätzlichen Maßnahmen bislang nicht erfolgt.
Es stellen sich somit bei jeder neuen Herausforderung die Fragen:

- Brauchen wir das wirklich und was kostet es?
- Wie groß ist der mögliche Schaden oder welche Konsequenzen entstehen, wenn man es nicht tut?

Entscheidet man sich für Maßnahmen, so ist dann das Ziel, mit möglichst geringem Aufwand größtmögliche Wirkung zu erreichen.

Risikomanagement ist aus unserer Sicht eine Investition, die sich lohnt. Es schafft Vertrauen in die Leistungsfähigkeit der Einrichtung bei Patienten und Bewohnern und bildet die Grundlage für Stabilität und Sicherheit für Mitarbeiter und Kooperationspartner. Ein kluges und zielgerichtetes Risikomanagement lässt sich mit vielen bereits etablierten Managementsystemen und Instrumenten verknüpfen. Zwar bedeutet die Einführung eines weiteren Systems immer Aufwand und Anstrengung, doch ein wichtiger Grundsatz im Risikomanagement lautet: »Weniger ist mehr!« Durch die Fokussierung auf wesentliche, sicherheitsrelevante Themen und deren konsequente Bearbeitung kann Risikomanagement dazu beitragen, die verfügbaren Ressourcen sinnvoll einzusetzen und ein vorhandenes Qualitätsmanagement möglicherweise zu verschlanken sowie zu vereinfachen.

Gerade die Pflege, als stärkste Berufsgruppe im Gesundheitswesen, übernimmt oftmals eine Vorreiterrolle bei der Einführung und Umsetzung neuer Managementmethoden und trägt in vielen Einrichtungen dabei die Hauptlast, beispielsweise im Rahmen von Qualitätsmanagementprojekten. Aus diesem Grund möchten wir mit diesem Buch die Bedeutung von Risikomanagement und Patientensicherheit für die Mitarbeiter der Pflege unter Berücksichtigung der hier entstehenden Fragen und Problemstellungen beleuchten.

Unser Anliegen besteht darin, das Risikomanagement, Risikomanagementsystem und Methoden des Risikomanagements für die Mitarbeiter der Pflege verständlich darzustellen, die Anforderungen mit den für die Pflege relevanten Aspekten zu beleuchten und so die erforderlichen berufsgruppenspezifischen Kenntnisse und Informationen für und über das Risikomanagement zu vermitteln.

Wir orientieren uns in den nachfolgenden Kapiteln an den folgenden Fragen:

- Warum brauchen wir Risikomanagement in Einrichtungen des Gesundheitswesens?
- Welche haftungsrechtlichen Grundlagen spielen eine Rolle?
- Was ist überhaupt Risikomanagement, -system, -prozess?
- Welche Methoden und Instrumente nutzt das Risikomanagement?
- Welche Grundlagen sind für ein wirksames Risikomanagement wichtig?
- Welche Risiken entstehen im Rahmen interdisziplinärer Zusammenarbeit?
- Welche Risikobereiche sind spezifisch für die Pflege?
- Wie hängen Qualitäts- und Risikomanagement zusammen?
- Welche Möglichkeiten und Grenzen hat Risikomanagement?

Unsere Absicht war es, die einzelnen Kapitel auch für sich allein stehen zu lassen, so dass die Leserin/der Leser je nach Interesse die Reihenfolge wählen kann. Auch sollen die pflegepraktischen Kapitel als eine Art Nachschlagewerk dienen. Da die Darstellung von Anforderungen aus unserer Sicht nur dann Sinn ergibt, wenn diese anhand von Fallbeispielen erläutert werden, war es uns wichtig, eine ausgewogene Mischung aus Theorie und praktischen Beispielen anzubieten. So finden sich gerade in den Kapiteln mit hohem Praxisbezug viele Beispiele in Form von Pflegestandards, Formularen oder Checklisten, welche eine erste Orientierung geben und an die jeweilige Einrichtung adaptiert werden können.

In diesem Zusammenhang ist jedoch zu betonen, dass wir keineswegs mit den vorgestellten Beispielen »Patentlösungen« anbieten möchten. Keine der in diesem Buch verwendeten Vorlagen kann und soll ohne Anpassung und kritische Prüfung von den Einrichtungen übernommen werden, da dies sowohl den spezifischen Rahmenbedingungen als auch dem Bedürfnis der Mitarbeiter nach Partizipation bei der Erstellung widersprechen würde.

Wir hoffen, mit diesem Buch dem Thema Risikomanagement in Ihrer Einrichtung mehr Gewicht zu verleihen, Diskussionen anzustoßen und somit einen Beitrag für mehr Sicherheit für Patienten und Bewohner, aber auch für die Mitarbeiter zu leisten.

Nicht weil es schwer ist,
wagen wir es nicht,
sondern weil wir es nicht wagen,
ist es schwer.
(Seneca)

oder

Vor Fehlern ist niemand sicher.
Das Kunststück besteht darin, denselben Fehler nicht zweimal zu machen.
(Edward Heath)

Im Dezember 2017
Heike Anette Kahla-Witzsch
Olga Platzer

Für meine Töchter Alexandra und Sophie
(Heike Anette Kahla-Witzsch)

Für Thomas und Marla
(Olga Platzer)

Inhaltsverzeichnis

1 Betrachtungsweisen und Anforderungen an ein Risikomanagement

Die moderne Gesundheitsversorgung
stellt von allen Aktivitäten auf dieser Erde
die größte Herausforderung an Sicherheit dar.[2]

Warum brauchen wir ein Risikomanagement in Einrichtungen des Gesundheitswesens? Je nach Blickwinkel des Betrachters werden wir auf diese Frage unterschiedliche Antworten erhalten.

Risikomanagement kann unterschiedliche Inhalte und Aspekte umfassen:

- Strategische und betriebswirtschaftliche Risiken
- Patienten- und Mitarbeitersicherheit
- Compliance, die Einhaltung gesetzlicher Bestimmungen und unternehmensinterner Richtlinien (Deutscher Corporate Governance Kodex 2017, S.6)

Dabei können je nach Art der Organisation jeweils unterschiedliche Aspekte im Vordergrund stehen. Es werden andere Gründe für ein Risikomanagement in einer ambulanten oder stationären Pflegeeinrichtung gesehen werden als in einem Krankenhaus der Maximalversorgung. Ganz gleich aber, um welche Einrichtung es sich auch handeln mag, am Thema Risikomanagement führt kein Weg vorbei.

Seit Inkrafttreten des »Patientenrechtegesetzes« (Gesetz zur Verbesserung der Rechte von Patientinnen und Patienten) und den daraus resultierenden Anforderungen ist die Implementierung von Risikomanagement und Fehlermeldesystemen für ambulant tätige Ärzte, Zahnärzte, Psychotherapeuten sowie für Krankenhäuser gesetzliche Pflicht. Ziel ist hierbei, langfristig die Patientensicherheit durch die Stärkung der Patientenperspektive zu verbessern.

Doch Risikomanagement bedeutet mehr als die Erfüllung gesetzlicher Anforderungen.

Aus Sicht der Leitung einer Organisation geht es darum, Schadensereignisse abzuwenden, die ihren Fortbestand gefährden, die Leistungsfähigkeit beeinträchtigen, den Ruf beschädigen und möglicherweise Haftungsprobleme für Führungskräfte bedingen. Patienten und Bewohnern hingegen geht es um Sicherheit in der Versorgung und Betreuung, während für die

---

2 Leape et al. 1998, S. 1444, Übersetzung des englischen Originals durch die Autorin

Mitarbeiter die eigene Sicherheit sowie der Schutz vor Fehlern und Fehlleistungen im Vordergrund stehen. Für Kostenträger und Haftpflichtversicherer stehen die Vermeidung von Patientenschäden und daraus entstehende Kosten im Fokus.

Unterscheidung verschiedener Sichtweisen

Im Folgenden sollen daher die unterschiedlichen Sichtweisen und Anforderungen an das Risikomanagement betrachtet werden:

- Sichtweise der Organisation
- Patienten-/Bewohnersicht
- Sicht der Mitarbeiter
- Sicht der Kostenträger
- Sicht der Haftpflichtversicherer
- Sicht des Gesetzgebers

1.1 Risikomanagement aus Sicht der Organisation

Aus Sicht der Organisation sind juristische und betriebswirtschaftliche Aspekte für das Risikomanagement von Bedeutung.

1.1.1 Juristische Aspekte

Ziel: Juristische Unangreifbarkeit

Die juristische Sichtweise des Risikomanagements stellt Risikoprävention, Sicherheit und Schutz des Patienten in den Mittelpunkt. Vorrangiges Ziel ist es, die medizinisch-pflegerische Qualität der Krankenhausbehandlung bzw. Betreuung in Alten- oder Pflegeeinrichtungen juristisch unangreifbar zu machen sowie die Einrichtungsträger vor Vorwürfen des Organisationsverschuldens zu bewahren. So verstehen Ulsenheimer et al. (1996, S. 1280) unter einem Risikomanagementsystem »ein Schadenverhütungsprogramm und Risikovorsorgekonzept, mit dessen Hilfe potenzielle Haftungsgefahren für Arzt, Pflegepersonal und Krankenhaus aufgespürt und eliminiert bzw. gesenkt werden.«

Bereits heute nehmen die Ansprüche auf Schadensersatz und Schmerzensgeld gegenüber Ärzten, Pflegepersonen und Krankenhäusern sowie Strafverfahren wegen fahrlässiger Tötung, fahrlässiger Körperverletzung und unterlassener Hilfeleistung zu. Dass sich hierbei längst nicht mehr nur Ärzte mit möglichen Behandlungsfehlervorwürfen konfrontiert sehen, belegt ein Bericht des Instituts der Rechtsmedizin der Rheinischen Friedrich-Wilhelms-Universität Bonn (Preuß et al. 2005). Dort war der Pflegedienst als viertstärkste Berufsgruppe (nach Krankenhaus-, niedergelassenen und Notdienst-Ärzten) von möglichen Behandlungsfehlervorwürfen mit tödlichem Ausgang betroffen.

16

Während es beispielsweise in vielen Krankenhäusern üblich ist, bei aufgetretenen vermeintlichen oder tatsächlichen Schadensereignissen zu reagieren, zielt das juristische Risikomanagement auf Vorbeugung und Vermeidung von Haftungsfällen. Dazu werden, gemäß dem Grundsatz »aus Fehlern lernen«, aus der richterlichen und Versicherungspraxis stammende Erkenntnisse zur Vermeidung ähnlicher oder gleicher neuer Schäden eingesetzt.

Je sicherer die Behandlungsabläufe und der Einsatz der technischen Mittel, je besser die Organisation, Dokumentation und Aufklärung sind, umso weniger Schäden, Auseinandersetzungen und Angriffspunkte wird es zwischen der Patienten- und der Behandlungsseite geben. So schreibt Ulsenheimer (2002, S. 1127): »Schutz und Sicherheit des Patienten haben absolute Priorität vor allen anderen Erwägungen.«

Bei der juristischen Risikoprävention geht es darum, die Einrichtung, ihre einzelnen Abteilungen und ihre Bereiche dahingehend zu analysieren, inwieweit Rechtsvorschriften, Gerichtsurteile, Leitlinien und Empfehlungen der Fachgesellschaften und Berufsverbände im Sinne einer juristischen Risikoanalyse beachtet werden.

Im Rahmen dieser Analyse zeigen sich für Einrichtungen des Gesundheitswesens folgende haftungsspezifischen »Gefahrenquellen« für Ärzte und Pflegende:

- Organisationsmängel,
- Aufklärungsmängel,
- Dokumentationsmängel,
- Gerätemängel sowie
- Fehler bei Diagnostik, Behandlung und Pflege.

Auf diese Bereiche wird daher im Rahmen der Risikoanalyse ein besonderes Augenmerk gelegt.

Im Krankenhaus konzentriert sich das juristische Risikomanagement insbesondere auf die haftungsrechtlichen »Hochrisikobereiche«. Dies sind Intensivstationen, Operationssäle und der Kreissaal sowie Notaufnahmen.

Jährlich werden ca. 12.000 vermutete Arzthaftungsfälle durch die Gutachterkommissionen und Schlichtungsstellen bei den Ärztekammern bewertet. Aus diesen Verfahren werden anonymisierte Daten mit Hilfe des Medical Error Reporting Systems (MERS) einheitlich erfasst und in einer bundesweiten statistischen Erhebung zusammengeführt. 2016 (Bundesärztekammer 2016) wurden durch die Schlichtungsstellen 11.803 Anträge bearbeitet und 7.639 Sachentscheidungen gefällt. In 5.394 Fällen wurden keine Behandlungsfehler oder Aufklärungsmängel festgestellt. Bei 47 Fällen wurden Aufklärungsmängel, bei 2.198 Fällen Behandlungsfehler festgestellt, allerdings eine Kausalität in nur 1.845 Fällen bejaht.

Betrachtet man die Fachdisziplinen, gegen welche Anträge gestellt wurden, findet sich eine Häufung bei den operativen Disziplinen (▶ Abb. 1.1). Dies erklärt, warum gerade in diesen Bereichen Risikomanagement eine hohe Bedeutung haben sollte.

Haftungsspezifische Bereiche

Hochrisikobereiche im Krankenhaus

17

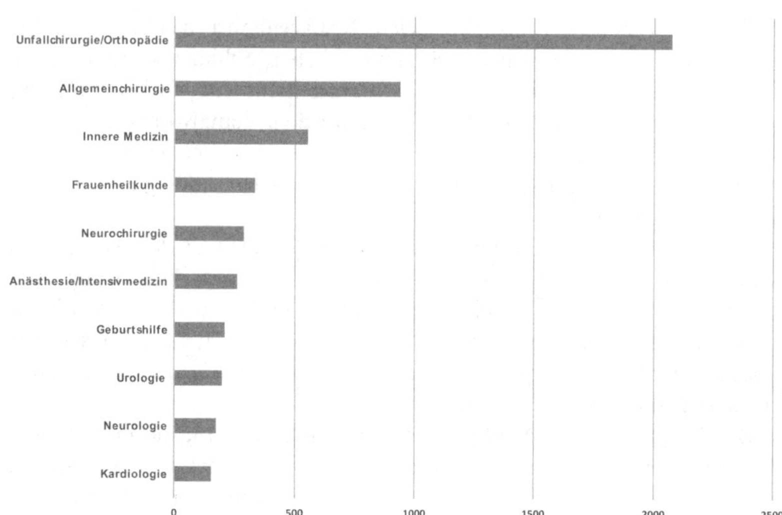

Abb. 1.1: Verteilung der Antragstellungen bei Behandlungsfehlervorwürfen nach Fachbereichen 2016

Pflegequalitätsberichte des MDS

Für den Pflegedienst als eigenständige Berufsgruppe im Gesundheitswesen fällt eine Untergliederung in »Hochrisikobereiche« deutlich schwerer. Eindeutige und umfassende Studien über die Risikosituation in der stationären und ambulanten Pflege, sieht man hier einmal von Indikatoren über Sturz und Dekubitus ab (►Kap. 7), fehlen bislang und somit auch konkrete Zahlen zu möglichen Fehlern. In 2002 trat das Gesetz zur Qualitätssicherung und zur Stärkung des Verbraucherschutzes in der Pflege[3] in Kraft. Auf diesem aufbauend erfolgen seitdem in allen ambulanten und stationären Pflegediensten und -heimen jährliche Qualitätsprüfungen (nähere Ausführungen zu diesem Vorgehen ►Kap. 8). Seit 2009 werden die Ergebnisse dieser Prüfungen auf der Homepage des MDK veröffentlicht (siehe hierzu www.mdk.de, »Leistungserbringer«).

Wurde den Pflegeorganisationen im ersten Bericht des Medizinischen Dienstes der Spitzenverbände der Krankenkassen (MDS) noch ein sehr schlechtes Zeugnis ausgestellt (Brüggemann et al. 2004) – hier fielen Mängel in allen Stufen des Pflegeprozesses, in der Durchführung von Prophylaxemaßnahmen, in der Hygiene, bei der Medikamententherapie sowie in der Personalausstattung auf –, wurden die Ergebnisse über die Jahre immer besser und sind im letzten Bericht von 2014 (MDS 2014) weitestgehend zufriedenstellend. Daher lassen sich auf diese Weise für die Gesamtheit der Einrichtungen keine allgemeinen Risikobereiche mehr identifizieren.

---

3 Pflege-Qualitätssicherungsgesetz (PQsG). Auf diesem aufbauend wurde das elfte Buch des Sozialgesetzbuchs – Soziale Pflegeversicherung (SGB XI) geändert und ergänzt. Insbesondere das elfte Kapitel (»Qualitätssicherung«) wurde um die Paragrafen 112 bis 120 erweitert. Gesetzesbeschluss des Deutschen Bundestages, veröffentlicht in der Drucksache 456/01 des Bundesrats 2001.

Dieser Problemstellung folgend, führten Habermann und Cramer an der Hochschule Bremen am Zentrum für Pflegeforschung und Beratung (Zepb) eine vom Bundesministerium für Bildung und Forschung geförderte Studie (Projektzeitraum 2007–2009) mit dem Titel »Pflegefehler, Fehlerkultur und Fehlermanagement in stationären Versorgungseinrichtungen« (2009) durch. Ziel war hierbei, Pflegekräfte »als konstante Akteure am sogenannten ›sharp end‹ der Versorgung« (S. 4) zu ihrer »Fehlerwahrnehmung«, ihren »erinnerten Fehlerhäufigkeiten«, den »Arten von Fehlern«, und den »Fehlerkategorien« zu befragen (S. 8)[4]. In die Studie wurden 3.905 Pflegende aus 46 Pflegeheimen und 30 Krankenhäusern mit mehr als 50 Plätzen bzw. Betten eingeschlossen und per Fragebogen anonymisiert befragt. Bei der Betrachtung der Ergebnisse (▶ Tab. 1.1 und ▶ Tab. 1.2) ist erwähnenswert, dass einige Unterschiede in der Wahrnehmung zwischen der Pflege in Krankenhäusern und der in stationären Pflegeeinrichtungen zu finden sind.

Risikobereiche aus Sicht der Pflegekräfte

So sehen fast 70 % der Pflegekräfte im Krankenhaus die Diagnostik und Therapie insgesamt als risikoreich an, wohingegen diese Ansicht nur 46 % der Pflegekräfte im Pflegeheim teilen. Auch haben über 60 % der Pflegekräfte im Krankenhaus Angst vor Fehlern in der Arzneimitteltherapie, wohingegen dies nur knapp 40 % der Pflegekräfte in Pflegeheimen so sehen.

Fehlerkategorien	Krankenhäuser (n = 724) Nennungen in Prozent	Pflegeheime (n = 376) Nennungen in Prozent
Diagnostik und Therapie insgesamt	68,1	46
Diagnostik und Therapie (nur Medikationsfehler)	61,5	39,9
Direkte Pflege	14,1	33,5
Koordination und Kooperation	2,6	0,3
Kommunikation mit Patienten/Bewohnern	2,2	6,7
Gewalt/Missachtung	2,5	9,3

Tab. 1.1: Fehlerkategorien (nach Habermann und Cramer 2012, S. 22)

Als Fehlerursachen (▶ Tab. 1.2) sehen deutlich mehr Pflegekräfte im Krankenhaus, über 76 %, eine hohe Arbeitsbelastung sowie Unterbrechungen (19,1 %) als treibenden Faktor, wohingegen diese Ansicht von nur knapp 57 % bzw. 8 % der Pflegekräfte in den befragten stationären Pflegeheimen geteilt wird. Für diese scheint jedoch ein Wissens- und

---

4 Details zu Stichprobenverfahren, Einschlusskriterien und Stichprobenkalkulationen sind dem Abschlussbericht (2009, S. 11 ff.) zu entnehmen.

Motivationsmangel eine größere Bedeutung zu besitzen als für die Pflegekräfte in den Krankenhäusern (16,2 %/11,2 % vs. 10,6 %/5,1 %).

Fehlerursachen	Krankenhäuser (n = 724) Nennungen in Prozent	Pflegeheime (n = 376) Nennungen in Prozent
hoher Arbeitsanfall	76,1	56,7
Unterbrechungen	19,1	8
Wissensmangel	10,6	16,2
Motivationsmangel	5,1	11,2
mangelnde prof. Einstellung	6,6	9,8
nicht qualifiziert	6,5	9,8
fehlende Vorgaben, Standards...	3,2	2,1
mangelnde Sprachkenntnisse	1	2,7

Bei den Ergebnissen des Projektes wird deutlich, dass Risikobereiche für die Pflege nicht pauschal, im Sinne einer Blaupause für alle Einrichtungen, festgelegt werden können. So wirken sich eine hohe Komplexität und Interdisziplinarität im Krankenhaus auch auf die Pflege aus und spielen für deren Risikolandschaft eine wichtige Rolle. Dies wiederum trifft nur bedingt für die stationäre Altenpflege zu und kann für ambulante Pflegedienste (je nach Leistungsangebot) wiederum ganz anders gestaltet sein. Hier ist eine objektive und realistische Einschätzung der Ist-Situation für den jeweiligen Bereich notwendig.

Das Organisationsverschulden

Jedes Unternehmen hat Organisationspflichten zu beachten, damit durch Betriebs- und Arbeitsabläufe Dritte nicht geschädigt werden können. Diese Pflichten resultieren aus § 823 BGB, wonach derjenige, der eine Gefahrenquelle eröffnet, die Pflicht hat, alles Erforderliche zu tun, um Schäden bei Dritten durch diese Gefahrenquelle zu verhindern (»Verkehrssicherungspflicht«) (Adams 2002).

Um dem Vorwurf des Organisationsverschuldens zu entgehen, muss ein Krankenhaus oder eine Pflegeeinrichtung, wie jedes andere Unternehmen auch, eine dokumentierte Aufbau- und Ablauforganisation nachweisen. Diese beinhaltet in Form eines Anweisungs- und Nachweissystems (Adams 2002):

- Anweisungs-, Auswahl- und Überwachungspflichten
- transparente Delegation von Aufgaben, Kompetenzen und Verantwortung

- Kooperationsregelungen zwischen Mitarbeitern, einzelnen Abteilungen, Beauftragten und Externen

Die Einrichtungen müssen im Schadensfall nachweisen können, dass sie die allgemeinen Organisationspflichten beachtet haben. Beispielsweise muss eine Krankenhausleitung im Falle eines Schadens nachweisen, dass das von ihm eingesetzte Personal sorgfältig ausgewählt wurde, entsprechende Anleitung erfahren hat und überwacht wurde (Adams 2002). Weitere Aspekte, insbesondere im Hinblick auf ein personalbedingtes Organisationsverschulden und das Stellen bspw. von Überlastungs- oder Gefährdungsanzeigen, werden in Kapitel 2 weiter ausgeführt.

1.1.2 Betriebswirtschaftliche Aspekte

Gesetzliche Bestimmungen verpflichten Unternehmen zur Einführung eines Risikomanagementsystems.

Sicherung des wirtschaftlichen Überlebens

Aus betriebswirtschaftlicher Sicht gilt es, ein Risikomanagementsystem zu implementieren, das in der Lage sein muss, bestandsgefährdende Entwicklungen, die die wirtschaftliche und finanzielle Lage der Einrichtung betreffen, frühzeitig und vollständig zu identifizieren.

Die Gründe, die aus Sicht der Leitung für die Einführung eines Risikomanagementsystems sprechen, sind maßgeblich durch gesetzliche Bestimmungen im Haushaltsgrundsätzegesetz (HGrG), Aktiengesetz (AktG) sowie Handelsgesetzbuch (HGB) bedingt, da diese auch Einrichtungen des Gesundheitswesens, gleich welcher Rechtsform oder Trägerschaft, betreffen können.

Gesetzliche Grundlagen

So ist gemäß §91(2) **AktG** der Vorstand einer Aktiengesellschaft verpflichtet, »geeignete Maßnahmen zu treffen, insbesondere ein Überwachungssystem einzurichten, damit den Fortbestand der Gesellschaft gefährdende Entwicklungen früh erkannt werden.«
Diese Bestimmung des Aktiengesetzes gilt

- für die meisten Kapitalgesellschaften, unabhängig von der Struktur der Anteilseigner (Grundlage: **Gesetz zur Kontrolle und Transparenz im Unternehmensbereich (KonTraG)**, und
- für alle Unternehmen (unabhängig von der gewählten Rechtsform), die nach § 53 **HGrG** geprüft werden müssen, da die Einrichtung eines Risikomanagementsystems nach herrschender Ansicht nur als Konkretisierung der ohnehin bereits existenten Anforderungen des § 53 HGrG gesehen wird.

Vom § 53 HGrG sind Unternehmen in der Rechtsform des privaten Rechts betroffen, die entweder einen öffentlich-rechtlichen Anteilseigner haben, der unmittelbar oder mittelbar mehr als 50 % der Kapitalanteile besitzt, oder mehrere öffentlich-rechtliche Anteilseigner, von denen ein öffentlich-rechtlicher Anteilseigner mindestens 25 % der Anteile besitzt und die öffentlich-rechtlichen Anteilseigner zusammen über die Mehrheit der Kapitalanteile an dem privatwirtschaftlichen Unternehmen verfügen.

Die Leitung des Krankenhauses, der ambulanten/stationären Kranken- oder Altenpflegeeinrichtung muss mit Hilfe eines Risikomanagements in die Lage versetzt werden, durch Gegenmaßnahmen Risiken zu begegnen und sie damit kalkulierbar zu machen, die sich im Sinne einer **Bestandsgefährdung** auswirken können.

Kreditvergabe Auch im Bereich der Kreditvergabe gewinnt der Nachweis eines funktionstüchtigen Risikomanagementsystems eine immer größere Bedeutung. So sieht das Konsultationspapier des Baseler Ausschusses für Bankenaufsicht (Basel II) vor, bei der Kreditvergabe durch Banken an Unternehmen künftig die Kreditwürdigkeit stärker zu berücksichtigen. Hierzu wird ein sogenanntes Rating durchgeführt, das eine »Aussage über die künftige Fähigkeit eines Unternehmens zur vollständigen und termingerechten Tilgung und Verzinsung seiner Verbindlichkeiten« (Westhelle 2002, S. 19) trifft.

In Zukunft werden auch für Einrichtungen im Gesundheitswesen unabhängige Rating-Agenturen die Kreditwürdigkeit und Zukunftsperspektiven des Trägers prüfen. In diese Bewertung wird auch das Risikomanagementsystem einbezogen. Erhält ein Unternehmen ein schlechtes Rating, so erhält es unter Umständen gar keinen Kredit mehr oder muss um 3–5 % höhere Kreditzinsen zahlen als ein Unternehmen mit einem guten Rating. Diese höheren Kosten müssen dann auch wieder erwirtschaftet werden.

»Nur Unternehmen, die frühzeitig ein Risikomanagement betreiben, werden in der Lage sein, sich auch in Krisensituationen am Markt zu behaupten« (Westhelle 2002, S. 18) und werden demzufolge fähig sein, den Banken aufgenommene Kredite und deren Zinsen zu bezahlen.

Ohne ein solches Risikomanagementsystem wird die Erlangung von Krediten auf dem freien Kapitalmarkt zukünftig entweder sehr teuer oder unmöglich werden.

Gesundheitspolitische und ökonomische Rahmenbedingungen für Krankenhäuser und andere Einrichtungen des Gesundheitswesens ändern sich in immer kürzeren Zeitabständen. Daher ist primäres Ziel des Risikomanagements aus betriebswirtschaftlicher Sicht, das wirtschaftliche Überleben der Organisation sicherzustellen.

1.2 Risikomanagement aus Sicht der Patienten/ der Bewohner

Sicherheit in der Behandlung und Betreuung Aus Sicht der Patienten und Bewohner bedeutet Risikomanagement vor allen Dingen Sicherheit in der Behandlung sowie Schutz vor Fehlern und Irrtümern. Patienten erwarten eine qualitativ hochwertige Behandlung und Betreuung zur Wiederherstellung bzw. Erhaltung ihrer Gesundheit und ihres Wohlbefindens. Die Versorgung soll so geplant und durchgeführt werden, dass keine Komplikationen auftreten. Sowohl für Patienten und Bewohner als auch für die Angehörigen ist die Sicherheit in der Behandlung und Betreuung ein zentrales Bedürfnis. Gerade der zunehmende Hilfebedarf sowie die Überforderung mit der Situation begründen die Inanspruchnahme der Leistung. Die Einsicht, allein mit der Situation nicht mehr zurechtzukommen, die Angst, allein zu stürzen, sich zu verletzen oder zu verwahrlosen, begründen die Erwartungshaltung, dass alles getan wird, um negative Ereignisse zu vermeiden.

Diskussionen über Fehler in der Medizin und über Pflegeskandale, die zum Teil in reißerischer Form in den Medien erfolgen, sensibilisieren Patienten und ihre Angehörigen, schüren Ängste und belasten das Vertrauensverhältnis zwischen Arzt, Pflegekraft und Patient. So ist es nicht verwunderlich, dass 87 % der Deutschen meinen, dass Ärzte- und Pflegefehler prinzipiell nicht entschuldbar seien (Lechleuthner 2001). In einer Studie, durchgeführt durch den Asklepios Konzern (Asklepios Kliniken 2015) an 1.000 befragten Bundesbürgern über 18 Jahren, war insbesondere die Angst vor einer Ansteckung mit multiresistenten Keimen (65 %) für die Patienten besonders bedrohlich. Dies ist sicherlich nicht verwunderlich, da gerade die Ausbreitung von multiresistenten Erregern, sowohl beim Menschen als auch beim Tier, immer wieder in den Medien präsent ist (bspw. Zeit Online 2014) und auch durch die Fachwelt kritisch diskutiert und mit Informationen flankiert wird[5]. Auch die Angst vor Behandlungsfehlern ist mit 49 % ganz oben auf der Liste der Dinge, die Patienten während eines stationären Aufenthaltes am meisten Sorgen bereiten (▶ Abb. 1.2).

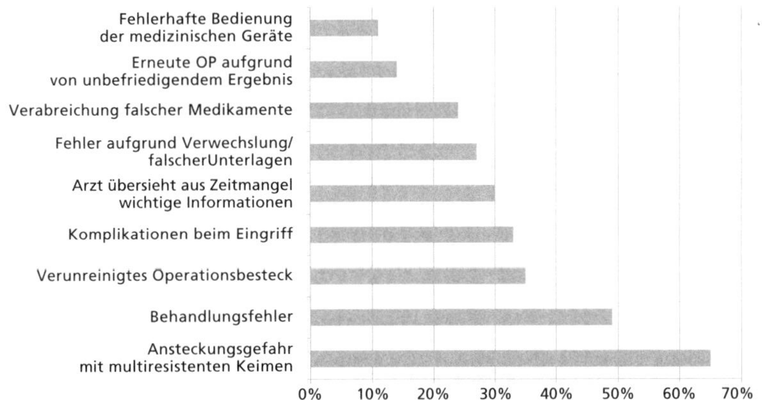

Abb. 1.2: »Das bereitet den Patienten bei einem Klinikaufenthalt Sorgen« (aus: Asklepios Kliniken 2015)

2003 kam der Sachverständigenrat für die Konzertierte Aktion im Gesundheitswesen (S. 56) zu dem Ergebnis, dass immerhin 19 % der Bürger

---

5 www.patienten-information.de »Multiresistente Erreger« (ein Service der Bundesärztekammer und der Kassenärztlichen Bundesvereinigung)

glaubten, mindestens einmal in ihrem Leben einen medizinischen Behandlungsfehler erlitten zu haben, die Hälfte davon im Rahmen einer Behandlung durch einen niedergelassenen Arzt. Diese Ergebnisse konnten seitdem in dieser Form nicht mehr verifiziert werden. So erkennt auch das Bundesgesundheitsministerium auf seiner Homepage[6] an, dass es »zu Behandlungsfehlern oder Behandlungsfehlervorwürfen [...] keine Bundesstatistik« gibt und verweist in der Folge auf die Datenerhebungen des Medizinischen Dienstes des Spitzenverbandes Bund der Krankenkassen (MDS). Diese Daten beziehen jedoch nur diejenigen Fälle mit ein, welche tatsächlich durch die Betroffenen gemeldet wurden. Hier kann man sicherlich von einer hohen Grauzone ausgehen, da eine Meldung primär nur dann erfolgt, wenn Aufwand und Mühe der Meldung mit den zu erwartenden Vorteilen (bspw. einer Kompensation) ausgeglichen werden. Diese sind für den Betroffenen nicht immer einfach abzuschätzen und so verlaufen viele Verdachtsfälle noch vor einer Meldung im Sande oder werden, wenn überhaupt, per Beschwerdemanagement oder soziale Medien direkt kommuniziert. Gerade bei letzterem erfolgt in der Folge eine »Abstimmung mit den Füßen«, welche nur sehr schlecht zu quantifizieren ist. Daher ist es nur folgerichtig, wenn Bernsmann et al. (2002, S. 25) feststellen: »Wer auch immer es ernst meint mit der Qualität im Gesundheitswesen, muss die Erwartungen, Bedürfnisse und Urteile der Klienten, Patienten, Kunden erfragen, sie ernst nehmen, analysieren und in seine Entscheidungen einfließen lassen.«

1.2.1 Der aufgeklärte Patient

Patientenwunsch: Information und Transparenz

Auch im deutschen Gesundheitswesen hat das Zeitalter des informierten, aufgeklärten Patienten bzw. Bewohners und Angehörigen begonnen. Patienten bemühen sich zunehmend um Informationen zur Art ihrer Erkrankung, zu Diagnostik und Therapiemöglichkeiten sowie zu geeigneten Anbietern. Dazu nutzen sie moderne Informationstechnologien wie das Internet, um sich schnell und einfach über Gesundheitsthemen zu informieren.

Das große Interesse an Ärzte- und Krankenhauslisten, wie sie zum Beispiel in der Zeitschrift Focus veröffentlicht werden, zeigt uns, dass Patienten mehr Informationen und Transparenz hinsichtlich der Qualität der Leistungen ihrer behandelnden Ärzte und Krankeneinrichtungen wünschen. Dieser Entwicklung trägt auch die Gesetzgebung Rechnung, die die Krankenhäuser seit 2005 zur Veröffentlichung eines strukturierten Qualitätsberichtes verpflichtet, der im Internet allen Interessierten zur Verfügung steht. Auf diese Weise sollen Patienten mehr Transparenz über das Leistungsangebot und die Qualität der erbrachten Leistungen der

---

6 http://www.bundesgesundheitsministerium.de/themen/praevention/patienten-rechte/behandlungsfehler.html

Krankenhäuser erhalten. »Patienten wünschen Information und Partizipation. Übernehmen Arzt und Patient gemeinsam die Verantwortung für die Behandlung, führt dies in der Regel zu einem besseren Behandlungserfolg«, so schreibt Bathelt im Deutschen Ärzteblatt (2004, S. 154). Die vielfältigen Medienberichte über neueste Therapien und deren Erfolge wecken aber auch Erwartungen und Ansprüche bei den Betroffenen, welche nicht immer vollumfänglich von Seiten der Leistungserbringer erfüllt werden können oder für die einzelne Therapie sinnvoll erscheinen.

Seit 2011 werden die Daten der gesetzlichen Qualitätsberichte im Rahmen eines Ärztenavigators unter www.weisse-liste.de zur Verfügung gestellt, auf welche u. a. die AOK, die Barmer Ersatzkasse und die Techniker Krankenkasse zugreifen. Diente das Portal den Patienten zu Beginn als Hilfestellung bei der Suche nach geeigneten Ärzten und Einrichtungen für ihre Diagnose, wurde die Plattform nach und nach auch mit Suchfunktionen zu Pflegediensten erweitert und stellte zunehmend auch praktische Entscheidungshilfen zur Verfügung. Heute finden sich in der Weißen Liste ebenfalls Ergebnisse von Zufriedenheitsbefragungen, die Vergleichsdaten der externen Qualitätssicherung sowie die Möglichkeit, Erfahrungsberichte über die Einrichtungen mit anderen zu teilen.

Aber nicht nur in Krankenhäusern treffen wir zunehmend auf Patienten, die sich über die Art und Weise ihrer Behandlung informiert haben und gezielt eine bestimmte Einrichtung aufsuchen oder eine bestimmte Behandlung erwarten. Auch interessierte Kunden von Pflegediensten und Pflegeeinrichtungen suchen zumeist sehr gewissenhaft diejenige Einrichtung aus, welche ihren Vorstellungen am ehesten entspricht. Hilfestellung finden sie hierbei über ihre Krankenkasse, aber auch über die Online-Suchportale (s. o.).

1.2.2 Stärkung der Patienten-/Bewohnerrechte

Auf politischer Ebene wurde und wird viel unternommen, um die Rechte von Patienten und Heimbewohnern in Deutschland zu stärken. So wurden bereits im Gesetz zur Modernisierung der Gesetzlichen Krankenversicherung (GMG) zahlreiche Neuerungen zur Stärkung der Patientenrechte eingeführt. Beispielsweise wurde die Einführung eines Beauftragten für die Belange der Patientinnen und Patienten und die Beteiligung von Interessenvertretungen der Patientinnen und Patienten unter anderem im Gemeinsamen Bundesausschuss der Ärzte und Krankenversicherungen beschlossen (Merten 2003).

Seit 1.1.2004 gibt es einen Beauftragten der Bundesregierung für die Belange der Patientinnen und Patienten. Gemäß GKV-Modernisierungsgesetz soll der Patientenbeauftragte darauf hinwirken, dass die Belange der Patienten, vor allem deren Beratungs- und Informationsrechte, berücksichtigt werden (Barthelt 2004). Die Novellierung des Heimgesetzes und der Heimmitwirkungsverordnung 2002 haben die Rechtsstellung der Heimbewohner gestärkt und die Möglichkeiten der Partizipation in Angelegenheiten des Heimbetriebs verbessert.

Bemühungen der Politik

Das Patientenrechte-gesetz

Mit dem im Februar 2013 in Kraft getretenen »Gesetz zur Verbesserung der Rechte von Patientinnen und Patienten« (Patientenrechtegesetz)[7] sollen transparente Regelungen geschaffen und Patienten wie auch Behandelnden, also auch Ärztinnen und Ärzten und anderen therapeutischen Berufen, die nötige Rechtssicherheit gegeben werden.

Im Rahmen der Gesetzesänderung wurden zahlreiche gesetzliche Regelungen getroffen, um die Rechte der Patientinnen und Patienten gegenüber den Leistungsträgern und bei Behandlungsfehlern im sozialversicherungsrechtlichen Kontext zu stärken und auch eine Verbesserung der Patientenbeteiligung in der Selbstverwaltung zu erreichen.

Es werden die Pflichten der Behandelnden insbesondere in Bezug auf Informations- bzw. Aufklärungspflichten, Regelungen zur Dokumentation der Behandlung und das Einsichtsrecht der Patientin bzw. des Patienten in Krankenunterlagen geregelt. Zur Verbesserung der Patientensicherheit wird die Verpflichtung zur Einführung von Risikomanagement und Fehlermeldesystemen erlassen.

In dem vom Beauftragten der Bundesregierung für die Belange der Patientinnen und Patienten, sowie Bevollmächtigtem für die Pflege und von den Bundesministerien für Gesundheit, Justiz und Verbraucherschutz herausgegebenen »Ratgeber für Patientenrechte«[8] werden die derzeit geltenden gesetzlichen Regelungen einfach und verständlich wiedergegeben.

Auch für Heimbewohner wurde durch das Bundesministerium für Familien, Senioren, Frauen und Jugend eine Informationsbroschüre herausgegeben, welche diese über ihre Rechte informiert. Die in 2004 erstmals veröffentlichte Broschüre wurde auf Grundlage des Pflege-Weiterentwicklungsgesetzes in 2008 aktualisiert (Bundesministerium für Familie, Senioren, Frauen und Jugend, 2008) und möchte alle Heimbewohner und Heimbewohnerinnen »über die Rechtslage nach dem Heimgesetz des Bundes« informieren. In der Anlage finden sich neben einer Checkliste zur Auswahl des richtigen Pflegeheims auch die Auszüge relevanter Gesetze sowie Adressen von Heimträgerverbänden, Landessozialbehörden oder Senioren-Organisationen.

1.2.3 Die »Null-Risiko-null-Fehler-Erwartung«

Fehler aus Patientensicht

Wir alle wissen, dass es in einem hochkomplexen Gesundheitssystem auch bei größter Anstrengung keine 100 %-ige Sicherheit geben kann und es immer wieder zu Komplikationen und Behandlungsfehlern kommen wird. Dennoch erwarten Patienten eine komplikationsfreie Behandlung sowie die möglichst vollständige Wiederherstellung oder Erhaltung ihrer Gesundheit.

---

7   Bundesgesetzblatt Jahrgang 2013 Teil I Nr. 9, ausgegeben zu Bonn am 25. Februar 2013

8   Ratgeber für Patientenrechte, unter http://www.bundesgesundheitsministerium.¬ de/fileadmin/Dateien/Publikationen/Praevention/Broschueren/BMG_Ratgeber_¬ Patientenrechte_Januar2016.pdf (zuletzt eingesehen am 7.5.2017)

26

Vielleicht haben auch die zahlreichen Ärzte-TV-Serien zu diesen wenig realistischen Vorstellungen und Erwartungen an das medizinische Personal beigetragen. Kelch (2003) bemerkt: »Patienten neigen dazu – weitgehend in Übereinstimmung mit der Rechtsprechung –, vom Idealtypus eines alles beherrschenden, zur rechten Zeit an alles denkenden und stets die richtige Entscheidung treffenden Berufsangehörigen auszugehen, der in der Realität nicht existiert.«

Hansis (2001/1) hat die folgenden drei Teilursachen aufgezeigt, die einzeln oder in Kombination vorliegen können, wenn es bei einer Behandlung zu einer Komplikation oder zu einem Ergebnis kommt, das die Erwartungen nicht erfüllt. Diese Ursachen können sein:

- Begleiterscheinungen der Krankheit an sich, die auch bei bestem Verlauf nicht zu vermeiden sind
- unerwünschte Folgen oder Begleiterscheinungen der Behandlung, die ebenfalls nicht immer zu umgehen sind (methodenimmanente Probleme)
- Folgen einer unzureichenden Diagnostik, Therapie und Pflege sowie im Zusammenhang hiermit Folgen medizinischer und pflegerischer Behandlungsfehler

Man sollte sich bewusst machen, dass Patienten, Angehörige, ja selbst medizinische Fachgutachter nicht in allen Fällen zweifelsfrei beurteilen können, ob es sich bei einer Komplikation tatsächlich um einen vermeidbaren Behandlungsfehler handelt oder ob es sich doch um die Folge von Krankheit und Begleitumständen handelt. Wichtig ist auch zu bedenken, dass sich Patienten und medizinisches Fachpersonal in der Wahrnehmung von Fehlern unterscheiden. So verstehen nach Gallagher et al. (2003) Patienten beispielsweise unter Fehlern auch

- schlechten Service (z. B. lange Wartezeiten auf Untersuchungen),
- nicht zu verhindernde Folgen oder Begleiterscheinungen der Behandlung und
- fehlende oder mangelnde soziale Kompetenz (z. B. unfreundliches Verhalten der Pflegekräfte oder des Arztes).

Auf die Bedeutung der Kommunikation zwischen Patient und medizinischem Personal kann nicht oft genug hingewiesen werden. So erlebt der Patient in einer Großklinik statt Zuwendung unter Umständen ständig wechselnde Gesichter der ihn betreuenden Ärzte, Pflegepersonen und Therapeuten und fühlt sich einer anonymen Apparatemedizin ausgeliefert. Bei Komplikationen oder Nichtgenesung wird dann schnell die Schuldfrage gestellt.

Doch was sollte man tun, wenn es tatsächlich zu einem Zwischenfall, zu einem Behandlungsfehler gekommen ist? In den USA gibt es in einigen Bundesstaaten bereits seit vielen Jahren die gesetzliche Verpflichtung, Patienten über unerwartete Ergebnisse der Behandlung zu informieren (Gallagher et al. 2003) und seit dem Patientenrechtegesetz 2013 gilt auch in

Aufdecken von Fehlern schafft Vertrauen

27

Deutschland gemäß § 630 c BGB, dass der Behandelnde verpflichtet ist, bei Umständen, die die Annahme eines Behandlungsfehlers begründen, den Patienten auf Nachfrage oder zur Abwendung gesundheitlicher Gefahren darüber zu informieren.

Wie Untersuchungen in den USA jedoch zeigen, ist diese Aufklärung von Patienten über Zwischenfälle keineswegs geübte Praxis. Ärzte und Pflegekräfte scheuen sich, Patienten

- aus Angst vor juristischen Konsequenzen und Haftungsklagen,
- aus Angst vor Rufschädigung oder
- aus Scham

zu informieren. Wen wundert es also, dass nur 30 % der Patienten, die einen medizinischen und/oder pflegerischen Behandlungsfehler erlebten, hierüber von den beteiligten Ärzten oder Pflegepersonen tatsächlich informiert wurden? Dabei führt gerade das Verschweigen dieser Ereignisse zu Misstrauen und erhöht die Wahrscheinlichkeit juristischer Schritte.

Patienten und Angehörige wünschen sich die volle Aufdeckung von Behandlungsfehlern. Sie möchten wissen, was und warum der Fehler passiert ist, wie die Konsequenzen aussehen und was unternommen wurde, um Wiederholungen zu vermeiden. Neben der Aufklärung erwarten sie von den Verantwortlichen psychologische Unterstützung und eine Entschuldigung (Gallagher et al. 2003). Aber auch das aktive Einbeziehen der Sichtweise der Betroffenen ist ein entscheidendes Bedürfnis. So wurde 2006 in Australien durch das nationale Steuerungs-Komitee zur Implementierung einer nationalen Offenheitspolitik nach medizinischen Zwischenfällen eine Pilotstudie durchgeführt, an welcher insgesamt 42 Einrichtungen teilnahmen (Iedema, R. A. M. et al. 2008). In durchgeführten Interviews mit 23 Patienten und Angehörigen war den Interviewten insbesondere wichtig (S. 399), dass[9]:

- ihnen (und/oder ihren Familienangehörigen) durch eine ernstgemeinte und zeitnahe Entschuldigung Respekt entgegengebracht wird,
- eine Aufarbeitung, soweit dies möglich ist, durch diejenigen durchgeführt wird, die auch am eigentlichen Vorfall beteiligt waren und
- es für die Patienten/Angehörigen möglich ist, eine Vertrauens- bzw. Unterstützungsperson hinzuzuziehen.

Patienten/Angehörige sehen sich besonders dann positiv einbezogen, wenn:

- das Personal ein Interesse daran zeigt, welche Umstände und Einzelheiten für den Patienten/die Angehörigen wichtig sind und welche er/sie aufgeklärt oder aufgearbeitet haben möchte/n und

---

9 Freie Übersetzung der Autorin.

- wenn durch das Personal bereits während der Aufarbeitung nach und nach strukturierte Rückmeldungen erfolgen und nicht erst, wenn die Untersuchung bereits durch die Organisation, hinter verschlossenen Türen, komplett abgeschlossen ist.

In diesem Zusammenhang sagt auch Schwappach (2015, S. 80): »Patienten wünschen die persönliche, zeitnahe und eindeutige Offenlegung des unerwünschten Ereignisses, Informationen über den Vorfall, seine Ursachen und Konsequenzen, und was getan wird, um eine Wiederholung zu vermeiden, sowie eine Entschuldigung und den Ausdruck ehrlichen Bedauerns.« Und Bachinger (2015, S. 446) äußert hierzu: »Die Patienten erwarten volle Transparenz und proaktives Vorgehen seitens der Ärzte/ Gesundheitsberufe. Das Argument, die Patienten sollten nicht verunsichert werden, führt heutzutage nur zu Irritationen und zusätzlichen Konflikten.«

Für den deutschen Raum gibt es zwar bislang noch keine »Offenlegungspolitik« als solche, dennoch wird durch den § 630 c BGB (siehe oben) eine Auseinandersetzung mit und Transparenz gegenüber dem Patienten und seinen Angehörigen erwartet. Hinweise, wie diese Kommunikation im Einzelnen gestaltet sein könnte und auf welche Inhalte zu achten ist, geben u. a. die Handlungsempfehlung des Aktionsbündnis Patientensicherheit »Reden ist Gold« (2014) oder aber auch »Der Juristische Notfallkoffer®« (Ulsenheimer K.; Bock R.-W. ohne Datum). Schwappach (2015, S. 80) fasst die wichtigsten Aspekte für die Kommunikation von unerwünschten Ereignissen wie folgt zusammen:

- Die weitere Patientenversorgung sicherstellen
- Die Kommunikation mit Patienten/Angehörigen vorbereiten
- Persönliche Gespräche möglichst zeitnah suchen
- Information (soweit verfügbar) allgemeinverständlich und eindeutig formulieren:
  - Dass etwas passiert ist
  - Erläuterung der möglichen Folgen für den Patienten
  - Die weiteren Schritte zur Aufklärung und Prävention von Wiederholungen
- Die Verantwortung annehmen (kein »Durchmogeln«)
- Ausdruck des Bedauerns aussprechen (keine Schuldanerkenntnis[10])

---

10 Hinweis der Autorinnen: Eine Schuldanerkennung geht juristisch über das Eingeständnis eines Vorfalles hinaus. Tritt ein unerwünschtes Ereignis auf, ist häufig noch gar nicht klar, wem welche Rolle zukommt und welche Begleitumstände einen Beitrag zum Auftreten des Ereignisses geleistet haben. Eine zu frühe Anerkennung einer persönlichen Schuld wäre hierbei zum einen für eine objektive Aufarbeitung aller Umstände des Vorfalles kontraproduktiv (»er hat doch selbst gesagt, dass er einen Fehler gemacht hat…«), zum anderen kann diese auch bei einer späteren juristischen Untersuchung zu Lasten des Aussagenden interpretiert werden. Eine gute Hilfestellung zur juristisch richtigen Kommunikation findet sich in: Ulsenheimer/Bock, »Der Juristische Notfallkoffer®«.

- Wechsel des Behandlungsteams oder Weiterbetreuung durch Kollegen anbieten
- Offene Einladung, Fragen zu stellen
- Follow-Up aktiv anbieten

Eine offene und ehrliche Kommunikation, emotionale Unterstützung und eine Entschuldigung nach erfolgter Aufarbeitung eines Behandlungs- oder Pflegefehlers könnten dazu beitragen, dass manche juristische Auseinandersetzung unterbliebe. So schreibt auch Schwappach (2015, S. 80): »Studien aus Ländern mit sehr unterschiedlichen Verfahren für die Reklamation eines medizinischen Fehlers zeigen, dass die Hauptursache, warum Patienten sich an solche Institutionen wenden, die Suche nach der Wahrheit und nach Aufklärung ist.«

1.3 Risikomanagement aus Sicht der Mitarbeiter

Risikomanagement im Interesse der Mitarbeiter

Auch aus Mitarbeitersicht sprechen viele Gründe für die Einführung eines Risikomanagementsystems. Das betriebswirtschaftliche Risikomanagement stellt das wirtschaftliche Überleben des Unternehmens in den Mittelpunkt, auf diese Weise dient es auch der Arbeitsplatzsicherheit. Ebenso ist die juristische Sicht des Risikomanagements für Mitarbeiter von Bedeutung, da juristische Absicherung und Prävention von Haftungsklagen auch in ihrem Interesse sind. Für Mitarbeiter ist es wichtig, in einer Einrichtung tätig zu sein, die Anstrengungen unternimmt, um den Organisationspflichten zu genügen und um organisatorische Mängel zu beseitigen, die eine häufige Ursache von Behandlungsfehlern darstellen. So stellt der Sachverständigenrat (2003, S. 56 und 59) fest: »Krankenhäuser sind durch ihre komplexere Struktur anfälliger für die Auswirkungen organisatorischer und kommunikativer Defizite [...]. Kommunikations- und Koordinationsdefizite vor dem Hintergrund einer unzulänglichen Prozessorganisation werden immer wieder als häufigste Fehlerquellen identifiziert.«

Folgende Faktoren tragen zur Fehlerentstehung bei (vgl. Sachverständigenrat 2003, S. 58):

- der institutionelle Kontext
- übergeordnete Organisations- und Managementmerkmale
- die unmittelbare Arbeitsumgebung
- Strukturen und Interaktionen innerhalb des Teams
- persönliche Eigenschaften des einzelnen Mitarbeiters
- Charakteristika der zu bewältigenden Aufgabe
- individuelle Patientenmerkmale

Hiervon unterliegt nur ein einziger Aspekt der Kontrolle und Verantwortung des Mitarbeiters selbst, alle anderen zur Fehlerentstehung beitragenden Faktoren können nicht von ihm allein bewältigt oder beseitigt werden. Daher ist es für den Mitarbeiter von entscheidender Bedeutung, dass die Einrichtung eine Arbeitsumgebung schafft, in der Sicherheit und Risikovermeidung im Mittelpunkt stehen.

Mitarbeiter im Gesundheitswesen sind von einem hohen Anspruch an die eigene Leistung und Professionalität geprägt. So orientiert sich das Selbstverständnis der Pflege kranker und älterer Menschen an der Physis, der Psyche und am sozialen Umfeld der Patienten, zur Unterstützung und Erhaltung von Ressourcen (angelehnt an die Pflegedefinition der WHO). Gerade der Anspruch, allen Ebenen des Menschen möglichst gleichwertig und optimal gerecht zu werden, begründet einen permanenten Leistungsdruck. Daher bedeutet die Beteiligung an einem Behandlungsfehler, sei es mittelbar oder unmittelbar, für die betroffenen Mitarbeiter oftmals eine menschliche Tragödie (▶ Kap. 4 »Second Victim«). So schreibt Leape (1994, S. 1852): »Ärzte werden zur Durchführung einer fehlerfreien Behandlung sozialisiert [...] es liegt eine starke Betonung auf Perfektion [...] Fehler sind unverzeihlich [...] von Ärzten wird erwartet, dass sie funktionieren, ohne Fehler zu machen [...] Ärzte sind im Falle von schwerwiegenden Fehlern, die einen Patienten schädigen oder töten, emotional am Ende [...] die emotionale Belastung ist schwerwiegend, typischerweise eine Mischung aus Angst, Schuld, Ärger, Verlegenheit und Erniedrigung. Standard der medizinischen Behandlung ist Perfektion – fehlerfreie Patientenversorgung.«[11]

Laufen organisatorische Rahmenbedingungen, wie beispielsweise eine mangelnde Kommunikation, unklare Regelungen von Zuständigkeiten und Verantwortlichkeiten, unzureichende Absprachen zwischen den einzelnen Abteilungen und Berufsgruppen, diesem hohen persönlichen Arbeitsanspruch zuwider, erhöht sich nicht nur das Risiko für Fehler, sondern sinken auch Arbeitszufriedenheit, Motivation und in der Folge die Leistung der Mitarbeiter.

Ein einzelner Mitarbeiter hat auf die zu Grunde liegenden strukturellen Probleme nur wenige Einflussmöglichkeiten. Hierzu braucht es eine Organisation mit einem funktionierenden Risikomanagement, die sich dieser Probleme systematisch und konsequent annimmt, ein »aktives Schnittstellenmanagement« auf allen Ebenen der Leistungserbringung, über Hierarchien und Berufsgruppen hinweg. Sämtliche Aktivitäten zur Patienten- und Bewohnersicherheit liegen somit im ureigensten Interesse der Mitarbeiter: So wird durch klare Prozesse und eindeutige Regelungen der Zuständig- und Verantwortlichkeiten, die festlegen, **wer**, **was**, **wann** und **wie** zu tun hat, das Risiko für Mitarbeiter vermindert, ohne direktes eigenes Verschulden in einen Schadenfall verwickelt zu werden. Patientensicherheit bedeutet somit auch Mitarbeitersicherheit.

Ungünstiger Perfektionsanspruch

Patientensicherheit bedeutet Mitarbeitersicherheit

---

11 Freie Übersetzung durch die Autorin

Doch Risikomanagement in Einrichtungen bedeutet nicht allein Patientensicherheit. Es umfasst auch alle Aspekte, die dem Gesundheitsschutz am Arbeitsplatz dienen, also Maßnahmen, die Mitarbeiter vor physischen oder psychischen Schäden infolge ihrer Berufsausübung schützen.

Auch bei der Einführung von Risikomanagement gilt: Sie muss mit den Betroffenen vor Ort und nicht über deren Köpfe hinweg erfolgen. Risikopräventive Reorganisationsmaßnahmen müssen von der Leitung gewollt und unter Einbeziehung der Mitarbeiter erarbeitet und umgesetzt werden. Ein funktionierendes Risikomanagement muss Einflussnahme erlauben, ja geradezu bewusst fördern. Denn je höher der Grad an Risikosensibilisierung des Einzelnen, desto wirkungsvoller wird das Risikomanagementsystem als Ganzes.

1.4 Risikomanagement aus Sicht der Kostenträger

»Fehler und Gefahren als Chance begreifen«
(Steinbrucker und Jacobs 2004)

Anspruch der Kassen auf Schadensersatz vom Verursacher

Bereits vor zehn Jahren war vielen Akteuren im Gesundheitswesen bewusst, dass Risikomanagement und Patientensicherheit Bausteine sind, die im Krankenhaus, aber auch in Pflegeeinrichtungen implementiert werden sollten. Diese Erkenntnis stieß wiederum nur auf recht begrenzte Energie und/oder Ressourcen. So äußerte sich K. Ulsenheimer schon 2004 in einem Interview kritisch: »Auch wenn vielen die Situation bewusst ist – es geht nur langsam voran« (Bayer-Rehfeld 2003, S. 472). Tatsächlich stellten gerade die Kostenträger eine der treibenden Kräfte dar, welche Bewegung in die Thematik brachte. So gründete schon im Jahr 2001 die AOK ihr Institut für Medizinschaden in Schleswig-Holstein (Geschäftsstelle: Lübeck). In einem damaligen Pressetext über die Eröffnungsfeier des Instituts wurde hierbei angegeben: »Die AOK hat natürlich auch ein eigenes Interesse, Behandlungsfehler aufzudecken, da auch sie gegebenenfalls monetäre Forderungen stellen kann« (vgl. Schleswig-Holsteinisches Ärzteblatt 8/2001, S. 24). Nach der erfolgreichen Einrichtung des Institutes wurden gleichwertige Serviceteams mit Schwerpunkt »Behandlungsfehlermanagement« im gesamten AOK-Leistungsbereich implementiert (siehe hierzu auch die Homepage der AOK Stichwort »Behandlungsfehler«). Diese bieten neben einem professionellen Behandlungsfehlermanagement mit Beratung, Prüfung der Behandlungsunterlagen, Medizinischer Begutachtung durch den MDK und Übernahme von Kosten auch die Unterstützung der Versicherten im Rahmen der außergerichtlichen und gerichtlichen Geltendmachung und Durchsetzung von berechtigten Schadenersatzansprüchen an. Ähnliche Hilfestellungen bieten mittlerweile fast alle Krankenkassen und informieren ihre Mitglieder in umfassenden Broschüren[12] über Vorgehensweisen im Behandlungsfehlerfall und bieten aktive Unterstützung bei vermuteten Behandlungs- oder Pflegefehlern an.[13]. Hierbei ist zu erwähnen, dass bspw. die AOK in diesem Zusammenhang garantiert, dass diese Unterstützung »unabhängig von möglichen Regressansprüchen der AOK« (Homepage der AOK) erfolgt.

Diese Regressansprüche der Krankenversicherungen sind juristisch im § 116 Sozialgesetzbuch X begründet. Hiernach gehen bei drittverursachten Gesundheitsschäden die Ansprüche der geschädigten Versicherten gegenüber den Verursachern auf die Krankenkassen über, soweit aufgrund des Schadensereignisses von ihnen Leistungen zu erbringen sind (vgl. Stascheit 2000, S. 38 f.). Dies bedeutet: Entsteht einem Patienten ein Schaden (z. B. Dekubitus), der mit finanziellem Aufwand für die Kranken- oder Pflegekasse verbunden ist, kann diese vom Verursacher (z. B. Krankenhaus) Schadensersatz verlangen.

Neben dem § 116 SGB X besteht für die Krankenkassen auch über den § 66 SGB V die Möglichkeit, »die Versicherten bei der Verfolgung von Schadensersatzansprüchen, die bei der Inanspruchnahme von Versicherungsleistungen aus Behandlungsfehlern entstanden sind und nicht nach § 116 des Zehnten Buches auf die Krankenkassen übergehen, zu unterstützen.«

Neben der AOK sehen sich auch weitere Krankenkassen in der Verpflichtung, ihr Beratungsangebot auszubauen und feste Ansprechpartner vom Gutachten bis hin zum Verfahren anzubieten. So äußert sich beispielsweise die Techniker Krankenkasse (Doose 2002): »Zum einen müssen die Menschen besser informiert werden, wo es im Falle eines Falles Unterstützung gibt. Zum anderen muss mehr dafür getan werden, um schon frühzeitig einen Behandlungsfehler von einem schicksalhaften Verlauf zu unterscheiden.«

1.5 Risikomanagement aus Sicht der Haftpflichtversicherer

Haftpflichtversicherer sind Wirtschaftsunternehmen, die eine Dienstleistung anbieten, mit der sie einen Gewinn erwirtschaften wollen. Sie sind die hauptsächlichen Risikoträger für die sogenannten »Heilwesenschäden« im Gesundheitswesen. Hierunter versteht man alle Schäden, die durch Ärzte,

Risikoträger für Heilwesenschäden

---

12 Techniker Krankenkasse: Behandlungsfehler- ein Leitfaden für Patienten. https://¬ www.tk.de/centaurus/servlet/contentblob/821318/Datei/3241/TK-Broschuere-¬ Behandlungsfehler.pdf (eingesehen am 7.5.2017)
13 https://www.aok.de/inhalt/behandlungsfehler-so-hilft-die-aok/ (eingesehen am 7.5.2017)

Pflege oder die Verwaltung einer Gesundheitseinrichtung verursacht werden.

Während die Haftpflichtversicherung von Pflegeeinrichtungen in Deutschland nur wenig Diskussionspotenzial bietet, stellt das Krankenhaushaftpflichtrisiko in Deutschland für die Versicherer ein sogenanntes »schweres Risiko« dar. In Deutschland galt im Zusammenhang mit der Heilwesen-Haftpflicht überwiegend das »Ereignisprinzip« oder auch »Occurrence-Modell« (siehe hierzu auch Petry und Grabow 2013, S. 603). Das bedeutet, dass Schäden, deren Schadensereignis in die Laufzeit der Police fällt, versichert sind, auch wenn die Schadensmeldung erst viele Jahre später erfolgt. Dies bedeutet für die Versicherungsunternehmen die Bildung hoher Rücklagen sowie lange Schadensanmelde- und -Erledigungszeiten. So kommt es oftmals zu zeitlichen Verzögerungen zwischen dem Datum des eigentlichen Schadenseintritts und dem Zeitpunkt der Schadensmeldung. Nach Bernsmann et al. (2002, S. 33) vergehen hierbei in der Chirurgie in der Regel zwei, in der Geburtshilfe bis zu sieben Jahre. Weitere Verzögerungen bis zum Abschluss des Falles entstehen durch oftmals langwierige rechtliche Auseinandersetzungen.

Darüber hinaus sind gerade Schäden an Personen oft nicht mit einer Einmalzahlung kompensiert. Hier kommt es bspw. durch Renten, Zahlungen für Anschlussheilbehandlungen, Revisionseingriffe oder Umbaumaßnahmen von Wohnungen zu finanziellen Aufwänden, welche noch viele Jahre nach dem eigentlichen Schadensereignis anfallen. In diesem Zusammenhang schreiben Hellberg und Lonsing (2012, S. 0963): »Es hat insbesondere gezeigt, dass sich gerade schwere Personenschäden im Heilwesen überproportional verteuern. Als hauptsächliche Kostentreiber konnten die Pflegekosten, Heilbehandlungskosten sowie der Erwerbsschaden identifiziert werden. Gründe für diese Entwicklung sind die steigende Lebenserwartung der Geschädigten infolge des medizinischen Fortschritts, der Trend in der Rechtsprechung zur professionellen Rund-um-Pflege Schwerstgeschädigter, zur häuslichen Pflege durch professionelle Kräfte und der sich fortsetzende Preisanstieg für Pflegeleistungen. Dabei spielen insbesondere die zunehmenden, systematischen Regresse der Sozialversicherungsträger bei den Haftpflichtversicherern von Krankenhäusern, Ärzten und Hebammen eine wesentliche Rolle«. Wie hoch diese Summen sein werden, wird in der Versicherungsbranche versucht im Rahmen von Chain-Ladder-Verfahren zu prognostizieren (siehe hierzu Petry/Grabow 2013, S. 602). Dieses »Strickleiterverfahren« rechnet Tilgungssummen für die Folgejahre hoch um sie in der Gesamtheit abzuschätzen zu können und entsprechende Rücklagen zu planen (▶ Tab. 1.3). Bedingt durch die lange Verjährungsfrist für Heilwesenschäden von 30 (!) Jahren, müssen Versicherungsunternehmen hohe Rückstellungen planen. Ob und inwieweit diese jedoch jemals Anwendung finden, bleibt zum Zeitpunkt der Berechnung ungewiss. Gleichermaßen besteht die Möglichkeit, dass diese gar nicht ausreichen. So kann erst nach Ablauf von 30 Jahren der Versicherer genau sagen, ob seine Prämie zum Zeitpunkt der Erhebung richtig kalkuliert war.

Anfallsjahr / Tilgungsjahr	2003	2004	2005	2006	2007	2008	kumuliert
2003	354	531	280	230	180	98	1673
2004		466	589	260	187	108	1610
2005			298	355	289	218	1160
2006				277	569	485	1331
2007					312	398	710
2008						198	198

Tab. 1.3: Fiktive[14] »Schadenszuwächse« in Mio. € nach Chain-Ladder-Verfahren

Infolge der langen Haftungszeiten und der miteinkalkulierten Unsicherheit benötigen die Versicherer einen beachtlichen Teil der Haftpflichtprämien für Rücklagen möglicher Groß- und Spätschäden sowie für eine etwaige Zunahme der Haftpflichtfälle insgesamt. Zu diesen Kosten kommen darüber hinaus noch die administrativen Kosten für Schadensermittlung, Personal, den Aufwand für Betreuung der Kunden, Regresse der Sozialversicherungsträger und Krankenkassen und etwaige juristische Folgekosten (Gerichts- und Anwaltskosten). Am Ende sollte unterm Strich für die Versicherung noch ein Ertrag (Profit) bleiben, damit sich deren Aufwand auch lohnt. So schreiben Hellberg und Lonsing (2012, S. 0967) »Die langsame Abwicklung der Schäden kombiniert mit einer möglicherweise nicht auskömmlichen Reservierung kann zu erheblichen Fehlschlüssen hinsichtlich der Profitabilität des Geschäfts führen.« All diese Unsicherheiten treiben die Kosten für die Versicherungsprämien in die Höhe und mögen darüber hinaus auch einer der wichtigsten Gründe sein, warum sich viele Versicherungen aus dem Haftpflichtmarkt für Krankenhäuser zurückgezogen haben. Die noch am Markt verbliebenen Versicherungen bieten in Folge der schwierigen Prognoselage zunehmend Versicherungsmodelle nach dem »Claims-Made-Modell« (im Gegensatz zum »Occurrence-Modell« s. o.) an (siehe hierzu auch Petry und Grabow, 2013, S. 603). Diese garantieren hierbei nur noch eine Deckung von Haftpflichtfällen während der Policen-Laufzeit. Sie sind zwar für die Einrichtungen erheblich günstiger, decken jedoch Spätschäden oder Schaden, welche erst in der Nachversicherungszeit gemeldet werden, nicht ab und bergen somit ein sehr hohes Risiko für die versicherten Einrichtungen, in eine finanzielle Schieflage zu geraten.

Die komplexe Systematik von langen Versicherungslaufzeiten, rückwirkenden Ansprüchen und hohen Rücklagen bedingt auf der anderen Seite, dass für die Öffentlichkeit und insbesondere den Prämienzahler nur wenig Transparenz darüber herrscht, welche Ausgaben (Schadenskompensation) den Einnahmen (Prämienzahlungen) der Versicherungen tatsächlich gegen-

---

14 Die Zahlen sind rein fiktiv und dienen lediglich zur Darstellung der Methodik.

überstehen. Dies ist insofern verwunderlich, da bspw. die Ecclesia Gruppe – als einer der Haupthaftpflichtversicherer der Branche mit Deckung von knapp 43 % aller Krankenhäuser am Markt (siehe hierzu Petry 2015, Folie 5) – immer wieder auf die lange Erfahrung zur Datenauswertung hinweist. So erfasst die Ecclesia nach eigenen Angaben seit 1987 systematisch die Schadensdaten der Krankenhäuser und besitzt bereits über 90.000 Datensätze (siehe hierzu Petry 2014). Dennoch, sieht man einmal von Angaben ab, welche zumeist sehr komplexe Fälle mit sehr hohen Aufwandszahlungen und Kompensationen betreffen, herrscht nur wenig Offenheit darüber, wie sich die Einnahmeseite und die Ausgabeseite insgesamt über die Jahre zueinander bewegen.

1.5.1 Schadensentwicklung

Anstieg der Schadensersatzleistungen

Sowohl das Personal (Ärzte, Pflegekräfte, Therapeuten) als auch die Einrichtungen selbst sehen sich in einem Schadensfall etwaigen Haftungsansprüchen ausgesetzt. Prämientreiber für die Haftpflichtversicherungsprämien (sowohl der Berufshaftpflicht als auch der Haftpflichtversicherung der Einrichtung), ist, wie oben bereits dargestellt, der zu erwartende Schadensaufwand je Einzelfall. Im Rahmen der Haftpflichtversicherung sind hierbei neben der Kompensation des erlittenen Schadens auch die Kosten für etwaige Schmerzensgeldzahlungen relevant. Petry und Grabow (2013, S. 601) schreiben in diesem Zusammenhang: »Wurde bis Ende der 80er Jahre des vorigen Jahrhunderts ein schwerer Geburtsschaden noch mit etwa 1 Mio. DM reguliert, spricht die Rechtsprechung den geschädigten Kindern heute bereits 500 000 € allein an Schmerzensgeld zu.« Diese hohen Kosten führen dazu, dass trotz kontinuierlichem Rückgang der Behandlungsfehler seit 2005 (ebenda) dennoch die Versicherungsprämien deutlich steigen. Es sind jedoch auch noch weitere Kostentreiber erkennbar. So wurden nach Angabe der Ecclesia Gruppe (Rieser 2012, S. 1215) 1997 nur in »knapp einem Promille der Behandlungsfälle im Krankenhaus Ansprüche geltend gemacht«. Diese beliefen sich in 2006 bereits auf 1,5 Promille. »Dies entspricht einer Steigerung um etwa 50 %«. Diese Anspruchssteigerung steht wiederum einer Anerkennungsquote in 1997 von 0,54 Promille sowie in 2006 von 0,6 Promille gegenüber. Dies wiederum entspricht gerade einmal einer Steigerung um 11 %. Das bedeutet, dass heute viel mehr Patienten bei einem Schaden einen Ersatzanspruch stellen, welcher durch die Versicherungsgesellschaft geprüft werden muss. Auch wenn sich am Ende herausstellt, dass die Anspruchsstellung unbegründet war, bindet diese dennoch finanzielle Kapazitäten durch die Bearbeitung und etwaige juristische Auseinandersetzungen. Diese werden und müssen in den Prämien mitberücksichtigt werden.

Die nachfolgende Grafik (► Abb. 1.3) zeigt die zunehmende Anzahl der angemeldeten Heilwesenschäden der Ecclesia Gruppe. Es handelt sich hierbei um sämtliche gemeldeten Fälle des Zeitraums 1987 bis 2011. Es zeigt sich ein deutlicher Anstieg der Ansprüche insbesondere in den Jahren von 1996–2007 (die Jahre danach enthalten eintreffende Spätmeldungen ggf. noch nicht vollumfänglich). Dennoch steht den gestiegenen Ansprüchen in diesen Jahren eine etwa gleichbleibende Quote von Ansprüchen mit tatsächlicher Zahlung gegenüber. Dies bedeutet, dass, obwohl Patienten öfter einen Heilwesenschaden geltend machen, dieser in einem etwa gleichbleibenden Umfang auch als ein solcher anerkannt und somit haftpflichtrelevant wird.

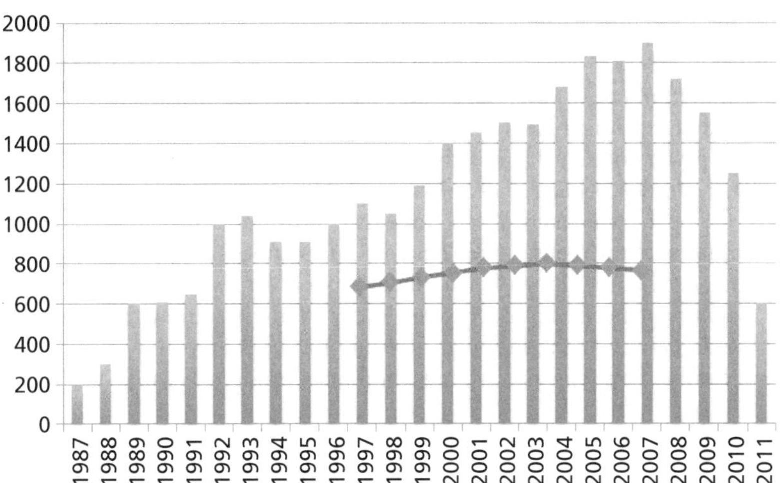

Abb. 1.3:
Anzahl der Heilwesenschäden vs. Ansprüche mit Zahlungen (vgl. Rieser 2012, S. 1214; nach Auswertung der Ecclesia Gruppe. Originalquelle: Ecclesia Gruppe, Detmold)

Gründe für den Anstieg der Schadensfälle

Es gibt vielfältige Gründe für die ansteigenden vermuteten bzw. tatsächlichen Schadensfälle.[15] Hier seien nur einige aufgeführt:

- **Medizinischer Fortschritt mit zunehmend differenzierten und risikoreichen Behandlungsverfahren**
  Zwar werden medizinische Untersuchungs- und Behandlungsverfahren immer erfolgreicher, aber sie werden auch komplizierter und damit risikoreicher. Immer ältere und immer kränkere Patienten werden Behandlungen zugeführt. Dadurch steigen zum einen Komplikationen und Risiken, die durch die Krankheit an sich verursacht werden, zum anderen steigen auch durch die Behandlung verursachte Fehlermöglichkeiten. Durch eine ständige Verfeinerung von Behandlungs- und Operationsmethoden können bereits kleinere Fehler oder Störungen zu schwerwiegenden Folgen führen. Somit kann man folgern, dass medizinischer Fortschritt mit erhöhtem Risiko erkauft wird.

---

15 vgl. dazu Führing und Gausmann 2004, Bernsmann et al. 2002, Hansis 2001/1
    und 2001/2, Ulsenheimer 2001, Sedlaczek 1996.

- **Extreme zeitliche Beanspruchung aller im Krankenhaus Tätigen**
  Personalabbau, verkürzte Liegezeiten, dadurch bedingte Arbeitsverdichtung sowie überlange Arbeitszeiten erhöhen die Wahrscheinlichkeit von Fehlern.
- **Zunehmende organisatorische Komplexität**
  Moderne medizinische Leistungserbringung weist eine zunehmende Spezialisierung auf. Eine Behandlung wird über mehrere der sogenannten Sektoren (ambulant/stationär/Rehabilitation) hinweg durchgeführt. Diese Arbeitsteilung führt zu vermehrten Schnittstellen mit dem Problem eines steigenden Koordinationsaufwands und von Fehlermöglichkeiten insbesondere infolge von Kommunikationsproblemen (z. B. Weitergabe von Befunden).
- **Geändertes Anspruchsverhalten der Patienten**
  Die psychologische Hemmschwelle für einen Patienten oder seine Angehörigen, den behandelnden Arzt oder Pflegenden für einen vermeintlichen oder tatsächlichen Behandlungsfehler verantwortlich zu machen, ist gesunken. Patienten erwarten, dass nahezu jedes Leiden heilbar sein müsse. Wird bei ihnen keine Heilung oder Verbesserung des Gesundheitszustands erreicht oder treten Komplikationen ein, wird die Schuld dafür bei den Behandelnden gesucht. Komplikationen werden meist nicht mehr als schicksalhaft hingenommen, sondern es wird nach Schuldigen gesucht.
- **Unpersönlicheres Arzt-Patientenverhältnis und Vertrauensschwund**
  Eine weitere Folge des immer komplexer werdenden Behandlungsprozesses, insbesondere in Großkliniken, ist eine zunehmende Entfremdung zwischen dem Patienten und seinen behandelnden Ärzten und Pflegepersonen. Je unpersönlicher das Verhältnis zwischen Arzt und Patient, desto höher ist die Wahrscheinlichkeit, dass der Patient sich bei auftretenden Komplikationen oder einem für ihn unbefriedigenden Behandlungsergebnis rechtliche Schritte überlegen wird. Hinzu kommt ein zunehmender Vertrauensschwund hinsichtlich der medizinischen Kompetenz.
- **Verbesserte Informationsmöglichkeiten durch die Medien (TV, Internet)**
  Zum einen können sich Patienten besser über ihre Krankheit und deren Behandlungsmöglichkeiten informieren, zum anderen werden Patienten durch Skandalberichterstattungen über tatsächliche oder vermeintliche Behandlungsfehler sensibilisiert.
- **Rechtsschutzversicherung vieler Patienten**
- **Beweiserleichterungen zu Gunsten des Patienten im Arzthaftungsprozess**
- **Unterstützungsleistungen der Kostenträger für Patienten bei Verdacht auf einen Behandlungsfehler**

Aber nicht nur für Ärzte und in Krankenhäusern sind diese Entwicklungen spürbar. Auch ambulante und stationäre Pflegeeinrichtungen stehen häufig »zwischen den Fronten«. So zwingt zum einen der stetig wachsende Kostendruck zu einer immer knapperen Personalbesetzung mit häufig geringer

Quote an ausreichend qualifiziertem oder erfahrenem Personal. Zum anderen steigen die Anforderungen an eine professionelle Betreuung und Pflege durch eine immer frühzeitigere Entlassung der Patienten aus den Krankenhäusern bei gleichzeitig steigendem Versorgungsaufwand (z. B. hinsichtlich Wund- und Arzneibehandlung). Dieser Herausforderung kann insbesondere nur durch eine optimierte Überleitung, Kommunikation und Aufgabenverteilung über die Einrichtungsgrenzen hinweg, aber auch in den Einrichtungen selbst, begegnet werden.

1.5.2 Erlangung von Versicherungsschutz und die Bedeutung von Risikomanagement

Betrachtet man die Entwicklung der Versicherungsprämien, so zeigt sich ein deutlicher Anstieg (▶ Abb. 1.4). So zitiert Rieser (2012, S. 1214) Herrn Klocke von der Ecclesia Gruppe wie folgt: »Statt 350 Millionen Euro wie bisher seien für alle Kliniken zusammen eher 520 Millionen Euro anzusetzen.« Hierbei werden die Prämien nicht mehr pro Bett, sondern vielmehr orientiert am Umsatz der Krankenhäuser bzw. am Behandlungsfall berechnet. Erläuternd zur Prämienbemessung geben Hellberg und Lonsing (2012, S. 963) an: »Vor diesem Hintergrund wurden zwei alternative Tarifierungs-Konzepte diskutiert: Sie fußen auf der Anzahl der Behandlungsfälle (DRGs) oder dem Umsatz des Krankenhauses. Während einzelne Makler die Tarifierung auf Basis von Behandlungsfällen favorisieren, hat sich der Gesamtverband der Deutschen Versicherer (GDV) 2008 entschieden, seinen Mitgliedern den Umsatz eines Krankenhauses als Bemessungsgrundlage unverbindlich zu empfehlen.« Dass sich hierbei die Prämienberechnung wie noch Ende der 90er Jahre üblich, nicht mehr an der Bettenzahl eines Hauses orientiert, liegt an der Tatsache, dass »diese Größe heute kein adäquates Risikomaß mehr darstellt. Bei stark abnehmender Bettenanzahl steigen dem gegenüber die Zahl der behandelten Fälle und insbesondere der ambulanten Fälle sowie die Umsätze und Kosten der Krankenhäuser diametral an.« (Hellberg und Lonsing 2012, S. 963).

Neben den hohen Prämien kommt für Krankenhausträger erschwerend hinzu, dass sich nur noch wenige Versicherungsanbieter auf dem Markt der Heilwesen-Haftpflicht finden lassen. Dies verringert den Wettbewerb und wirkt sich zusätzlich ungünstig auf die Versicherungsprämien aus. Manch ein Krankenhaus wird unter diesen Umständen nur noch sehr teure Versicherungen, Angebote mit ungünstigen Vertragskonditionen (z. B. »Claims-Made«-Modelle oder hohe Selbstbeteiligungen) oder gar keinen Versicherungsschutz mehr erwerben können.

Grundsätzlich entscheidet die Versicherung vor der Abgabe eines Versicherungsangebots über die allgemeine Versicherbarkeit des Hauses. Dabei werden neben den strukturellen Daten wie:

- Anzahl von Betten, Fallzahlen, Umsatz,
- vorgehaltenen klinischen Abteilungen und Schwerpunkten,

Risikomanagement: Voraussetzung für Versicherungsschutz

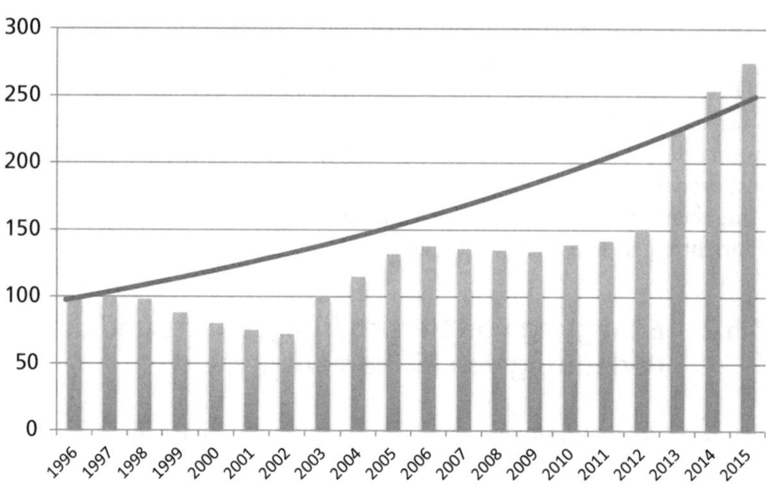

Abb. 1.4: Prämiensatz je Behandlungsfall (vgl. Petry 2015, Folie 4)

Säulen = Prämiensteigerung je Behandlungsfall
Trendlinie = 5%pro Jahr

- Anzahl der »Hochrisiko«-Bereiche wie Geburtshilfe oder Unfallchirurgie und
- Schadensverläufe in den letzten zehn Jahren,

auch die bisher etablierten Präventionsprogramme und deren Ergebnisse, wie:

- Risikomanagementsystem,
- Maßnahmen zur Schadensprävention in den Abteilungen (bspw. Checklisten) und
- Infektionsstatistiken

in die Berechnung der Prämie miteinbezogen.

Risikomanagement aus Sicht der Haftpflichtversicherer bedeutet somit in erster Linie eine Vorbeugung und Vermeidung von Heilwesen-Schadensfällen, insbesondere von Fällen mit einem schweren oder schwersten Verlauf. So kommt Wiedensohler bereits 2003 zu dem Schluss: »Die Frage nach Risikomanagementmaßnahmen, beziehungsweise nach der Umsetzung von risikominimierenden Maßnahmen, wird derzeit von jedem Haftpflichtversicherer gestellt. [...] Fest steht jedoch, dass sich ohne eine systematische und aktive Strategie zur Fehler- und Schadensprävention in Kürze wohl keine Gesundheitseinrichtung mehr betreiben lassen dürfte.« (S. 41). Auch Gurcke stellt 2004 in einem Vortrag fest: »Risikomanagement wird zunehmend eine zwingende Voraussetzung für Versicherungsschutz.«

Ohne ein funktionierendes Risikomanagementsystem, welches das Ziel verfolgt, Schadensfälle zu vermeiden, könnten Kliniken also in Zukunft nicht mehr versicherbar sein.

Die Situation für Alten- und Pflegeeinrichtungen sieht bislang in Deutschland nicht so dramatisch aus. Für diese Einrichtungen scheint es noch recht unproblematisch zu sein, einen Versicherungsschutz zu erlangen, da sich bislang noch zahlreiche Anbieter auf dem Markt finden. Diese vergleichsweise bessere Situation kann an mehreren Faktoren liegen:

An der Altersstruktur der Pflegebedürftigen (hier müssen Versicherungen, im Vergleich bspw. zur Pädiatrie oder Geburtshilfe, mit keinen langen Schadenslaufzeiten rechnen). Zahlungen für Wiedereingliederung, Renten oder Einkommensverlustausgleichszahlungen fallen in der Regel für Senioren oder Pflegebedürftige nicht an.

Es ist jedoch nicht auszuschließen, dass sich bspw. eine Erhöhung von Schmerzensgeldzahlungen – wie in Kapitel 1.5 eingangs erwähnt – auch für die Alten- und Pflegeeinrichtungen negativ auf die Prämienberechnungen auswirken. Dies könnte in der Folge auch für diesen Sektor zu einem Anstieg der Versicherungsprämien führen.

1.6 Risikomanagement aus Sicht des Gesetzgebers

In Folge der Gesetzesänderungen im Rahmen des bereits vorgestellten Patientenrechtegesetzes wurde der Gemeinsame Bundesausschuss aufgefordert, die bestehenden Richtlinien zum Qualitätsmanagement zu überarbeiten und um Anforderungen an klinisches Risikomanagement und Fehlermeldesysteme zu ergänzen. Zunächst wurden hierzu Überarbeitungen der drei bestehenden Qualitätsmanagementrichtlinien für den ambulanten ärztlichen und psychotherapeutischen Bereich, Krankenhäuser und Zahnärzte vorgenommen.

Im Dezember 2015 wurden diese drei Richtlinien in einer sektorenübergreifenden Richtlinie zusammengefasst. Nach erforderlichen Überarbeitungen im September 2016 konnte die neue »Richtlinie des Gemeinsamen Bundesausschusses über die grundsätzlichen Anforderungen an ein einrichtungsinternes Qualitätsmanagement für Vertragsärztinnen und Vertragsärzte, Vertragspsychotherapeutinnen und Vertragspsychotherapeuten, medizinische Versorgungszentren, Vertragszahnärztinnen und Vertragszahnärzte sowie zugelassene Krankenhäuser (Qualitätsmanagement-Richtlinie/QM-RL)« in Kraft treten.[16]

Die Richtlinie gliedert sich in einen Teil A mit sektorenübergreifenden Rahmenbestimmungen für die grundsätzlichen Anforderungen an ein ein-

---

16 QM-RL, 17.12.2015 BAnz AT 15.11.2016 B2, unter https://www.g-ba.de/informationen/richtlinien/87/ (eingesehen am 7.5.2017)

richtungsinternes Qualitätsmanagement, sowie einen Teil B mit sektorspezifischen Konkretisierungen.

Im Folgenden sollen die wichtigsten sektorenübergreifenden Anforderungen vorgestellt werden, da diese durch die oben genannten Leistungserbringer in jedem Fall zu erfüllen sind und somit die Mindestanforderungen an Qualitätsmanagement und Risikomanagement darstellen.

Bereits in der **Präambel** wird betont, dass das einrichtungsinterne Qualitätsmanagement ein Instrument der Organisationsentwicklung sei und als primäres Ziel eine größtmögliche Patientensicherheit verfolgen soll.

Folgende **Ziele** sollten mit dem Qualitätsmanagement erreicht werden:

- Anhaltende Qualitätsförderung im Rahmen der Patientenversorgung
- Festlegung von Organisation, Arbeits- und Behandlungsabläufen mit regelmäßiger interner Überprüfung der Ergebnisse
- Ausrichtung der Abläufe an fachlichen Standards sowie gesetzlichen und vertraglichen Grundlagen der jeweiligen Einrichtung
- Patientenorientierte Prozessoptimierung und Förderung der Patientensicherheit
- Erhöhung der Zufriedenheit aller am Prozess Beteiligten
- Effektive und effiziente Gestaltung
- Förderung der Sicherheitskultur
- Einbindung der Erkenntnisse aus und Ergebnisse von interner und externer Qualitätssicherung
- Anpassung an die einrichtungsspezifischen und aktuellen Gegebenheiten und an die Bedürfnisse der jeweiligen Patienten und Mitarbeiter der Einrichtung

In § 2 wird darauf hingewiesen, dass Qualitätsmanagement eine Führungsaufgabe ist, in der Verantwortung der Leitung liege und die Einbindung aller an den Abläufen beteiligten Personen erfordere. Qualitätsmanagement wird als fortlaufender Prozess gesehen, der sich am PDCA-Zyklus, bestehend aus den Schritten systematische Planung, Umsetzung, Überprüfung und gegebenenfalls Verbesserung, orientieren solle.

Durch die Identifikation relevanter Abläufe, ihre sichere Gestaltung und ihre systematische Darlegung sollen Risiken erkannt und Probleme vermieden werden.

Wo immer möglich, sollen Strukturen, Prozesse und Ergebnisse der Organisation und Versorgung mit Hilfe von Kennzahlen und validen Qualitätsindikatoren gemessen und bewertet werden.

Die Richtlinie listet zahlreiche **Methoden und Instrumente** auf, die im Rahmen des Qualitätsmanagements verpflichtend anzuwenden sind und auf welche die Einrichtung nur mit Begründung verzichten darf. Dabei dürfen die Mindeststandards für Risikomanagement, Fehlermanagement, Fehlermeldesystemen sowie die Nutzung von Checklisten bei operativen Eingriffen nicht ausgeschlossen werden. Ebenso müssen Krankenhäuser ein Beschwerdemanagement betreiben.

42

Bei den Methoden und Instrumenten handelt es sich um

- Qualitätsziele mit regelmäßiger Messung und Bewertung sowie Ableitung von Konsequenzen
- Regelmäßige Erhebung des Ist-Zustandes und Selbstbewertung des einrichtungsinternen Qualitätsmanagements
- Regelungen von Verantwortlichkeiten und Zuständigkeiten, insbesondere für alle sicherheitsrelevanten Prozesse
- Identifikation und Regelung wesentlicher Prozesse der Patientenversorgung in Form von Tabellen, Flussdiagrammen und Verfahrensanweisungen unter Berücksichtigung fachlicher Standards
- Schnittstellenmanagement mit gezielter Kommunikation und abgestimmter Zusammenarbeit insbesondere an den Übergängen der Versorgungskette
- Einsatz von Checklisten bei sicherheitsrelevanten Prozessen, z. B. eine einrichtungsspezifische OP-Checkliste
- Teambesprechungen
- Fortbildungs- und Schulungsmaßnahmen mit unmittelbarem Bezug zu eigenen Tätigkeiten
- Patienten- und Mitarbeiterbefragungen
- Patientenorientiertes Beschwerdemanagement
- Patienteninformation und -aufklärung
- Risikomanagement zum Umgang mit potenziellen Risiken und zur Vermeidung und Verhütung von Fehlern und unerwünschten Ereignissen sowie Entwicklung einer Sicherheitskultur
    - Identifikation, Analyse, Bewertung und Bewältigung von Risiken in der Versorgung und Umsetzung von Präventionsmaßnahmen
    - Festlegung einer individuellen Risikostrategie
    - Schaffung einer strukturierten Risikokommunikation
- Fehlermanagement und Fehlermeldesysteme als Teil des Risikomanagements

Zudem werden einige Anwendungsbereiche festgelegt, die im Rahmen des Qualitätsmanagements geregelt werden:

- Notfallmanagement
- Hygienemanagement
- Arzneimitteltherapiesicherheit
- Schmerzmanagement
- Maßnahmen zur Vermeidung von Stürzen bzw. Sturzfolgen.

Weiterhin sind die Einrichtungen aufgefordert, die Umsetzung und Weiterentwicklung ihres Qualitätsmanagements regelmäßig im Rahmen einer Selbstbewertung zu überprüfen und diese Ergebnisse zu dokumentieren.

1.7 Ursachen für Fehler im Gesundheitswesen

Menschliche Fehlleistungen

Der Mensch ist fehlbar. Diese allgemein bekannte Tatsache wurde bereits durch zahlreiche wissenschaftliche Studien belegt. So ist davon auszugehen, dass 60–80 % aller kritischen Zwischenfälle im Gesundheitswesen auf menschliche Fehlleistungen zurückzuführen sind (vgl. Buck et al.). Zu unterscheiden sind:

- mangelhafte Aufmerksamkeit,
- Kommunikationsmängel,
- Fehleinschätzungen, insbesondere in kritischen Situationen,
- unklare Aufgabenverteilung, insbesondere in kritischen Situationen,
- ungenügende Ausnutzung vorhandener Ressourcen,
- Mangel an planvollem und vorausschauendem Handeln,
- mangelnde Erfahrung/mangelnder Weitblick und
- Beeinträchtigung der Leistungsfähigkeit durch Müdigkeit, Krankheit etc. (vgl. Grube et al. 2002).

Personen-Modell und System-Modell

Doch nicht nur der Mensch an sich stellt hierbei ein Problem dar. Vielmehr sind nach Reason (2000) menschliche Fehler aus zwei Blickwinkeln heraus zu betrachten:

- dem Personen-Modell (Menschen begehen Fehler) und
- dem System-Modell (die Arbeitsbedingungen führen zu menschlichem Fehlverhalten).

Das **Personen-Modell** stellt die Fehler und die fahrlässigen Handlungen Einzelner in den Mittelpunkt. Vorkommnisse sind auf Vergesslichkeit, Unachtsamkeit, mangelnde Motivation, Fahrlässigkeit oder Rücksichtslosigkeit zurückzuführen. Die Fehler ereignen sich an einem Punkt der direkten Handlung und die Auswirkungen und Konsequenzen sind meist sehr dringlich. Häufig wird auf diese Fehler mit personellen Konsequenzen geantwortet (Abmahnung, Entlassung, Bestrafung). Die Literatur spricht hierbei häufig vom »spitzen Ende« des Eisbergs.

Das **System-Modell** hingegen geht davon aus, dass Menschen fehlbar sind und dass Fehler selbst in den besten Organisationen vorkommen können. Fehler werden eher als Konsequenzen denn als Ursachen angesehen. Reason (2000, S. 768) sagt in diesem Zusammenhang: »we cannot change the human condition, but we can change the conditions under which humans work«.[17]

---

17 »Wir können nicht die menschliche Natur verändern, aber wir können die Bedingungen ändern, unter denen Menschen arbeiten.« Freie Übersetzung durch die Autorin.

Jede menschliche Handlung birgt das Potenzial, fehlerhaft zu sein. Das System-Modell geht davon aus, dass die potenzielle Fehlerhaftigkeit menschlicher Handlungen durch Lücken in der Systemsicherheit erst dann zu einer realen Gefahr wird, wenn alle Abwehrmechanismen diese Fehler im Vorfeld nicht vermeiden können (▶ Abb. 1.5).

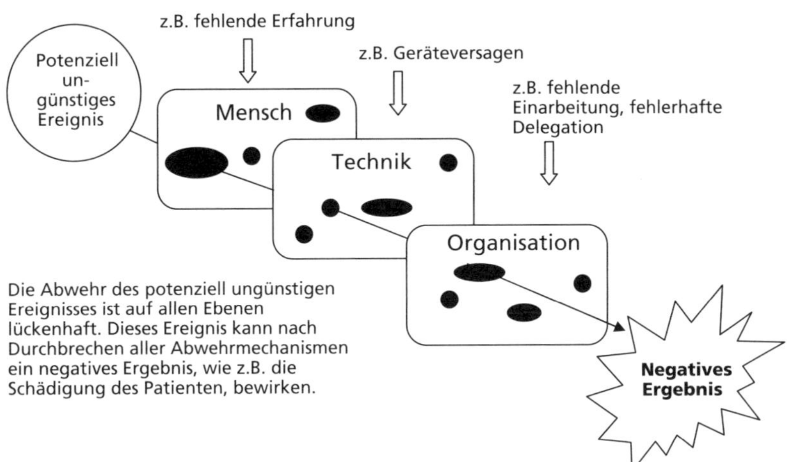

Abb. 1.5: Latente Fehler als Ursache eines Zwischenfalls: Swiss-Cheese-Modell (vgl. Grube et al. 2002)

Latente Fehler in Organisationen, die der direkten Kontrolle einzelner Personen entzogen sind, sind zum Beispiel (vgl. Kohn et al. 1999):

- mangelhafte Planung,
- falsche Ausstattung,
- mangelnde Instandhaltung,
- schlechte Management-Entscheidungen und
- mangelhafte Organisationsstrukturen.

Diese Fehlerquellen bezeichnet die Literatur auch als das »stumpfe Ende« des Eisbergs (vgl. Reason 2000, S. 768).

Um aktive und latente Fehler zu erkennen, bedarf es spezieller Methoden, wie beispielsweise die Schadenfallanalyse nach dem London Protocol (▶ Kap. 5.4).

Dass die Beschäftigung mit dem Themengebiet Risikomanagement für hochsensible Bereiche wie das Gesundheitssystem nicht unmöglich ist, beweisen andere Industriezweige. Bereits in den 60er und 70er Jahren entwickelte die Luft- und Raumfahrt erfolgreich Sicherheitsprogramme, die Kommunikationsstrukturen verbesserten, Ressourcen schafften und Ergebnisse sichtbar machten (vgl. Kohn et al. 1999). Diesen Strategien folgend, kann dies für Einrichtungen im Gesundheitswesen bedeuten (vgl. Nolan 2000):

- Fehler müssen sichtbar werden (da Fehler niemals auf Null zurückgehen, müssen sie erkennbar, sichtbar werden, damit sie rechtzeitig beseitigt oder Gegenmaßnahmen eingeleitet werden können, bevor sie Schaden anrichten).
- Die Folgen von Fehlern müssen beherrschbar werden (da nicht alle Fehler erkannt werden können, bevor sie den Patienten/Bewohner ereilen, muss es Prozesse geben, die dabei helfen, das Schadensausmaß zu begrenzen).
- Fehlerprävention (die Systemsicherheit ist zu erhöhen, um ein Auftreten von Fehlern zu verhindern).

Fehlerwahrscheinlichkeit

Wie wichtig insbesondere die Auseinandersetzung mit Fehlern und Fehlerwahrscheinlichkeit ist, verdeutlicht »Heinrichs Gesetz«. Bereits 1941 beschrieb der Ingenieur Heinrich (1941) den statistischen Zusammenhang zwischen der Auftretenswahrscheinlichkeit von Beinahe-Unfällen (»Near Misses«), mittelschweren Unfällen und einem Desaster- oder Katastrophenfall. Dies wird als »Heinrichs Ratio« oder »Heinrichs Gesetz« bezeichnet und sagt aus, dass 300 kleine Fehler, Unachtsamkeiten oder Verschwendungen von Zeit, Materialien oder Ideen die statistische Basis bilden für 29 Beinahe-Unfälle, die im letzten Moment noch verhindert werden können. Diese 29 »Beinahe-Unfälle« wiederum sind der Nährboden für einen Katastrophenfall (▶ Abb. 1.6).

Abb. 1.6:
Heinrichs Gesetz (vgl. von Eiff 2002, S. 51)

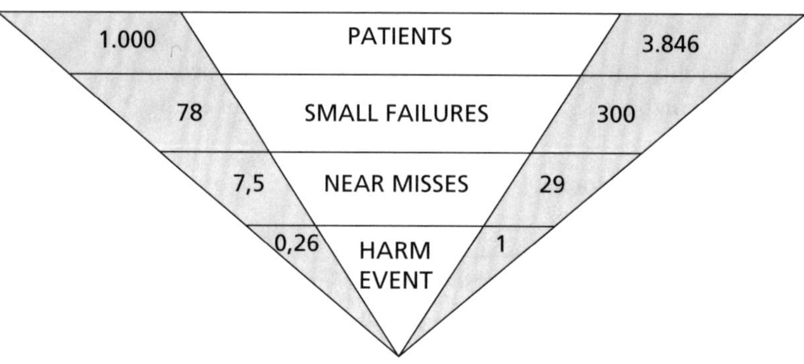

2 Einführung in das Haftungsrecht für Pflegeberufe

Die Rechtsprechung sieht für den Pflegebereich kein eigenständiges »Pflegerecht« vor. Vielmehr gelten die allgemeinen gesetzlichen Grundlagen, die durch die Rechtsprechung ausgefüllt werden und somit ein »Richterrecht« darstellen (Krause 1997, S. 13). Die für die Pflege relevanten Gesetze und Vorschriften setzen sich aus den arbeits-, zivil-, straf-, sozial- und berufsrechtlichen Bereichen zusammen und besitzen erheblichen Einfluss auf die Arbeit der Pflegenden.

Aufgrund der Fehlbarkeit des Menschen birgt gerade die medizinische und pflegerische Leistungserbringung Risiken, werden doch hier Leistungen von Menschen an Menschen erbracht oder überwacht. Diese können, beeinflusst durch die jeweiligen Interpretationen von Sachverhalten durch Leistungserbringer oder Leistungsempfänger, richtig oder eben auch falsch sein. So führen Leistungen, auch wenn sie korrekt und gewissenhaft durchgeführt wurden, u. U. nicht zu dem Ergebnis, welches durch eine der beiden Parteien erwünscht war. Ist dies der Fall, gewinnt insbesondere das Haftungsrecht große Bedeutung.

»Haftung« bedeutet, dass Individuen für die Folgen ihres Handelns oder ihres Nicht-Handelns die Verantwortung tragen müssen (vgl. Duden: »Haften«). Dies gilt jedoch nur dann, wenn durch die Handlung oder Unterlassung Schäden (materiell und/oder immateriell) an Personen oder Rechtsgütern (z. B. Gebäuden, Geräten, Wertgegenständen) entstanden sind. Die Konsequenzen der Haftung können sowohl zivilrechtlich (Wiedergutmachung z. B. in Form von Schmerzensgeld), strafrechtlich (Bestrafung) als auch arbeitsrechtlich (disziplinarisch) sein.

2.1 Behandlungsfehler und Haftpflichtentwicklungen

In Deutschland steht häufig im Zusammenhang mit medizinischen Behandlungsfehlern die Leistung (bzw. Fehlleistung) von Einzelpersonen im Mittelpunkt der Betrachtung. Dass sich bei angenommenen oder tatsächlichen Schäden oft Ärzte verantworten müssen, begründet sich durch eine Vielzahl von Faktoren, beispielsweise:

- die gesetzlichen Vorgaben (z. B. Krankenpflegegesetz), welche Pflegekräfte vorwiegend in der Assistenz des ärztlichen Dienstes sehen. Dies wurde auch durch viele Professionalisierungsbestrebungen der Pflege in den letzten 20 Jahren noch nicht wesentlich geändert.
- das Weisungsrecht des Arztes gegenüber der Pflege für medizinische Diagnostik und Therapie sowie die damit verbundenen Kontroll- und Aufsichtspflichten bezüglich Auswahl des geeigneten Personals, Kontrolle der notwendigen Kompetenzen und Sicherstellung der korrekten Durchführung
- die zum Teil unklare Abgrenzung der medizinischen und pflegerischen Aufgabenbereiche (▶ Kap. 6)

Dies darf zum einen nicht darüber hinwegtäuschen, dass Pflegekräfte – sei es nun in Krankenhäusern, Pflegeheimen oder ambulanten Diensten – insbesondere für die Bereiche Durchführungsverantwortung, Unterlassung und Aufsichtspflicht (z. B. hinsichtlich Dekubitus oder Sturz) immer wieder mit haftungsrechtlichen Fragestellungen konfrontiert werden. Zum anderen ist davon auszugehen, dass sich mit der Einführung weiterer Berufsbilder (bspw. Operationstechnische Assistenten, Intensivfachpflegekräfte, Onkologische Fachpflegekräfte) zukünftig neue Fragestellungen ergeben, welche mit einer ausgeweiteten Kompetenz und Handlungsbefugnis zusammenhängen (Stichwort »Wundmanagement«, siehe hierzu Rother & Panfil 2005, S. 215–220). Dass dies mit einer Neuordnung von Aufgaben und Kompetenzen verbunden sein wird, bestätigt auch der Sachverständigenrat zur Begutachtung der Entwicklung im Gesundheitswesen (Wille et al. 2007, S.15), indem er sagt: »Von einer Neuordnung der Aufgabenverteilung im Gesundheitswesen können alle Gesundheitsberufe profitieren, wenn diese zu einer besseren Übereinstimmung zwischen den Erfordernissen eines sich ständig wandelnden Versorgungssystems und den Zielen, Aufgaben und Kompetenzen seiner Akteure führt.«

Dass sich, neben dem ärztlichen Dienst, zunehmend auch Pflegekräfte und Einrichtungsleitungen mit Haftungsfragen auseinandersetzen müssen, beweisen Schlagzeilen wie »Pflege-Skandal – Behörde macht Pflegeheim dicht« (Bild Online vom 28.07.2016) und »Horror im Altenheim« (Bild Online vom 26.11.2016) oder Buchtitel wie »Alt und abgeschoben« (Fussek und Loerzer 2005) und »Abgezockt und totgepflegt« (Breitscheidel 2005). So ergibt die Schlagwortsuche »Pflegeskandal« über die Suchmaschine Google bereits 20.500 Treffer (Stand 25.11.2016) und auch eine eigene Definition des Begriffs »Pflegeskandal« findet sich im Online-Lexikon »Wikipedia« mit einer Aufzählung bekannter Skandale und Skandalfälle, welche seit 1989 zum Tod von Patienten oder Bewohnern geführt haben.

Als Folge des anhaltenden öffentlichen Drucks und der offenen Kritik insbesondere an Zuständen in Alten- und Pflegeeinrichtungen wurden zum 1. Januar 2006, durch das Bundesministerium für Gesundheit und Soziales, Richtlinien für die Qualitätsprüfungen von Pflegeeinrichtungen durch den Medizinischen Dienst der Krankenversicherung erlassen. Diese wurden am 11. November 2008 durch Kriterien und eine Bewertungssystematik zur

Qualität der Pflegeheime nach § 115 Abs. 1a Satz 6 SGB XI durch die Bundesarbeitsgemeinschaft der überörtlichen Träger der Sozialhilfe, der Bundesvereinigung der kommunalen Spitzenverbände, der Vereinigung der Träger der Pflegeeinrichtungen und des GKV-Spitzenverbands ergänzt. Zum 17. Dezember 2008 folgte eine ebensolche Regelung für die ambulante Pflege. In der Folge wurden zwischen 2009 und 2011 alle Heime und Dienste einer Erstüberprüfung durch den MDK unterzogen, welche seitdem jährlich wiederholt wird. Die Ergebnisse der Prüfungen werden in Form von »Pflegenoten« dargestellt, welche auf einer eigenen Webseite »MDK – Prüfung« veröffentlicht werden (siehe hierzu: http://www.mdk-pruefung.¬ com/). Neben dem MDK nimmt auch die Heimaufsicht einen großen Stellenwert in der Überprüfung der Versorgungsqualität in Pflegeeinrichtungen ein. Auch diese prüft auf Grundlage der gesetzlichen Rahmenbedingungen die Leistungserbringung in den Einrichtungen und bildet gemeinsam mit den Verbänden der Pflegekassen, mit dem Medizinischen Dienst der Krankenkassen und den Sozialhilfeträgern Arbeitsgemeinschaften, um die Arbeit miteinander abstimmen und die Alten- und Behindertenhilfe weiterzuentwickeln. Dennoch kommt es trotz all dieser Bemühungen immer wieder zu Vorwürfen über Missstände in den Einrichtungen und Pflegefehlern (Binkowski 2016). Am Ende bleiben der jeweilige Einzelfall und die Untersuchung der Begleitumstände.

2.2 Zivilrechtliche Haftung

Das Zivilrecht regelt die Beziehungen der Bürger untereinander und ist zum größten Teil im Bürgerlichen Gesetzbuch (BGB) verankert. Die zivilrechtliche Haftung sichert dem Patienten/Bewohner eine Entschädigung in Form von Schadensersatz bei entstandenen Behandlungs- und Pflegefehlern zu und befasst sich somit mit der Frage, inwieweit gegenüber dem Patienten/ Bewohner eine Entschädigung zu leisten ist.

Als Schaden wird hierbei »die unfreiwillige Einbuße an rechtlich geschützten Gütern aufgrund eines bestimmten Ereignisses« (Netzer 1996, S. 144) definiert.

Mögliche Schäden im medizinischen und pflegerischen Bereich reichen von Gesundheitsschäden (juristisch immer als Körperverletzung definiert) über Sach- und Vermögensschäden bis zu immateriellen Schäden – wie z. B. Verlust an Lebensqualität oder psychischen Beeinträchtigungen (vgl. Netzer 1996, S. 160).

Zu einem Zivilprozess kommt es erst nach Einreichen einer Klage durch die geschädigte Person. Es erfolgt keine Beweisaufnahme von Amts wegen, sondern die Beweispflicht für eine widerrechtliche Behandlung bzw. einen Pflegefehler liegt beim Geschädigten. Da Beweise in der Realität für den Patienten/Bewohner nur sehr schwer und häufig gar nicht zu erbringen sind, billigt die Rechtsprechung dem Kläger mit dem § 630h BGB eine Beweislasterleichterung zu. Diese trifft dann ein, wenn (vergleiche Absätze 1–5 des Paragraphen):

- sich ein allgemeines Behandlungsrisiko verwirklicht hat, welches für den Behandelnden voll beherrschbar war und das zur Verletzung des Lebens, des Körpers oder der Gesundheit des Patienten geführt hat. Hier sind u. a. die Gefahren gemeint, die durch das pflegerische Personal voll ausgeschlossen werden können und müssen: z. B. der Einsatz von medizinischen Geräten, Lagerung während der Körperpflege oder Stürze bei der Mobilisation.
- die Aufklärung des Patienten nicht erfolgte oder diese unvollständig war – die genauen Regelungen zur Aufklärung finden sich im § 630e BGB. Danach müssen die Aufklärungen u. a. mündlich durch den Behandelnden oder eine befähigte Person erfolgen, rechtzeitig und verständlich sein, zudem müssen Abschriften dem Patienten ausgehändigt werden.
- Leistungen und deren Ergebnisse nicht oder nur unzureichend dokumentiert wurden und somit eine Durchführung nicht nachvollziehbar ist.
- der Behandelnde für die von ihm vorgenommene Behandlung nicht ausreichend befähigt war – hier wird prinzipiell die fehlende Befähigung im Sinne des Patienten gewertet und zunächst als für den Schaden ursächlich interpretiert.
- ein grober Behandlungsfehler vorliegt. Dieser wird auch dann angenommen, wenn »es der Behandelnde unterlassen hat, einen medizinisch gebotenen Befund rechtzeitig zu erheben oder zu sichern, soweit der Befund mit hinreichender Wahrscheinlichkeit ein Ergebnis erbracht hätte, das Anlass zu weiteren Maßnahmen gegeben hätte, und wenn das Unterlassen solcher Maßnahmen grob fehlerhaft gewesen wäre« (§ 630h BGB, Abs. 5).

Die zivilrechtliche Haftung unterteilt sich im Wesentlichen in die »Haftung aus Vertrag« und die »Haftung aus Delikt«.

2.2.1　Haftung aus Vertrag

Haftung der Einrichtung, nicht der Pflegekraft

Die Grundlage für die vertragliche Haftung ist der Behandlungsvertrag/ Versorgungsvertrag zwischen der Einrichtung/Organisation (Pflegeeinrichtung, Pflegedienst, Krankenhaus) und dem Patienten (vgl. Netzer 1996, S. 39). Dieser Vertrag verpflichtet alle Mitarbeiter der Einrichtung zum Erbringen der vereinbarten, fachlich einwandfreien Leistung. Die Pflegeeinrichtung bzw. der Pflegedienst delegiert in diesen Fällen einen Teil seiner Pflichten zur Leistungserbringung an die Pflegekräfte.

Für Schäden in Pflegeeinrichtungen und Krankenhäusern, aber auch bei Leistungen ambulanter Pflegedienste, die durch rechtswidrige, schuldhafte Handlungen oder Unterlassungen von Beschäftigten entstehen, ist der Träger bzw. Betreiber zur Haftung verpflichtet. Bei erwiesenem ursächlichem Zusammenhang schuldet der Dienst/die Einrichtung dem Geschädigten Schadensersatz und Schmerzensgeld (Netzer 1996, S. 11).

Eine vertragliche Haftung bei fehlerhaft erbrachten Leistungen ist im Regelfall nur vom Vertragspartner (hier also vom Pflegeheim, Krankenhaus oder Pflegedienst) und nicht von der Pflegekraft selbst zu fordern. Begründet ist dies durch den zentralen Inhalt der gegenseitigen Schuldverpflichtung und -anerkennung. Die Einrichtung/der Dienst schuldet dem Patienten die korrekte Ausführung der Behandlung, die zum Zeitpunkt ihrer Vornahme dem fachlichen Standard entspricht. Der Patient schuldet im Gegenzug der Einrichtung/dem Dienst dafür die Zahlung und haftet dafür, dass diese erfolgt (ebenda, S. 39).

Von Bedeutung ist hierbei, dass die Behandlung neben der pflegerischen Tätigkeit am und/oder für den Patienten mit dem Ziel, dessen Gesundheit zu erhalten, zu verbessern oder wiederherzustellen, auch alle Tätigkeiten umfasst, die nicht unmittelbar selbst als Grund- und Behandlungspflege definiert sind. Dies sind Maßnahmen, die notwendig sind, um die pflegerische Tätigkeit erst zu ermöglichen (z. B. Pflegeanamnese, Pflegeplanung, räumliche Gegebenheiten, Personal) (ebenda, S. 40).

Für eine Haftung aus Vertrag muss der Tatbestand des »Vertragsbruchs« erfüllt sein. Dies ist dann der Fall, wenn eine Sorgfaltspflichtverletzung bei der Ausführung der Dienstleistung eingetreten ist und somit der Vertrag schlecht oder unzureichend erfüllt wurde.

2.2.2 Haftung aus Delikt

Für die Pflegekräfte selbst ist die Haftung aus Delikt bedeutsamer. Diese ist im Bürgerlichen Gesetzbuch (BGB) gemäß §§ 823 ff. geregelt.

Persönliche Haftung des Verursachers

Eine deliktsrechtliche Haftung liegt vor, wenn ein am Patienten/Bewohner entstandener Schaden auf Behandlungsverschulden aus unerlaubter Handlung zurückzuführen ist, und greift bei Verletzungen von Rechtsgütern wie Leben, Eigentum, Freiheit und Gesundheit.

§ 823 BGB (Schadensersatzpflicht):

(1) »Wer vorsätzlich oder fahrlässig das Leben, den Körper, die Gesundheit, die Freiheit, das Eigentum oder ein sonstiges Recht eines anderen widerrechtlich verletzt, ist dem anderen zum Ersatz des daraus entstandenen Schadens verpflichtet.«

Hierbei muss ein direkter Zusammenhang zwischen der erbrachten (oder unterlassenen) Leistung und der Schädigung eines Rechtsgutes bestehen. In diesem Fall haftet der Verursacher persönlich gegenüber dem Geschädigten.

Die Haftung aus Delikt gesteht dem Geschädigten neben dem Ersatz des materiellen Schadens (z. B. Kosten für weitere notwendige Heilbehandlungen, Verdienstausfall, notwendiges Personal zur Kinderbetreuung, Unterhaltszahlungen) auch die »Wiedergutmachung« bei sogenannten immateriellen (ideellen) Schäden zu, das heißt Schmerzensgeld aufgrund persönlicher oder psychischer Einbußen infolge der Verletzung.

Grundsätzlich kann bei der deliktischen Haftung der Geschädigte von der Einrichtung selbst auf Basis der Vertragshaftung Schmerzensgeld einklagen. Grundlage hierbei ist die Haftung aufgrund »unerlaubter Handlung« von Verrichtungsgehilfen.

§ 831 BGB:

(1) »Wer einen anderen zu einer Verrichtung bestellt, ist zum Ersatze des Schadens verpflichtet, den der andere in Ausführung der Verrichtung einem Dritten widerrechtlich zufügt.«

Hierbei wird die primäre Haftungsübernahme durch den Krankenhausträger bzw. den Träger eines ambulanten Pflegedienstes oder einer stationären Pflegeeinrichtung gewährleistet. Wird er hierbei durch die geschädigte Person verklagt und zur Haftung verurteilt, kann er jedoch von den beteiligten Erfüllungsgehilfen entsprechend ihres Verschuldens teilweisen oder auch vollständigen Ersatz fordern (vgl. Reimer 2000, S. 78).

Grundlage hierfür ist der Grad der stattgefundenen Pflichtverletzung des Arbeitnehmers:

- leichte Fahrlässigkeit = leichte Mängel in der Sorgfalt, Unachtsamkeit
- Fahrlässigkeit = Missachtung der erforderlichen Sorgfalt (»wird schon gut gehen«)
- grobe Fahrlässigkeit = bewusstes Inkaufnehmen eines möglichen Schadens

Eine eindeutige Abgrenzung der Fahrlässigkeitsgrade ist nur sehr schwer möglich und wird häufig in Einzelfallabwägungen durch das Gericht entschieden.

2.3 Strafrechtliche Haftung

Um die Voraussetzungen einer strafrechtlichen Haftung zu erfüllen, müssen zunächst die jeweiligen spezifischen Tatbestandsmerkmale einer Straftat erfüllt sein. Hierzu gehören (vgl. Heinrich 2011):

- **Handlung:** ein willensgesteuertes menschliches Verhalten. Dieses Verhalten kann sowohl aktiv (Tun) oder passiv (Unterlassen) sein.
- **Tatbestandsmäßigkeit:** Die im Gesetz genannten Merkmale einer Tat (z. B. Körperverletzung) müssen vorliegen.
- **Rechtswidrigkeit:** Die Handlung oder Unterlassung muss rechtswidrig erfolgen. Dies liegt z. B. nicht vor, wenn eine Körperverletzung aus Not-

wehr erfolgt, wenn sie mit Einwilligung des Patienten geschieht (z. B. Injektion) oder wenn ein rechtfertigender Notstand vorliegt (z. B. Fixierung eines selbsttötungsgefährdeten Patienten).

- **Schuld:** Die Schuld gliedert sich auf in:
  - **Vorsatz** = der Wille zur Verwirklichung einer Straftat in Kenntnis der objektiven Tatumstände (vgl. Wessels 1996, S. 660) und
  - **Fahrlässigkeit** = trotz Voraussehbarkeit einer Rechtsverletzung werden die Folgen der Handlungen in Kauf genommen – hierbei gilt ein subjektiver Maßstab, d. h. die konkreten Umstände und die individuellen Kenntnisse und Fähigkeiten der Pflegekraft sind zu berücksichtigen (vgl. Pies 1997, S. 3).

Das Strafrecht ist im Strafgesetzbuch (StGB) geregelt. Bei begründetem Tatverdacht kommt es von Amts wegen (von Seiten der Staatsanwaltschaft) zu einer Klage bei Gericht. Die geschädigten Personen treten bei einem Prozess im Beisein der Staatsanwaltschaft (Hauptkläger) als Nebenkläger auf. Bei Verurteilung drohen den Pflegekräften neben Geldbußen der Entzug der Berufserlaubnis und Freiheitsstrafen.

2.4 Haftungsbereiche der Pflege

Haftungsrechtliche Probleme ergeben sich für die Pflege auf vielfältige Art und Weise (vgl. Sharpe 1999, S. 40 f.):

Problembereiche

- **Sicherheit:** Versäumnisse in der Gewährleistung der Patientensicherheit (beispielsweise Stürze oder Dekubitalgeschwüre. Ursachen sind häufig Unachtsamkeit hinsichtlich möglicher Risikofaktoren und/oder die fehlende Einleitung angemessener Präventivmaßnahmen).
- **Fehler in der Medikamentenvergabe:** Fehler ergeben sich häufig durch die mangelnde Einhaltung der notwendigen Techniken und Richtlinien hinsichtlich der Vorbereitung und Vergabe von Medikamenten.
  Meistens beachtet das zuständige Personal eine oder mehrere der sechs notwendigen Regeln nicht: das richtige Medikament (1), in der richtigen Dosierung (2), zur richtigen Zeit (3), in der richtigen Reihenfolge (4), mit der richtigen Technik (5), für den richtigen Patienten (6).
- **Einschätzung und Überwachung:** Versäumnisse in der korrekten Überwachung, Einschätzung und Übergabe des aktuellen Patientenzustands.
- **Abläufe und Behandlung:** ungeeignete oder mangelhafte Pflege – die Nicht-Einhaltung von einrichtungsspezifischen Prozessen, Verhaltensregeln und Prinzipien.
- **Technische Ausstattung, Ausfälle oder Versagen:** Verwendung medizinischer Geräte ohne korrekte Einarbeitung; fehlende Überprüfung der Geräte vor der Nutzung; Nichtbeachtung von Gebrauchsanweisungen,

Warnhinweisen oder Besonderheiten; Versäumnisse im Hinblick auf Wartung, Reparatur oder Eichung der Geräte; der Versuch, Geräte für Zwecke zu verwenden, für die sie nicht zugelassen oder nur bedingt geeignet sind.

- **Kommunikation und Information:** Lücken in der Kommunikation zwischen den Pflegekräften, zwischen Pflegekräften und Ärzten oder anderem medizinischem Personal. Versäumnisse oder Fehler in der Einschätzung der von Seiten des Patienten oder Bewohners geäußerten Probleme, Beschwerden oder Bedürfnisse. Mangelhafte Information des Patienten oder Bewohners über notwendige Maßnahmen, deren Folgen, aber auch der Folgen eines Unterlassens (bspw. bei Ablehnung) notwendiger Interventionen.
- **Dokumentation:** unzureichende Dokumentation der geplanten/durchgeführten Maßnahmen, der Auffälligkeiten und Besonderheiten.

2.5 Haftungsrechtlich relevante Bereiche der Pflegedienst- und Heimleitung

Vermeidung eines Organisationsverschuldens

Für die Leitung eines Pflegedienstes/einer Pflegeeinrichtung sowie für die einzelnen Abteilungsleitungen (z. B. Pflegedienstleitung, Stationsleitung) ergeben sich vor allem aus dem Bereich der Organisation haftungsrechtliche Gefahren (vgl. Graf et al. 2003, S. 55). So haftet bei Fehlern in der Pflege prinzipiell zunächst die Einrichtung aufgrund der schuldhaften Schlechterfüllung des Heimvertrages (§ 611, 276 BGB) bzw. des Behandlungsvertrags (§§ 630a BGB) gegenüber dem Leistungsempfänger (Patient, Bewohner). Die Angestellten der Einrichtung agieren hierbei als »Erfüllungsgehilfen« (§ 278 BGB), welche die Leistungen erbringen, die im Heim- oder Behandlungsvertrag zugesichert wurden. Neben dem Leistungsempfänger erheben auch immer wieder die Kranken- und Pflegekassen Regressansprüche, wenn es in Folge eines Pflegefehlers (bspw. in Folge eines entstandenen Dekubitus) zu Behandlungskosten gekommen ist. In diesen Fällen gehen die Schadensersatzansprüche des Patienten oder des Heimbewohners, gemäß § 116 I SGB X, auf die zuständige Kasse über.

Während die Einrichtung im Verhältnis zum Bewohner bzw. Patienten uneingeschränkt haftet, kann sie ihre Ansprüche bei Erfüllung spezifischer Anforderungen an die Arbeitnehmer weiterreichen. Hierzu muss sowohl eine Mitverantwortung der Organisation am Pflegefehler (Organisationsverschulden) ausgeschlossen sein als auch ein Fehlverhalten des Mitarbeiters (Vorsatz, grobe oder mittlere Fahrlässigkeit – bei letzterer erfolgt eine Lastenteilung) nachgewiesen werden.

Um ein Organisationsverschulden (▶ Kap. 1.1) zu vermeiden, muss jeder Betreiber einer Pflegeeinrichtung/eines Dienstes Organisationsstrukturen einrichten, die im Behandlungsalltag wirksam sind und den rechtlichen wie fachlichen Vorgaben entsprechen (vgl. Graf et al. 2003, S. 55). Die Aufgaben zur Planung und Überwachung der Organisationsstrukturen werden, je nach Größe der Abteilungen bzw. der Einrichtung, häufig an die jeweiligen Leitungskräfte übertragen. Diese sind dann dafür verantwortlich, dass für die indizierte Patientenbehandlung/Bewohnerbetreuung zu jeder Tages- und Nachtzeit ausreichend qualifiziertes Personal zur Verfügung steht. So muss auch ein ambulanter Pflegedienst dafür Sorge tragen, rund um die Uhr erreichbar zu sein und die Patienten gegebenenfalls auch nachts, am Wochenende und an Feiertagen zu versorgen oder diese Versorgung durch Kooperation mit anderen Pflegediensten zu gewährleisten.

Bei dem Einsatz von zu wenig oder nicht ausreichend qualifiziertem Personal ist von einer fehlerhaften Behandlung/Versorgung auszugehen (vgl. Netzer 1996, S. 75). In diesem Zusammenhang hat der Bundesgerichtshof bereits im Jahr 1952 betont, dass »Schutz und Sicherheit der Patienten Vorrang vor allen anderen Belangen haben« (BGHZ 8, 138, 141; BGH AHRS 3060/2). Graf et al. führen hierzu an: »Für Organisationsfehler wird gehaftet, ungeachtet finanzieller, struktureller, personeller oder sachlicher Engpässe« (Graf et al. 2003, S. 56).

Darüber, inwieweit ein Zusammenhang zwischen der Anzahl der Mitarbeiter, deren Qualifikation und der Häufigkeit von Fehlern besteht, gibt die aktuelle Literatur bislang einige Hinweise. Aiken et al. (2014) führten eine Studie mit den Entlassungsdaten von 422.730 Patienten der Altersgruppe 50 und älter, mit allgemeinchirurgischen Eingriffen, in 300 Krankenhäusern in 9 europäischen Ländern durch. Diese Studie ergab eine Korrelation zwischen dem Arbeitsaufkommen der Pflegekräfte und der Mortalität der Patienten sowie zwischen der Qualifikation (hier Bachelor) der Pflegekräfte und einer Senkung der Mortalität. Ähnliche Ergebnisse präsentieren in diesem Zusammenhang Griffiths et al. (2014) bzw. Aiken et al. (2012).

So ist es nicht verwunderlich, dass sich zunehmend konkrete Minimalanforderungen zur Personalausstattung und Qualifikation des Personals, zumindest für den Krankenhausbereich, in den Vorgaben des G-BA (Beispiel: Richtlinie zur Kinderherzchirurgie, KiHe-RL 2010) finden. Diese betreffen bislang nur einzelne Versorgungsbereiche und sind bei Abweichungen eher mit finanziellen Sanktionen für die Einrichtungen verbunden (bspw. Nicht-Vergütung von Leistungen). Klare Aussagen zu einer haftungsrechtlichen Implikation finden sich bislang jedoch eher nicht. So bleibt im Zweifel nur die Beurteilung von Sachverhalten im Rahmen des Ermessensspielraums des jeweiligen Gerichts: »Deshalb sei davon auszugehen, dass es in Anbetracht der Umstände und des Geschehensablaufs nicht zu beanstanden war, dass außer der Krankenschwester kein weiteres Pflegepersonal bei der Umlagerung der Patientin beteiligt war.« (Oberlandesgericht Düsseldorf, Urteil vom 17.11.1988 – 8 U 101/87)

Neben der Anzahl der »Köpfe« spielt bei dieser Beurteilung auch immer wieder die Anzahl der Qualifikationen eine große Rolle (vgl. Schell 2003):

- Schädigt eine Schwesternschülerin einen Patienten durch eine ihr übertragene Injektion, so gehört zur Entlastung des Krankenhausträgers der Nachweis, dass sie über die Gefahren der Injektionstechnik und die Risiken der verwandten Medikamente unterrichtet war (Urteil des BGH vom 07.03.1951 – II ZR 67/50).
- Eine Krankenschwester muss vor Durchführung einer ihr überlassenen Behandlungsmaßnahme die erforderlichen Anweisungen zur Vermeidung von Gesundheitsbeschädigungen des Patienten erhalten (Urteil des BGH vom 07.02.1956 – VI ZR 302/54).
- Bei der Handhabung gefährlicher Geräte sind hohe Anforderungen zu stellen (Urteil des BGH vom 08.03.1960 – VI ZR 45/59).

2.6 Überlastungs- bzw. Gefährdungsanzeige

Pflicht des Arbeitnehmers: Hinweis auf Organisationsmängel

Im Alltag von Pflegeeinrichtungen oder -diensten kommt es immer wieder zu Situationen, auch ungeplant, in denen Personalengpässe auftreten. Ursachen sind Krankheitswellen, Urlaubszeiten, Fachkräftemangel oder das Ausscheiden/der Verlust von Mitarbeitern, welcher nicht zeitnah kompensiert werden kann. Darüber hinaus führen auch Leistungsverdichtung und ein erhöhter Kostendruck in den Einrichtungen zu Planungsprozessen, welche nur noch wenig personelle Puffer zulassen. Die Folgen dieser Entwicklungen sind veränderte Aufgabenbereiche (bspw. Mischbelegungen von Stationen), verdichtete Arbeitsabläufe (z. B. zeitlich enge Taktung von OP-Zeiten) und Einsparung oder Outsourcing von Personal (insbesondere in unterstützenden Arbeitsfeldern). Gerade in Bereichen, in denen eine engmaschige Überwachung der Patienten bzw. Bewohner notwendig ist (z. B. auf Intensivstationen, in Demenz- oder gerontopsychiatrischen Bereichen), sind die Risiken der Arbeit unter »Notbesetzung« schnell sichtbar und eine Gefährdung der Patienten und Bewohner nicht mehr gänzlich auszuschließen. Darüber hinaus führt eine chronische Überbelastung des Pflegepersonals auf Dauer wiederum zu einer erhöhten Personalfluktuation und hohen Krankenständen, welche erneut das verbleibende Personal unter einen erhöhten Leistungsdruck stellen. Ein Teufelskreis entsteht und die Frage kommt auf: »Wer haftet jetzt eigentlich bei einem eingetretenen Schaden an Patient oder Bewohner?« Problematisch ist in diesem Zusammenhang, dass sich aus strafrechtlicher Sicht nicht der Träger, sondern zunächst die einzelne Pflegekraft verantworten muss. Folgende Anklagepunkte sind denkbar:

- Körperverletzung durch Unterlassen (§§ 223, 229, 13 StGB), z. B. Dekubitus durch nicht ausreichende/nicht konsequente Lagerung, Stürze durch unzureichende Überwachung

- Freiheitsberaubung und Nötigung (§§ 239, 240 StGB), z. B. Fixierungen ohne richterliche Genehmigung bei Bewohnern/Patienten mit Weglauftendenzen oder Sturzgefährdung
- Aussetzung (§ 221 StGB), z. B. Verlassen in hilfloser Lage, wenn die Versorgung aller Patienten/Bewohner durch eine einzelne Pflegekraft (z. B. im Nachtdienst) nicht gewährleistet werden kann
- Verletzung der Aufsichts- und Fürsorgepflicht (§ 832 StGB)

In der Realität scheuen viele Pflegekräfte davor zurück, auf Missstände hinzuweisen. Wegen vermuteter arbeitsrechtlicher Konsequenzen und nicht selten aufgrund eines ausgesprochenen oder unausgesprochenen Drucks des Arbeitgebers verstummen viele Pflegekräfte, wohl wissend, eine »gefährliche Pflege« am Patienten/Bewohner zu verursachen. Diesen Ängsten und Befürchtungen ist entgegenzuhalten, dass der Arbeitnehmer laut Arbeitsvertrag (z. B. § 611 BGB) und auch im Rahmen der sogenannten Treuepflicht gemäß § 242 BGB nicht nur die Möglichkeit, sondern vielmehr die Verpflichtung hat, auf Mängel in Struktur und Organisation hinzuweisen:

- § 242 BGB »Leistung nach Treu und Glauben«
  »Der Schuldner ist verpflichtet, die Leistung so zu bewirken, wie Treu und Glauben mit Rücksicht auf die Verkehrssitte es erfordern.«

Sinngemäß bedeutet dies, dass der Arbeitnehmer alles zu unterlassen hat, was dem Arbeitgeber oder anderen Mitarbeitern des Betriebs schaden könnte. Dies beinhaltet auch, dass der Arbeitnehmer seinen Vorgesetzten auf Mängel aufmerksam machen muss, um bei eventuell eintretendem Schaden nicht selbst haftbar gemacht zu werden. Diese Verpflichtung wird juristisch »Remonstration« genannt. Im Krankenhaus und insbesondere im Pflegebereich hat sich hierbei der Begriff der »Überlastungsanzeige« etabliert, welcher durch Bemühungen, insbesondere der Arbeitnehmervertretungen wie Verdi, zunehmend auf den Begriff der »Gefährdungsanzeige« ausgeweitet wurde.

Eine Remonstration oder Überlastungs- oder auch Gefährdungsanzeige stellt hierbei das Recht und die Pflicht des Arbeitnehmers dar, eine gefahrengeneigte Versorgung schriftlich und damit nachweislich anzuzeigen. Dieses »Anzeigen« muss im Sinne § 121 BGB »ohne schuldhaftes Zögern (unverzüglich)« erfolgen und gilt in der Beweisführung als Schutz vor Ersthaftung. Die Notwendigkeit zur Überlastungs- bzw. Gefährdungsanzeige findet sich im Arbeitsschutzgesetz:

- § 15 (1) »Die Beschäftigten sind verpflichtet, nach ihren Möglichkeiten sowie gemäß der Unterweisung und Weisung des Arbeitgebers für ihre Sicherheit und Gesundheit bei der Arbeit Sorge zu tragen. Entsprechend Satz (1) haben die Beschäftigten auch für die Sicherheit und Gesundheit der Personen Sorge zu tragen, die von ihren Handlungen oder Unterlassungen bei der Arbeit betroffen sind.«

- § 16 (1) »Die Beschäftigten haben dem Arbeitgeber oder dem zuständigen Vorgesetzten jede von ihnen festgestellte unmittelbare erhebliche Gefahr für die Sicherheit und Gesundheit [...] unverzüglich zu melden.«

Gründe für das Stellen einer Überlastungs- oder Gefährdungsanzeige können sein:

- Das Erkennen von Organisationsdefiziten
- Die Erkenntnis über fachlich falsche Anordnungen oder Aufträge
- Das Feststellen von Versorgungsdefiziten oder die Veränderung der Patientenstruktur und damit verbundene Behandlungsdefizite

Durch die Anzeige der Überlastung bei Arbeitsbedingungen, die eine ordnungsgemäße Arbeitsleistung gefährden, wird die Verantwortung der Pflegekraft weitestgehend an die Betriebs-/Einrichtungsleitung weitergeleitet. Die Pflegekraft wird somit sinngemäß »entlastet«.

Form der Überlastungsanzeige
Die Überlastungsanzeige kann grundsätzlich in schriftlicher oder mündlicher Form erfolgen. Aus Beweisgründen ist die schriftliche Form, wie auch oben bereits erwähnt, vorzuziehen. Sie wird an den direkten Vorgesetzten (z. B. die Pflegedienstleitung) gerichtet (Beispiel einer Überlastungs-/Gefährdungsanzeige ▶ Abb. 2.1).

Eine Überlastungsanzeige entbindet den Arbeitnehmer nicht vollständig von all seinen Pflichten. Die Verpflichtung zur Erbringung der Arbeitsleistung mit der erforderlichen Sorgfalt bleibt auch nach dem Weiterleiten einer Überlastungsanzeige weiterhin bestehen:

- § 611 BGB »Dienstvertrag zur Leistung versprochener Dienste«
  Die Außerachtlassung der erforderlichen Sorgfalt wird als fahrlässiges Handeln angesehen:
- § 276 BGB »Verantwortlichkeit des Schuldners«
  (1) »Der Schuldner hat Vorsatz und Fahrlässigkeit zu vertreten [...]«
  (2) »Fahrlässig handelt, wer die im Verkehr erforderliche Sorgfalt außer Acht lässt.«

Dennoch hilft eine Überlastungsanzeige dabei, dass zivilrechtlich der Arbeitgeber wegen Organisationsverschulden (§§ 823, 831, 31, 89 BGB) geprüft werden muss und bei Nachweis für etwaige Schadensersatzansprüche des Patienten/Bewohners einstehen muss. Strafrechtlich dient eine Überlastungsanzeige zum Nachweis, dass unter den gegebenen Umständen eine bessere bzw. sorgfältigere Leistung nicht möglich war.

In der Fachwelt, insbesondere im Rahmen von Studien und Literatur zu Krankenhausmanagement und Arbeitsorganisation, wird die Überlastungs- oder Gefährdungsanzeige gerne kritisch diskutiert und stellenweise selbst als Gefahrenquelle für die Leistungserbringung gesehen (siehe Leydecker/Kuschner 2017). Wissenschaftlich fragwürdig wird die These aufgestellt, dass eine Überlastungsanzeige ausschließlich im Krankenhaus- und insbesondere im Pflegesektor auftritt, da bei einer durchgeführten

58

Überlastungs- bzw. Gefährdungsanzeige	*LOGO der Einrichtung* *oder GELTUNGSBEREICH*

AN:
Pflegedienstleitung/Heimleitung
über: Bereichsleitung/Stationsleitung

nachrichtlich:
an den Personalrat/die Mitarbeitervertretung

ABSENDER:
Name ___________________________
Abteilung/Station ___________________________
Telefon-Nr.: ___________________________
Datum der Weiterleitung: ___________________________

Sehr geehrte Damen und Herren,
in unserer Abteilung ist es am: ___________(Datum) von ___________ bis ___________Uhr zu einer erheblichen Arbeitsüberlastung gekommen. Diese wurde verursacht durch:
☐ *ungeplanten Personalausfall*   ☐ *Urlaub von Personal*   ☐ *unbesetzte Stellen in der Abteilung*
☐ *erhöhten Arbeitsanfall*   ☐ *anderes:___________________________*

Bitte erläutern und konkretisieren Sie die Gefährdungssituation (ggf. Rückseite verwenden):

Aus den oben beschriebenen Gründen weisen wir Sie darauf hin, dass wir die Verantwortung für möglicherweise auftretende Pflegefehler und Mängel in der Patienten-/Bewohnerversorgung nicht länger tragen können. Dies gilt insbesondere für auftretende Schadensersatzforderungen.
Wir betonen ausdrücklich, dass wir auch weiterhin alle uns zur Verfügung stehenden Möglichkeiten ausschöpfen, um eine Gefährdung der Patienten/Bewohner zu vermeiden, dennoch können wir unter den derzeitigen Gegebenheiten Fehler bei der Erbringung unserer Arbeitsleistung nicht ausschließen. Wir fordern Sie auf, Maßnahmen zur Abhilfe zu ergreifen. Sollte es Ihnen nicht möglich sein, dies zeitnah zu verwirklichen, bitten wir Sie, uns umgehend mitzuteilen, welche Tätigkeiten unter den gegebenen Umständen nachrangige Priorität besitzen und unerledigt bleiben können. Abschließend weisen wir Sie diesbezüglich noch in aller Form auf Ihre Organisationspflicht hin.

Meine/n direkte/n Vorgesetzte/n (Name: ___________________________) konnte ich informieren:

☐ ja, am ___________   ☐ nein

_______________   _______________   ___________________________
Name   Unterschrift   Ggf. weitere Unterschriften

Direkte/r Vorgesetzte/r: ___________________________   ___________________________
       Name, Vorname   Funktion
Gefährdungsanzeige erhalten am: ___________________________
       Datum
Folgende Maßnahmen wurden ergriffen: ___________________________
____
____
☐ Rückmeldung an Anzeigende/n am: ___________________________ Datum

| Erstellt am: | durch: | Dokumentennummer | Version: | Seite: |
| Freigegeben am: | durch: | oder Dokumentenname | 01 | 1 von 1 |

Google-Schlagwortsuche überwiegend diese Branche genannt wurde (Leydecker/Kuschner 2017, S. 2). Diese Behauptung ignoriert die Tatsache, dass andere Branchen durchaus über ähnliche Instrumente verfügen, die Bezeichnung jedoch eine andere ist. Gerade in Hoch-Sicherheitsbereichen wie der Luft- und Raumfahrt (welche eine Vorreiterstellung im Hinblick auf präventives Risikomanagement besitzen) werden häufig Termina verwendet, welche aus dem angloamerikanischen Raum stammen oder aber welchen aufgrund der Internationalität der Branche ein englischer Begriff zugewiesen wurde. So sind Instrumente wie »Safety Occurence Reporting«,

»Hazard Analysis Reporting« oder aber auch »Critical Incident Reporting« geläufiger und auch die Untersuchung von kritischen Ereignissen erfolgt anhand von standardisierten Instrumenten wie bspw. dem PRISMA Modell (**P**revention and **R**ecovery **I**nformation **S**ystem for **M**onitoring and **A**nalysis).

Sicherlich ist es richtig, dass eine Überlastungsanzeige nicht dazu führen darf, die Verantwortung für die Leistungserbringung in der notwendigen Sorgfalt abzuschieben oder sogar begangene Fehler oder vorsätzliche Unterlassungen nachträglich zu rechtfertigen. Dennoch stellen Überlastungs- und Gefährdungsanzeigen aus Sicht des Risikomanagements eine gute Informationsquelle dar, welche bei sachlicher Auswertung durchaus wichtige Kennzahlen für die Einsatz- und Qualifikationsplanung von Personal liefern bzw. frühzeitig Entwicklungen mit negativer Auswirkung für Patienten erkennen lassen kann. Hierfür muss sich allerdings das zuständige Management frei von dem Generalvorwurf machen, dass das Stellen dieser Anzeigen ein »Melden macht frei«-Versuch darstellt. Diese Aussage ist insbesondere vor dem Hintergrund einer positiven Sicherheitskultur, aber auch vor dem Hintergrund einer positiven, wertschätzenden Arbeitsatmosphäre dringend zu hinterfragen.

3 Was bedeutet Risikomanagement?

3.1 Einführung

Zunächst einmal gilt es zu klären, was »Risiko« überhaupt bedeutet. Es gibt eine Fülle von Begriffsdefinitionen. Im allgemeinen Sprachverständnis wird unter einem Risiko häufig ein ungeplantes oder unerwartetes Ereignis mit negativen Auswirkungen verstanden. Die ONR definiert Risiko als »Auswirkung von Unsicherheit auf Ziele, Tätigkeiten und Anforderungen.« (2014, S.7) Dabei kann diese Auswirkung negativ oder positiv sein. Häufig spricht man bei der positiven Auswirkung eines Risikos auch von einer »Chance«.

Unter Risikomanagement versteht man »Prozesse und Verhaltensweisen, die darauf ausgerichtet sind, eine Organisation bezüglich Risiken zu steuern.« (ONR 49000:2014, S.13) Hierbei handelt es sich um ein Management-/Führungsinstrument, welches von der Leitung der Organisation eingesetzt und verantwortet wird.

Zielsetzung des Risikomanagements ist es, durch eine systematische Identifikation von Risiken, deren Analyse und Bewertung, den Verantwortlichen der Organisation eine Entscheidungsgrundlage dafür zu geben, ob und mit welchen Maßnahmen diesen Risiken begegnet werden soll. Hierbei ist wichtig, die Risiken in ihren Ursache-Wirkungsbeziehungen zu verstehen, damit diese kalkulierbar und im besten Falle kontrollierbar werden.

Risikomanagement schafft auf diese Weise die Voraussetzung für einen bewussten Umgang mit Risiken der Organisation. Ein wesentliches Merkmal des Risikomanagements ist die Priorisierung jener Risiken, deren Eintritt die Organisation in erheblichem Maße beeinträchtigen können.

Ein umfassendes Risikomanagement dient der ganzheitlichen Betrachtung der externen und internen Risiken, die auf eine Organisation einwirken. Hierzu werden unterschiedliche Gefahrengebiete betrachtet:

- Governance (Führung der Organisation)
- Veränderung der Umfeldfaktoren
- Kundensegmente und Märkte
- Produkte und Dienstleistungen
- Operative Leistungsprozesse
- Finanzen
- Fusionen und Übernahmen
- Fähigkeiten und Mitarbeiter

Klinisches Risikomanagement

Während im umfassenden Risikomanagement alle Risiken betrachtet werden, die eine Organisation treffen könnten, betrachtet das *klinische Risikomanagement* jene Risiken, die im Rahmen der medizinisch-pflegerischen Leistungserbringung entstehen und Auswirkung auf die Patientensicherheit haben.

In der Definition des Aktionsbündnisses Patientensicherheit umfasst das klinische Risikomanagement (APS 2016, S. 3) »die Gesamtheit der Strategien, Strukturen, Prozesse, Methoden, Instrumente und Aktivitäten in Prävention, Diagnostik, Therapie und Pflege, die die Mitarbeitenden aller Ebenen, Funktionen und Berufsgruppen unterstützen, Risiken bei der Patientenversorgung zu erkennen, zu analysieren, zu beurteilen und zu bewältigen, um damit die Sicherheit der Patienten, der an deren Versorgung Beteiligten und der Organisation zu erhöhen.«

Der Zusatz »klinisch« erscheint in diesem Zusammenhang gerade für Pflegekräfte in Altenheimen und Pflegediensten sicherlich verwirrend. Befasst man sich jedoch mit den Zielen des klinischen Risikomanagements, wird schnell klar, dass sich diese auf alle Einrichtungen im Gesundheitswesen übertragen lassen. Es geht um:

- die Erfassung und Analyse tatsächlicher Schadensereignisse,
- die Identifizierung, Analyse und Bewertung potenzieller Risiken,
- die Umsetzung risikopräventiver Maßnahmen,
- die Förderung des Risikobewusstseins bei Mitarbeitern (um diese für mögliche Gefahrenquellen zu sensibilisieren und eine stärkere Identifikation des Einzelnen mit seiner Aufgabe zu bewirken) und
- das Lernen aus einmal begangenen Fehlern (intern, aber auch einrichtungsübergreifend), um Wiederholungen zu vermeiden.

Auf diese Weise wird zum einen die Patientensicherheit erhöht, zum anderen aber auch eine Absicherung der Beschäftigten im Krankenhaus und in Pflegeeinrichtungen im Falle einer Anspruchsstellung erreicht.

Es sollten jedoch nicht nur patienten-/bewohnerbezogene Schäden analysiert werden, sondern auch solche, die Mitarbeiter (z. B. Arbeitsunfälle) oder Dritte (z. B. Besucher) betreffen.

Eine weitere Aufgabe des klinischen Risikomanagements ist es, das Risikobewusstsein der Mitarbeiter zu entwickeln, diese auf mögliche Gefahrenquellen aufmerksam zu machen und sichere Verhaltensweisen zu fördern.

Gemäß dem Motto: »Risikomanagement geht alle an!« setzt klinisches Risikomanagement die innere Bereitschaft aller Beteiligten voraus, Risiken in der Patientenversorgung aufgeschlossen anzugehen.

3.2 Risikobasiertes Denken nach DIN EN ISO 9001:2015

In 2015 trat die überarbeitete Version der DIN EN ISO 9001 in Kraft (▶ Kap. 8). Diese internationale Norm beschreibt Anforderungen an Qualitätsmanagementsysteme und ist auch in Einrichtungen des Gesundheitswesens weit verbreitet. Im Rahmen der Überarbeitung wurde als eine der wesentlichen Neuerungen das sogenannte »*risikobasierte Denken*« in die Norm aufgenommen.

Hierunter versteht man, dass »die Organisation Maßnahmen plant und umsetzt, mit denen Risiken und Chancen behandelt werden.« Das risikobasierte Denken soll zu einer Steigerung der Wirksamkeit des Qualitätsmanagementsystems und verbesserten Ergebnissen führen und negative Auswirkungen vermeiden. (DIN EN ISO 9001:2015, 0.0.3, S.15)

Hierzu soll bei allen Planungen und Änderungen am Qualitätsmanagementsystem eine Risikobetrachtung durchgeführt werden. Ebenso sollen die Risiken der Prozesse betrachtet werden und in den Prozessen Maßnahmen zur Verhinderung menschlicher Fehler erfolgen. (DIN EN ISO 9001:2015, S. 20, S.40)

In der Erläuterung zum risikobasierten Denken wird weiterhin ausgeführt, dass das Konzept des risikobasierten Denkens bereits in den Vorgängerversionen der Norm enthalten war, da bereits hier Anforderungen in Bezug auf Fehlermanagement, Korrektur- und Vorbeugung bestanden. Da nach Auffassung der ISO eine Kernaufgabe des Qualitätsmanagements in der Vorbeugung besteht, gibt es hierzu in der DIN EN ISO 9001:2015 keine gesonderten Anforderungen mehr.

Zwar muss eine Organisation, die ein Qualitätsmanagementsystem nach den Anforderungen der DIN EN ISO 9001:2015 aufbaut, Risiken und Chancen bestimmen, die Auswirkungen auf das Qualitätsmanagementsystem haben und verhindern, dass beabsichtigte Ergebnisse erzielt werden. Allerdings wird von der Norm hierzu keine bestimmte Methodik oder die Anwendung eines definierten Risikomanagementprozesses oder gar ein Risikomanagementsystem gefordert – »die Organisationen können sich entscheiden, ob sie eine ausgedehntere Vorgehensweise, als von dieser Internationalen Norm gefordert wird, entwickeln möchten oder nicht.« (DIN EN ISO 9001:2015, S.53.)

Dies bedeutet daher, dass ein Qualitätsmanagementsystem nach DIN EN ISO 9001:2015 **kein Risikomanagementsystem** enthalten muss. Ein Qualitätsmanagementsystem nach DIN EN ISO 9001:2015 umfasst demzufolge nicht automatisch ein Risikomanagementsystem, jedoch lassen sich Qualitäts- und Risikomanagementsystem gut integrieren.

3.3 Das Risikomanagementsystem nach ISO 31000/ONR 49000

3.3.1 Einführung

Die internationale Norm ISO 31000:2009 Risikomanagement beschreibt Grundsätze und allgemeine Richtlinien für ein Risikomanagement und kann von jeglicher Organisation, unabhängig von Art, Größe oder Trägerschaft angewandt werden. Das österreichische Regelwerk ONR 49000 ff. beschreibt auf Grundlage der ISO 31000:2009, wie das Risikomanagement in den Organisationen eingeführt und in die Praxis umgesetzt werden kann.

Das österreichische Regelwerk besteht aus folgenden Einzelregeln:

Die beiden Regelwerke ONR 49000:2014- *Begriffe und Grundlagen*, sowie ONR 49001:2014 *Anforderungen an das Risikomanagement* werden durch Leitfäden zur *Einbettung von Risikomanagement in bestehende Managementsysteme, Methoden zur Risikobeurteilung* und zum *Notfall-, Krisen und Kontinuitätsmanagement* (ONR 49002, 1-3, 2014) ergänzt.

Die Regel ONR 49003 definiert Anforderungen an die Qualifikation des Risikomanagers und dient als Grundlage für Schulungen und Personenzertifizierungen.

Kernstück eines Risikomanagementsystems ist der Risikomanagementprozess (► Abb. 3.1). Dieser beschreibt die Schritte der Risikoidentifikation, -analyse, -bewertung und -bewältigung.

Der gesamte Prozess ist eingebettet in die Risikokommunikation sowie die erforderliche Überwachung und Überprüfung von Risiken.

3.3.2 Risikomanagementprozess

Nachfolgend sollen die einzelnen Schritte des Risikomanagementprozesses weiter erläutert werden.

Festlegung der Rahmenbedingungen

In diesem ersten Schritt des Risikomanagementprozesses geht es darum zu klären, welche externe und interne Einflussfaktoren auf das Krankenhaus oder die Pflegeeinrichtung einwirken.

Bei der Betrachtung der externen Rahmenbedingungen werden beispielsweise soziale, kulturelle, politische, rechtliche, finanzielle, technologische und wettbewerbsspezifische Einflüsse analysiert und bewertet, sowie Anforderungen von Kunden oder anderen interessierten Kreisen und die daraus resultierenden Chancen und Bedrohungen betrachtet.

Die Analyse der internen Rahmenbedingungen betrachtet die Kultur, Prozesse, Strukturen und Strategie der Organisation und die sich daraus ergebenden Stärken und Schwächen.

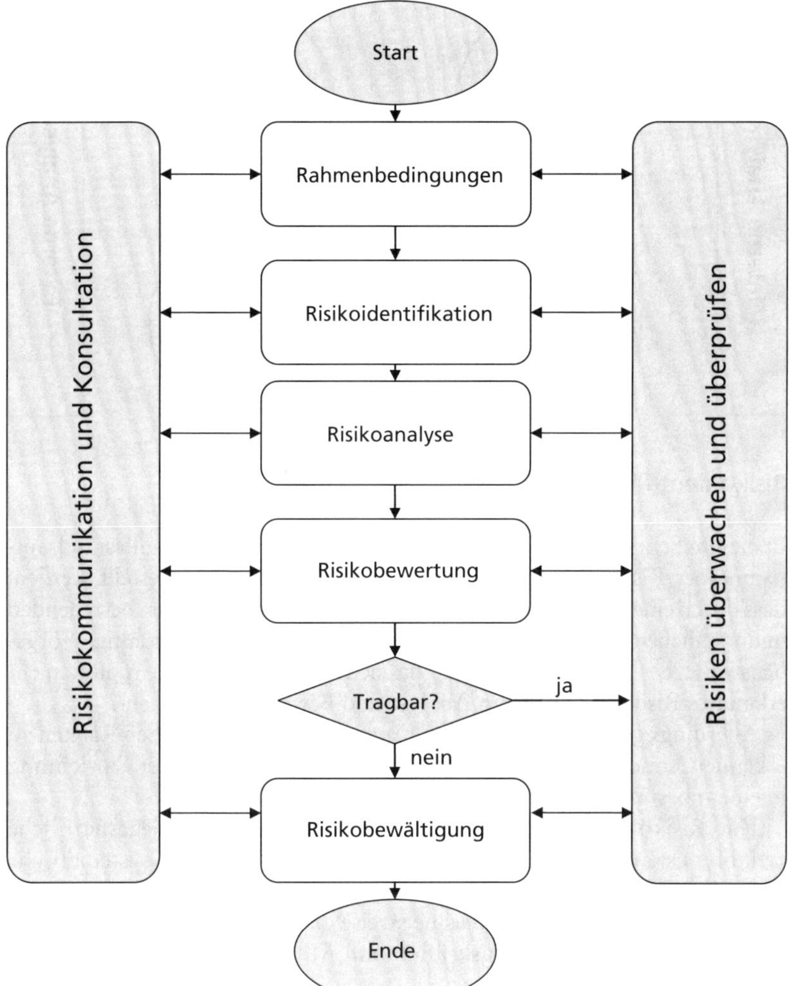

Abb. 3.1:
Der Risikomanagementprozess nach ONR 49001:2014, S. 17; Hellmann und Ehrenbaum 2011

Als Instrument kann hierzu beispielsweise eine SWOT-Analyse erfolgen (▶ Abb. 3.2). Hierbei werden organisationsinterne Stärken und Schwächen sowie von außen auf die Organisation einwirkende Chancen und Bedrohungen betrachtet.

Die Klärung der Rahmenbedingungen umfasst auch die Festlegung der *Risikokriterien* (▶ Tab. 3.1 und ▶ Tab. 3.2), nach denen Risiken hinsichtlich ihrer Eintrittswahrscheinlichkeit und Auswirkung bewertet werden sollen. In dieser Phase muss die Einrichtung auch festlegen, bis zu welcher Risikohöhe man bereit ist, ein Risiko zu akzeptieren bzw. wann Maßnahmen zur Risikobewältigung zu ergreifen sind.

Abb. 3.2:
Die SWOT-Analyse

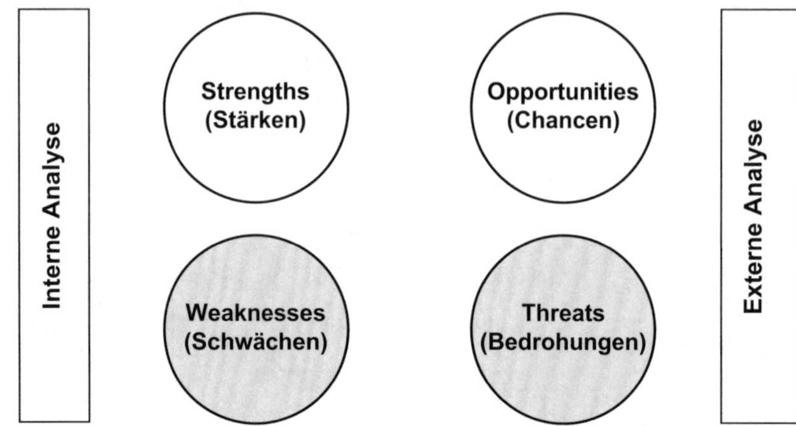

Risikoidentifikation

In diesem Schritt des Risikomanagementprozesses erfolgt eine Bestandsaufnahme der Risiken der Organisation. Hierbei sollte sichergestellt werden, dass durch eine systematische Vorgehensweise alle wesentlichen bestehenden und möglichen Risiken erkannt und erfasst werden. Eine sorgfältige Vorgehensweise ist hierzu erforderlich, da sich ein zu diesem Zeitpunkt nicht erkanntes Risiko der weiteren Analyse und Bewältigung entzieht.

Allerdings geht es hierbei nicht darum, **alle nur erdenklichen** Risiken zu erkennen, sondern solche, deren Eintritt und Auswirkung der Einrichtung in einem besonderen Maße schaden können.

Zur Risikoidentifikation können krankenhaus- oder pflegespezifische Gefahrenlisten (► Anlage 1) verwendet werden, die eine systematische Darstellung des Wissens und der Erfahrung über konkret eingetretene oder bekannte Risiken bieten und beispielsweise im Rahmen eines strukturierten Brainstormings mit Führungskräften und Mitarbeitern der Organisation eingesetzt werden können.

Weitere Möglichkeiten der Risikoidentifikation bestehen in der Nutzung von Informationen und Daten aus Begehungen und Audits, Beschwerden, internen und externen CIRS (Critical Incident Reporting)-Systemen, sowie Schadenfallanalysen.

Die identifizierten Risiken können im Rahmen der sogenannten »Risikokategorisierung« in Risikokategorien zusammengefasst werden.

Eine realistische Erfassung der Risiken hängt wesentlich vom allgemeinen Risikobewusstsein der Mitarbeiter und deren Motivation ab, die in ihrem Arbeitsumfeld beobachteten Risiken oder Sicherheitsgefährdungen auch tatsächlich zu melden.

Entscheidend bei der Erfassung und anschließenden Bewertung von Risiken ist die Aktualität der Informationen, da sich, insbesondere in dem sich dynamisch ändernden Gesundheitswesen, die Rahmenbedingungen und damit verbundene Risiken schnell verändern können.

Risikoanalyse

Häufig handelt es sich bei einem Risiko um ein komplexes Problem mit vielfältigen Ursachen und Auswirkungen. Ziel der Risikoanalyse ist es, Risiken zu verstehen, ihre Ursachen und Wirkungszusammenhänge zu erkennen und ein einheitliches Verständnis für das Risiko zu schaffen. Nur wenn es gelingt, die in der Einrichtung bestehenden maßgeblichen Ursachen zu erkennen, wird es gelingen, passende Maßnahmen zur Risikobewältigung zu finden.

Eine Risikoanalyse kann je nach Risiko, Zweck der Risikoanalyse und den verfügbaren Informationen, Daten und Ressourcen mit unterschiedlicher Tiefe durchgeführt werden. Oftmals beginnt man zunächst mit einer qualitativen Analyse, um eine erste Einschätzung des Risikos zu erhalten. Je nach Fragestellung kann sich dann eine differenziertere und aufwändigere quantitative Risikoanalyse anschließen, sofern Daten hierzu verfügbar sind.

Ein Risiko wird definiert als eine Kombination von Eintrittswahrscheinlichkeit und Auswirkung. Daher wird im Rahmen der Risikoanalyse das Risiko zunächst hinsichtlich seiner möglichen Auswirkungen betrachtet und anschließend die Eintrittswahrscheinlichkeit bestimmt.

Die Auswirkungen eines Risikos können von unbedeutend bis katastrophal/existenzbedrohend reichen. Unter *betriebswirtschaftlichen Gesichtspunkten* ist ein katastrophales Risiko eines, welches bei seinem Eintreten den Fortbestand des Unternehmens gefährdet, unter dem Aspekt der *Patienten- oder Bewohnersicherheit* ist es ein Risiko, welches zu einem schweren, dauerhaften Gesundheitsschaden mit Pflegebedürftigkeit oder Tod führt.

Während im betriebswirtschaftlichen Risikomanagement Auswirkungen in der Regel monetär bewertet werden, sind solche Kriterien für Risiken in der Versorgung von Patienten oder Bewohnern nicht immer passend, sodass hier auch andere Bewertungskriterien, beispielsweise in Bezug auf Patienten-/Bewohnersicherheit, Leistungsfähigkeit der Organisation und Reputation herangezogen werden (▶ Tab. 3.1).

Stufe	Patient/Bewohner	Leistungsfähigkeit	Reputation	Finanzen
1 Unbedeutend	Vorkommnis ohne Folgen (Critical Incident)	Die Leistungsfähigkeit der Einrichtung bleibt unberührt.	Die Reputation wird kaum beeinträchtigt. Interner Erklärungsbedarf.	Keine Beeinträchtigung des Budgets.
2 Gering	Leichter Gesundheitsschaden mit vorübergehenden Beschwerden oder Schmerzen, bis zu drei Tagen (verlängerte) Hospitalisation.	Die Leistungsfähigkeit der Einrichtung bleibt unberührt. Es entstehen kurzzeitige Störungen im Betriebsablauf und Mehrkosten.	Nachfragen von Angehörigen, Interesse der Medien. Externer Erklärungsbedarf, aber ohne direkte und anhaltende Folgen	Leichte Beeinträchtigung des Budgets; Schaden kann aus dem Cashflow finanziert werden.

Tab. 3.1:
Risikokriterien und Auswirkungen modifiziert nach ONR 49002-2: Leitfaden für die Methoden der Risikobeurteilung, S. 28

Stufe	Patient/Bewohner	Leistungsfähigkeit	Reputation	Finanzen
3 Spürbar	Schwerer Gesundheitsschaden ohne Dauerfolgen, drei Tage verlängerte Hospitalisation.	Vorübergehende Minderung der Leistungsfähigkeit der Einrichtung. Es entstehen deutliche Mehrkosten aus der Behandlung sowie aus den zusätzlichen Störungen des Betriebsablaufes.	Die Reputation der Einrichtung wird durch negative Berichte, Untersuchungen und lokale Medienberichterstattung beeinträchtigt	Beeinträchtigung des Jahresergebnisses, der Gewinn wird geschmälert, die Liquidität beeinflusst.
4 Kritisch	Schwerer Gesundheitsschaden mit Dauerfolgen ohne dauerhafte Pflegebedürftigkeit, jedoch mit Berufseinschränkung.	Die Leistungsfähigkeit der Einrichtung wird andauernd beeinträchtigt. Einschränkung des Leistungsangebotes.	Die Reputation wird regional über längere Zeit geschädigt (negative Medienberichte, Straf- und Haftpflicht-Klagen, Untersuchungen), Patienten/Bewohner bevorzugen andere Einrichtungen.	Das Jahresergebnis wird nachhaltig beeinflusst, der Jahresgewinn deutlich geschmälert oder aufgebraucht, es treten Liquiditätsengpässe auf.
5 Katastrophal	Schwerer Gesundheitsschaden mit Dauerfolgen und dauerhafter Pflegebedürftigkeit, Tod des Patienten/Bewohners.	Die Fortführung der Einrichtung mit dem bisherigen Leistungsspektrum ist bedroht.	Die Reputation wird überregional, irreparabel geschädigt (z. B. durch Strafrechtsklagen und negative Berichterstattung), die Kapazitätsauslastung der Einrichtung ist nicht mehr sichergestellt	Der Schaden übersteigt den üblichen oder erwarteten Jahresgewinn, Eigenkapital wird ganz oder teilweise verzehrt, Liquiditäts- und Finanzierungsschwierigkeiten treten auf. Die Existenz der Einrichtung ist bedroht.

Als Bewertungsgrundlage für die Auswirkung eines Risikos wird häufig nach dem »credible worst case«-Prinzip vorgegangen. Dies bedeutet, dass das Risiko hinsichtlich seiner schwerstmöglichen, aber dennoch glaubwürdigen Auswirkung eingeschätzt wird. Die Begründung für diese Betrachtungsweise besteht darin, dass ein Risiko, wenn es sich in dieser Form ereignet, die Organisation in besonderem Maße beeinträchtigen kann. Die Frage zur Einschätzung der Auswirkung lautet daher:

Was könnte schlimmstmöglich, aber glaubhaft passieren, wenn sich dieses Risiko ereignet?

Die Risikohöhe wird nicht nur von der möglichen Auswirkung eines Risikos bestimmt, sondern auch von dessen Häufigkeit des Eintretens (▶ Tab. 3.2). Daher wird im nächsten Schritt die Eintrittswahrscheinlichkeit des Risikos unter Annahme der schlimmstmöglichen Auswirkung geschätzt. Die Frage zur Schätzung der Eintrittswahrscheinlichkeit/Häufigkeit lautet daher:

Mit welcher Häufigkeit wird das Risiko in seiner schlimmstmöglichen Auswirkung eintreten?

1	Unwahrscheinlich	Seltener als einmal in drei Jahren
2	**Sehr selten**	Einmal in 3 Jahren
3	Selten	1 × pro Jahr
4	**Möglich**	1 × im Quartal
5	Häufig	1 × im Monat

Tab. 3.2: Risikokriterien für Häufigkeiten

In einer Risikomatrix werden die diversen Einzelrisiken einer Organisation eingeordnet und dargestellt (▶ Abb. 3.3).

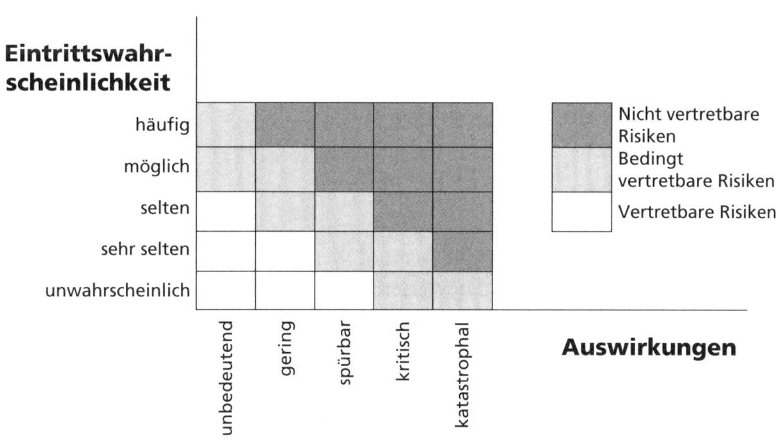

Abb. 3.3: Risikomatrix

Eine Risikomatrix bietet die Möglichkeit der grafischen Darstellung, aus welchen Risiken in Abhängigkeit von Eintrittswahrscheinlichkeit und zu erwartender Auswirkung/Schadenshöhe welcher Handlungsbedarf resultiert.

In der Risikomatrix wird durch Festlegung von Risikotoleranzgrenzen festgelegt, bei welcher Risikoeinschätzung Handlungsbedarf besteht. Sie unterstützt auf diese Weise die Führungskräfte und Risikoeigner, Prioritäten in der Risikobewältigung zu setzen, und erlaubt durch einen Vorher-Nachher-Vergleich, die Wirksamkeit der Risikosteuerung zu überprüfen.

Die Eintrittswahrscheinlichkeit oder Häufigkeit des Risikos sowie die daraus resultierende Auswirkung wird anhand der besten verfügbaren Informationen bestimmt und dann in der Risikomatrix abgebildet. Die Risikoanalyse bildet somit die Grundlage für die anschließende Risikobewertung.

Risikobewertung

Bei der Risikobewertung soll die Frage beantwortet werden, ob ein Risiko für die Organisation tragbar ist oder nicht, ob Risiken zu behandeln sind und welche Strategien und Methoden der Risikobewältigung hierzu am besten geeignet sind.

Hierzu wird die in der Risikoanalyse festgestellte Risikohöhe, die sich aus der Eintrittswahrscheinlichkeit und den Auswirkungen eines Risikos ergibt, mit den vorausbestimmten Risikokriterien abgeglichen.

Die Risikokriterien bestimmen, welche Risiken die Einrichtung zu tragen bereit ist (Risikoakzeptanz) und bei welchen Risiken Maßnahmen zur Risikobewältigung erfolgen.

Übersteigt die Risikohöhe die festgelegten Risikokriterien, müssen Maßnahmen zur Risikominderung eingeleitet werden oder durch verantwortliche Leitung oder den Risikoeigner dargelegt werden, warum man bereit ist, dieses Risiko weiterhin zu akzeptieren. Die Risikobewertung ist immer eine Aufgabe der Führung.

Individuelle Risikobewertung

Entscheidend ist, dass jede Einrichtung für sich festlegt, ab welcher Schadenssumme für sie ein Schaden etwa existenzbedrohend ist. Was für die eine Einrichtung noch ein mittleres Risiko darstellt, kann für eine andere schon zur Existenzfrage werden. Daher muss eine Risikobewertung für jede Einrichtung individuell durchgeführt werden.

Risikobewältigung

Verschiedene Strategien

Risikobewältigung bezeichnet die Art und Weise, wie in einer Einrichtung mit den einmal identifizierten und bewerteten Risiken umgegangen wird. Es gibt unterschiedliche Strategien, mit einmal identifizierten Risiken umzugehen:

- Risikovermeidung
  Ein Schadenseintritt wird vermieden, indem die Ursachen/Auslöser für Risiken beseitigt werden. Eine Form der Risikovermeidung wäre beispielsweise, in einem Krankenhaus keine Notaufnahme zu betreiben, um hiermit verbundene Risiken zu vermeiden, oder auf bestimmte risikobehaftete Operationstechniken zu verzichten. In einer Pflegeeinrichtung wäre dies die Versorgung von Patienten bestimmter Pflegekategorien oder nur mit bestimmten Krankheitsbildern. Risikovermeidung ist immer nur auf spezifische Einzelrisiken anwendbar.

- Risikoverminderung
  Bei der Risikoverminderung geht es darum, durch geeignete Maßnahmen ein Risiko hinsichtlich seiner Eintrittswahrscheinlichkeit oder seiner Auswirkung zu reduzieren. Dies kann durch technische und/oder personelle Vorkehrungen geschehen. So lässt sich beispielsweise eine Patientenverwechslung durch Nutzung von Patientenidentifikationsarmbändern reduzieren (technische Lösung) und durch kommunikative Maßnahmen zur sicheren Patientenidentifikation (personelle Maßnahme). Viele Aktivitäten des Qualitätsmanagements, beispielsweise die Regelung von Abläufen, Festlegung von Verantwortlichkeiten, Schulungsmaßnahmen, Etablierung von Standards und Arbeitsanweisungen, sind klassische Mittel zur Risikoverminderung.
- Risikoteilung
  Risiken können beispielsweise durch Zusammenarbeit mit Wettbewerbern oder Kooperationspartnern auf mehrere »Schultern« verteilt werden, z. B. mittels Absprachen bei der Notfallversorgung im Hinblick auf Intensivkapazitäten.
- Risikoüberwälzung/Risikotransfer
  Unter Risikoüberwälzung versteht man die Übertragung der Auswirkungen eines Risikos auf ein anderes Unternehmen, beispielsweise eine Versicherung, die dann für den bei Eintritt des Risikos entstandenen Schaden aufkommt.
  Auch im Fall eines vertraglichen Ausschlusses von Risiken (Haftungsausschluss für persönliche Gegenstände, Garderobe usw.) handelt es sich um eine Form des Risikotransfers.
- Risikoselbsttragung/Risikoübernahme
  Eine Einrichtung kann sich bewusst dafür entscheiden, bestimmte Risiken selbst zu tragen, und haftet im Fall eines Schadens mit eigenen Mitteln. Dies gilt insbesondere für Häuser, die keinen Versicherungsschutz erhalten können.

Bei der Auswahl der Risikobewältigungs-Maßnahmen müssen Kosten und Aufwand der Umsetzung sowie die Wirksamkeit der eingeleiteten Maßnahmen berücksichtigt werden.

Risikoüberwachung

Hierunter fallen alle Maßnahmen, die der kontinuierlichen Kontrolle des Risikoprozesses und der laufenden Überprüfung seiner Wirksamkeit dienen. Falsche oder wirkungslose Risikobewältigungsmaßnahmen, die die Organisation in der Sicherheit wiegen, dass man schließlich etwas tue, können selbst ein bedeutendes Risiko verursachen. Dem gilt es mittels einer kontinuierlichen Risikoüberwachung entgegenzuwirken um sicherzustellen, dass eingeleitete Maßnahmen zur Risikobewältigung zum einen umgesetzt werden, zum anderen wirksam sind und bleiben. Eine weitere Aufgabe der Risikoüberwachung besteht darin, neue Risiken zu erkennen oder die

Risikobeurteilung aufgrund neuer Informationen und Erkenntnisse zu überarbeiten.

Folgende Aspekte sollten im Rahmen der Risikoüberwachung und -überprüfung betrachtet werden:

- Wurden im Vorfeld alle Risiken identifiziert? Sind neue Risiken hinzugekommen? Sind Risiken entfallen?
- Ist die Bewertung der Risiken noch zutreffend?
- Wurden die Risiken in ihrem potenziellen Schadensausmaß zu gering/zu hoch eingeschätzt?
- Konnten die Maßnahmen zur Risikobewältigung umgesetzt werden, haben diese den erwünschten Erfolg?
- Ist die Versicherungsdeckung korrekt? Ist es günstiger, mehr oder weniger Schäden selbst zu tragen? Muss eine höhere Schadensdeckung erfolgen?

Risikokommunikation und Konsultation

Alle Schritte des Risikomanagementprozesses erfordern Kommunikation und gegebenenfalls das Hinzuziehen von Experten, beispielsweise im Rahmen der Risikoanalyse und -bewertung. Doch die Risikokommunikation betrifft nicht nur einzelne Risiken und geplante Maßnahmen, sondern auch die Risikopolitik bzw. -strategie der Einrichtung sowie Ergebnisse vorheriger Aktivitäten des Risikomanagements. Diese müssen den Mitarbeitern der Einrichtung wiederkehrend vermittelt werden.

Risikokommunikation dient dazu, Mitarbeiter für Risiken und deren Vermeidung zu sensibilisieren, und unterstützt dabei, ein Risikobewusstsein und eine Risikokultur zu entwickeln. Eine Umsetzung von Maßnahmen ist nur möglich, wenn alle Mitarbeiter einer Organisation einbezogen werden und ihnen die Zusammenhänge verdeutlicht werden. Nur wer versteht, warum er zukünftig etwas tun oder nicht mehr tun soll, und sich der möglichen Folgen seines Handelns bewusst ist, wird sein Verhalten nachhaltig ändern.

Risikodokumentation

Risikomanagementhandbuch

Die Risikodokumentation umfasst in der Regel ein Risikomanagementhandbuch, Risikobeurteilungen sowie Risikomanagementberichte.

Das Risikomanagementhandbuch beinhaltet neben der Risikostrategie der Einrichtung bestehende Verantwortlichkeiten und Zuständigkeiten im Risikomanagement, die Prozesse des Risikomanagements, eingesetzte Methoden sowie Checklisten und Formulare zur Risikoerfassung bzw. Meldung.

Es soll dazu dienen, Mitarbeitern, aber auch Kunden (Patienten, Krankenversicherungen, Angehörigen usw.), Haftpflichtversicherungen, Wirtschaftsprüfern und sonstigen interessierten Parteien das Risikomanagementsystem der Einrichtung klar darzulegen und Antworten auf folgende Fragen zu geben:

- Was wollen wir erreichen?
- Worauf müssen wir achten? Was müssen wir verbessern?
- Was müssen wir tun?
- Wer ist dafür verantwortlich?
- Wie wird die Durchführung sichergestellt?

Weitere Dokumente des Risikomanagements sind die Risikobeurteilungen, beispielsweise Prozessrisikoanalysen und Szenariorisikoanalysen, einschließlich der Maßnahmen zur Risikobewältigung. Bei Risikobeurteilungen handelt es sich in der Regel um vertrauliche Dokumente, da diese sensible Daten und Informationen der Einrichtungen beinhalten. Zudem gibt es noch weitere Aufzeichnungen, wie Ergebnisse der Risikoüberwachung und -überprüfung sowie Daten zu Vorkommnissen und eingetretenen Risiken und Schadensfällen.

Ein weiteres Dokument ist der Risikomanagementbericht, in dem in der Regel jährlich für die Geschäftsführung die Bewertungen, erfolgten Maßnahmen und Ergebnisse des Risikomanagements als Entscheidungsgrundlage für weitere Aktivitäten dargelegt werden.

Risikobeurteilungen

Risikomanagementbericht

4 Gestaltung des Risikomanagements

Schwerpunkt des nun folgenden Kapitels bilden die organisatorischen Rahmenbedingungen, Unternehmenskultur und Strukturen, die für die Gestaltung eines wirksamen klinischen Risikomanagements bedeutsam sind, sowie die zu seiner Implementierung erforderlichen Schritte. Die Betrachtungen richten sich ausdrücklich auf den Bereich des klinischen Risikomanagements.

Voraussetzungen für ein nachhaltig erfolgreiches Risikomanagement sind zum einen die Schaffung einer Unternehmenskultur, in der Risiko- bzw. Sicherheitsbewusstsein verankert sind, und zum anderen ein Klima, das ein Lernen aus Fehlern erlaubt.

Die Risikostrategie muss einen Teil der Unternehmensstrategie bilden und die Leitung muss Risikomanagement als Führungsaufgabe wahrnehmen. Ebenso ist es erforderlich, dass das Risikomanagement in den Strukturen der Einrichtung dauerhaft abgebildet wird und dass Abläufe und Prozesse unter dem Aspekt der Sicherheit und Risikovermeidung gestaltet werden.

Nur wenn sich der Gedanke des Risikomanagements und einer Sicherheitskultur in allen Bereichen der Organisation wiederfindet, ist mit einem langfristigen Erfolg zu rechnen.

4.1 Risikomanagement als Führungsinstrument und Führungsaufgabe

Grundvoraussetzung für eine erfolgreiche Einführung und Weiterentwicklung von Risikomanagement ist eine Leitung, die Risikomanagement als Führungsaufgabe versteht und entsprechend handelt, sowie die Mitarbeit aller an der Patienten-/Bewohnerversorgung beteiligten Berufsgruppen. Auf diese Weise können Erfahrung und Wissen der verschiedenen Leistungserbringer aufeinander abgestimmt und ihre Vorstellungen bezüglich der Zusammenarbeit und Informationsweitergabe im Sinne einer sicheren Versorgung eingebracht werden.

Die Zielsetzungen, die die Leitung der Einrichtung, sei es ein Krankenhaus oder eine ambulante bzw. stationäre Pflegeeinrichtung, mit der Einführung eines Risikomanagementsystems verfolgen will, können sehr unterschiedlich sein, beispielsweise:

- Patientenorientierung und -sicherheit
- Mitarbeiterorientierung und -sicherheit
- Schaffung einer rechtssicheren Organisation
- Reduzierung von Haftpflichtschäden
- Aufrechterhaltung eines hohen Versorgungsstandards
- größere Transparenz und Vertrauenswürdigkeit

Gleich, welche Ziele verfolgt werden sollen, entscheidend für den Erfolg sind das Bekenntnis der Leitung zum Risikomanagement sowie die finanzielle und ideelle Unterstützung bei der Etablierung und Weiterentwicklung von Risikomanagementstrukturen. Eine weitere wichtige Führungsaufgabe ist die Schaffung einer Risikokultur mit einer Atmosphäre des Vertrauens und der Offenheit.

Den Führungsverantwortlichen kommt im Rahmen des Risikomanagements eine besondere Vorbildfunktion zu, da nichts Mitarbeiter besser überzeugt als vorgelebtes Verhalten.

4.2 Risikomanagement und Unternehmenskultur

Will man in einer Organisation ein Risikomanagement erfolgreich einführen, gilt es auch, die Einflussfaktoren zu betrachten, die sich aus der Unternehmenskultur ergeben.

Unter Unternehmenskultur wird nach Schein (1984, S. 29 f)[18] »das Muster grundlegender Überzeugungen, die eine Gruppe erfunden, entdeckt oder entwickelt hat, um mit den Problemen externer Anpassung und interner Integration fertig zu werden«, verstanden. »Diese haben sich bewährt und werden als valide erachtet, neuen Mitgliedern vermittelt, als die korrekte Art und Weise, wie die genannten Probleme wahrgenommen, über diese gedacht und gefühlt werden sollte.« (ebenda).

Die Risikokultur ist ein Teil dieser Unternehmenskultur. Die Entwicklung und Förderung einer angemessenen Risikokultur ist originäre Aufgabe der Geschäftsführung eines jeden Unternehmens und gilt demzufolge auch für Gesundheits- und Pflegeeinrichtungen.

Unter Risikokultur versteht man gemäß ONR 49000 »das Denken, Handeln und Verhalten einer Organisation und ihrer Führungskräfte und

---

18 Übersetzung durch die Autorin.

Mitarbeitern nach den Regeln und Grundsätzen des Risikomanagements.«
(ONR 49000:2014, 2.2.24, S.13)

Die Risikokultur beeinflusst die Einstellungen sowie das Verhalten der
Führungskräfte und Mitarbeiter einer Organisation im Hinblick auf deren
Risikobewusstsein, Risikobereitschaft und Risikoentscheidungen. Sie
wirkt sich darauf aus, welche Risiken man bereit ist einzugehen, sowohl
im Rahmen von strategischen Entscheidungen als auch bei der täglichen
Arbeit.

Sicherheitskultur ist wiederum ein Teilaspekt der Risikokultur einer
Organisation und beschreibt im Kontext des klinischen Risikomanagements von Krankenhäusern und Rehabilitationskliniken die Art und Weise,
wie Sicherheit im Rahmen der Patientenversorgung organisiert wird. Sie
spiegelt damit die Einstellungen, Überzeugungen, Wahrnehmungen, Werte
und Verhaltensweisen der Führungskräfte und Mitarbeitenden in Bezug auf
die Sicherheit von Patienten, Mitarbeitenden und der Organisation wider.
Sicherheitskultur ist entwickelbar und unterliegt einem ständigen Lernprozess (APS 2016).

Festzustellen ist, dass es die *eine* Risikokultur nicht gibt, sondern dass es
sich bei Risikokultur um ein vielschichtiges Phänomen handelt. Doch
woran bemisst sich die Risikokultur einer Organisation und wie kann
bewertet werden, ob diese für den Zweck der Organisation geeignet ist? Mit
dieser Frage befassen sich nicht nur Einrichtungen des Gesundheitswesens,
sondern auch andere Institutionen, wie beispielsweise die der Finanzwirt-
schaft (siehe Financial Stability Board 2014).

Hier werden folgende Indikatoren für eine angemessene Risikokultur
definiert:

1. Leitungskultur (Tone from the Top)
2. Verantwortlichkeit der Mitarbeiter (Accountability)
3. Offene Kommunikation und kritischer Dialog (Effective Communication and Challenge)
4. Angemessene Anreizstrukturen (Incentives)

Leitungskultur

Die Unternehmensleitung sowie die Führungskräfte definieren die Werte
und Anforderungen an die Risikokultur eines Unternehmens. Ihr eigenes
Verhalten muss diesen Werten entsprechen, da sie eine wichtige Vorbildfunktion innehaben. Hierzu können sie einen Verhaltenskodex entwickeln,
der definiert, welches Verhalten beispielsweise im Hinblick auf Patienten-/
Bewohnersicherheit akzeptabel ist und welches nicht. Es liegt in der Verantwortung der Führung, dafür zu sorgen, dass das Wertesystem innerhalb
der Einrichtung kommuniziert und von den Mitarbeitenden beim Eingehen
von Risiken beachtet wird. Es liegt auch in der Führungsverantwortung,
erforderliche Veränderungen an der Risikokultur im Laufe der Zeit vorzunehmen.

76

Verantwortlichkeit der Mitarbeiter

Es ist wichtig, dass die Mitarbeiter aller Hierarchieebenen die Werte und Anforderungen der Risikokultur verstehen und in ihrem Handeln berücksichtigen. Dabei muss ihnen auch bewusst sein, dass sie für ihr Handeln verantwortlich und auch rechenschaftspflichtig sind, wenn sie beispielsweise Maßnahmen zur Patienten- und Bewohnersicherheit nicht einhalten oder durchführen.

Offene Kommunikation und kritischer Dialog

In einer wirksamen Risikokultur gibt es Raum für offene Kommunikation und konstruktive, kritische Dialoge. In Entscheidungsprozessen werden verschiedene Sichtweisen, alternative Standpunkte, Anregungen und Kritik ermöglicht. Mitarbeiter erhalten die Gelegenheit, offen oder vertraulich über Patientensicherheitsprobleme, Fehler und Fehlleistungen zu sprechen, ohne Angst vor persönlichen Nachteilen oder Sanktionen.

Angemessene Anreizstrukturen

Anreizstrukturen sollen Mitarbeiter motivieren, sich entsprechend dem Wertesystem zu verhalten. In einer wirksamen Risikokultur wird darauf geachtet, dass es keine widersprüchlichen Anreize gibt, die beispielsweise Mitarbeiter vor eine Entscheidung zwischen Wirtschaftlichkeit oder Sicherheit stellen.

Eine wirksame Risikokultur ist gekennzeichnet durch:

- konsequente Führung,
- Veränderungsbereitschaft,
- Transparenz,
- Mitarbeiterorientierung,
- Patienten-/Bewohnerorientierung und
- eine konstruktive Fehlerkultur.

Konsequente Führung

Mitarbeiter, aber auch Patienten, Bewohner und Angehörige, bemerken schnell, ob es die Führung einer Organisation »ernst meint«, ob Risikomanagement eine bloße Alibifunktion innehat oder ob Patienten- und Bewohnersicherheit bei Entscheidungsprozessen und der täglichen Arbeit berücksichtigt werden. Führung bedeutet aber auch, Konsequenzen daraus zu ziehen, wenn Mitarbeiter bewusst Sicherheitsmaßnahmen außer Acht lassen und damit Patienten oder Bewohner gefährden.

Veränderungsbereitschaft

Veränderungen erfordern Geduld

Die Einführung eines Risikomanagementsystems bedeutet in der Regel eine erhebliche Veränderung innerhalb einer Organisation. Solche Veränderungsprozesse lassen sich nicht über Nacht bewerkstelligen. Dabei gibt es häufig Widerstände, unter Umständen auch Widersprüche innerhalb der Organisation, die überwunden werden müssen.

Für viele Mitarbeiter sind Neues und Unbekanntes zunächst angstbesetzt. Veränderungen werden daher zunächst mit Argwohn und Skepsis betrachtet. Die Haltung der Mitarbeiter wird dabei maßgeblich davon bestimmt, wie vorausgegangene Veränderungen innerhalb der Einrichtung erlebt wurden.

In ihrer umfassenden Arbeit zum Thema »Organisationslernen im Gesundheitswesen« beschreiben Carroll und Edmondson (2002) tiefe Ängste und viele Quellen des Widerstands gegenüber Veränderungen in Einrichtungen des Gesundheitswesens. Zwar seien Individuen von Natur aus auf Lernen angelegt, Organisationen jedoch nicht.

Effektives Organisationslernen benötigt eine Kultur der Offenheit und Exzellenz. Eine Reihe von Aktivitäten und Fähigkeiten müssen entwickelt werden, um diesen Lernprozess zu unterstützen. So sollten innerhalb der Einrichtung beispielsweise Zweifel zugelassen, Konfliktmanagement und Team-Lernen implementiert und Systemdenken gefördert werden (Carrol und Edmondson 2002, S. 52).

Die Autoren stellen fest: »Führung, die es mit Verbesserungen ernst meint, muss das Melden und Lernen von Fehlern und Vorkommnissen belohnen und nicht Einzelnen Schuld zuweisen, sie darf Informationen über negative Ereignisse nicht unterdrücken [...]. Führungskräfte sollen einerseits die psychologisch notwendige Sicherheit vermitteln, um eine Diskussion über Fehler zu ermöglichen, und andererseits die Mitarbeiter und die Organisation inspirieren, einen hohen Versorgungsstandard zu erreichen.«[19]

Veränderungsbereitschaft zu schaffen erfordert Geduld und Verständnis bei allen Beteiligten sowie ständige interne Kommunikation!

Transparenz

Erfolgreiches Risikomanagement benötigt Transparenz, Offenheit und Ehrlichkeit. Bereits zu Beginn der Einführung eines Risikomanagementsystems sollte daher allen Mitarbeitern die damit verbundene Zielsetzung dargelegt werden.

Für ein funktionierendes Risikomanagementsystem ist es erforderlich, dass Mitarbeiter auf Probleme und Defizite ohne Angst hinweisen können, Fehler und Vorkommnisse melden, sich an der Erstellung und Überarbei-

---

19 Übersetzung durch die Autorin

tung von Standards beteiligen und nicht zuletzt auch umsetzen, was erarbeitet wurde. Wichtig ist eine Information der Mitarbeiter nicht nur zu Beginn der Einführung, sondern auch im weiteren Verlauf. Regelmäßige Mitteilungen über den Stand der Entwicklung, erzielte Verbesserungen, aber auch noch zu lösende Aufgaben dienen dazu, die Motivation der Mitarbeiter aufrechtzuerhalten.

Die Anwendung der Instrumente des Risikomanagements erfordert bei der Risikoidentifikation, aber auch bei der Analyse und Bewertung Ehrlichkeit. Das Ignorieren von Risiken, eine zu wohlwollende Bewertung von Risiken oder das halbherzige Ableiten und Umsetzen erforderlicher Maßnahmen können sich als fatal erweisen.

Mitarbeiterorientierung

Risikomanagement lässt sich nur mit der Unterstützung und dem Engagement der Mitarbeiter realisieren. Es darf daher von den Mitarbeitern nicht als Kontrollinstrument der Leitung verstanden und auch nicht als solches eingesetzt werden. Verlässliche Abläufe für eine sichere Patientenversorgung in einer hochkomplexen, arbeitsteiligen Einrichtung wie beispielsweise einem Krankenhaus sind nur dann möglich, wenn alle beteiligten Personen über Berufsgruppen- und Abteilungsgrenzen hinweg gut zusammenarbeiten.

Insbesondere in vielen hierarchischen und von berufsständigem Denken geprägten Krankenhäusern erfordert dies einen erheblichen Umdenkungsprozess. Aber auch in Pflege- und Alteneinrichtungen kann man berufsgruppen- oder abteilungsbezogene Denkweisen antreffen. Bis sich ein Bewusstsein entwickelt, dass »alle im gleichen Boot sitzen und auf das gleiche Ziel hinsteuern«, müssen manche Vorurteile oder gar Feindbilder anderen Berufsgruppen oder Abteilungen gegenüber abgebaut werden.

Voraussetzung für die Entwicklung einer Kultur des Miteinanders ist eine Organisation, in der Mitarbeitern eine wertschätzende Haltung entgegengebracht wird und Mitarbeiterorientierung keine leere Worthülse, sondern gelebte Wirklichkeit bedeutet. So kann es gelingen, einer wesentlichen Ursache für die Entstehung von Fehlern, nämlich mangelnder Kommunikation und Koordination zwischen Bereichen und Berufsgruppen, wirkungsvoll zu begegnen.

Patienten- und Bewohnerorientierung

Eine weitere Voraussetzung für erfolgreiches Risikomanagement bildet die Patientenorientierung. Patientenorientierung bedeutet, »Achtung der Würde und Integrität des Patienten, sein Selbstbestimmungsrecht und sein Recht auf Privatheit zu respektieren« (Bundesministerium für Gesundheit und Soziale Sicherung 2003, S. 6).

Es gilt, das Wohl des Patienten und Bewohners in den Mittelpunkt zu stellen, die Ablauf- und Aufbauorganisation der Einrichtung auf den Patienten hin auszurichten und ihn nicht als »Störfaktor« in einer ansonsten wohlgeordneten Organisation zu betrachten.

Es bedeutet auch, Diagnostik und Therapie so zu gestalten, dass dem Patienten und Bewohner unnötige oder unwirksame Untersuchungen und Behandlungen erspart bleiben, und ihm durch pflegerische und ärztliche Maßnahmen nicht zu schaden. Und es bedeutet nicht zuletzt, dem Patienten bzw. Bewohner durch geeignete Formen der Kommunikation und Information die Möglichkeit zu geben, im Rahmen seines Selbstbestimmungsrechts Entscheidungen bezüglich seiner Behandlung treffen zu können.

Patienten- und Mitarbeiterorientierung bilden gleichermaßen zwei Seiten einer Medaille, da eine Einrichtung von ihren Mitarbeitern nur schwerlich ein patientenorientiertes Verhalten erwarten kann, wenn nicht gleichermaßen den Mitarbeitern Wertschätzung entgegengebracht wird. Risikomanagement, das Fehlervermeidung und Sicherheit in den Mittelpunkt stellt, bedeutet auch gelebte Patienten- und Bewohnerorientierung.

Fehlerkultur

Fehler als Chance zur Verbesserung

Unter Fehlerkultur versteht man, wie in einer Organisation mit Fehlern, deren Erfassung, Analyse, Behebung und Vermeidung umgegangen wird.

Fehler müssen möglichst frühzeitig identifiziert werden – zum einen, um schnell reagieren zu können und den durch sie verursachten Schaden zu begrenzen, zum anderen, um aus ihnen zu lernen. Für ein erfolgreiches Risikomanagement muss in einer Organisation daher ein Klima herrschen, in dem Mitarbeiter angstfrei Fehler und Probleme benennen können gemäß dem Motto: »Nicht das Fehlermachen ist das Problem, sondern das Fehlervertuschen.«

Auf ein notwendiges Umdenken im Umgang mit Fehlern weist auch das Gutachten des Sachverständigenrates hin (2003, S. 62): »Alle Akteure im Gesundheitswesen müssen zu einer geänderten Einstellung gegenüber Fehlern in der Medizin gelangen. Dies bedeutet u. a., dass auf eine Bestrafung einzelner Personen möglichst weitgehend verzichtet werden sollte.« Des Weiteren wird betont, dass »die Art des Umgangs von Vorgesetzen mit Patienten, mit aufgetretenen Fehlern und mit den dabei beteiligten Personen maßgeblichen Einfluss auf Einstellung und Verhalten von Mitarbeitern« hat (S. 63).

Leider findet in Bezug auf Fehler und Irrtümer, insbesondere im Zusammenhang mit der Patienten- und Bewohnerversorgung, zumeist folgender Ablauf statt: Nach einem Schadenseintritt erfolgt die Erfassung durch »Unfallmeldebögen« oder »Schadensanzeigen«. Diese dienen grundsätzlich der Dokumentation von eingetretenen Vorfällen und ziehen häufig und oft ausschließlich personelle Konsequenzen nach sich. Umfassende Analysen der Systemzusammenhänge unterbleiben, da diese meist zeitaufwendig und vor allen Dingen für Vorgesetzte und Führungskräfte unangenehm sind.

So zeigen die Auseinandersetzung mit eingetretenen Schadensereignissen und die daraus folgenden Belehrungen und Schulungen der Mitarbeiter zwar ein gewisses Risikobewusstsein, aber auch, dass keinerlei Bereitschaft zur Veränderung der organisatorischen Abläufe vorhanden ist. Von Eiff und Middendorf (2004) geben hierzu an: »Es wird geschult, um das Gewissen zu beruhigen und nicht, um wirklich organisatorische Veränderungen voranzutreiben: der typische Aktionismus ohne echte zielorientierte Änderung. Schulungen sind ein Mittel zur Beherrschung der Abläufe im bestehenden System und nicht ein Mittel der Organisationsentwicklung.«

Bislang herrscht in den meisten Einrichtungen im Gesundheitswesen eine sogenannte »culture of blame« (Anklagekultur) vor. Diese ist dadurch gekennzeichnet, dass im Fall eines Fehlers oder Schadensereignisses ein Schuldiger gesucht wird, um diesen zu bestrafen. Dies führt verständlicherweise dazu, dass viele versuchen, aufgetretene Fehler zu vertuschen. In einer Anklagekultur wird die Chance vertan, aus den einmal eingetretenen Fehlern zu lernen. Eine systematische Fehlererfassung und -analyse kann nicht stattfinden.

Wodurch zeichnet sich nun eine positive Fehlerkultur aus?

Eine positive Fehlerkultur zeichnet sich dadurch aus, dass Fehler nicht als Versäumnisse einzelner Personen oder einer bestimmten Berufsgruppe mit entsprechenden Schuldzuweisungen verstanden werden, sondern als Chance zur Verbesserung. Ohne Fehler ist keine Entwicklung, kein Lernen möglich.

Zum einen gilt der Grundsatz: »Wer einen Fehler zugibt, wird nicht bestraft.« Diese nicht bestrafende (non punitive) Vorgehensweise ist erforderlich, um der bisher üblichen Praxis des Fehlervertuschens entgegenzuwirken. Nur wer keine Angst vor Sanktionen haben muss, wird auf eigene Fehler hinweisen und auf diese Weise ein Lernen aus Fehlern ermöglichen. »Wer einen Fehler bei einem anderen bemerkt und anspricht, ist ein Freund.« In vielen Einrichtungen wird jedoch jemand, der auf Fehler hinweist, als Denunziant oder Petze gesehen. Auch diese Denkweise hat zur Folge, dass ein Lernen aus Fehlern unterbleibt.

In einer positiven Fehlerkultur werden Fehler erfasst und analysiert, um Fehlerursachen zu entdecken. Dann gilt es, Maßnahmen zu ergreifen, beispielsweise Prozesse zu verändern, um zu verhindern, dass sich Fehler wiederholen. Auch an diesem Punkt scheitern viele: Zwar findet oft noch eine Erfassung von Fehlern statt, eine systematische Analyse unterbleibt jedoch – vom konsequenten Ergreifen von Maßnahmen mit sich anschließender Überprüfung der Wirksamkeit ganz zu schweigen. Nur wenn die Regelkreise (Erfassung/Analyse/Maßnahmen/Überprüfung der Wirksamkeit) stringent durchgeführt werden, ist langfristig mit Erfolg zu rechnen.

In einer positiven Fehlerkultur wird nicht derjenige, der einen Fehler aufdeckt, auch automatisch zum Problemlöser oder »Kümmerer« ernannt.

Dieses oft automatische »Kümmern Sie sich drum!« verhindert, dass der Mitarbeiter wieder auf Fehler oder Verbesserungsmöglichkeiten aufmerksam machen wird. Zu guter Letzt zeichnet sich ein Haus mit positiver Fehlerkultur auch dadurch aus, dass Führungskräfte eingestehen, dass ihnen Fehler unterlaufen.

Die hier beschriebene nicht bestrafende Sichtweise von Fehlern soll aber nicht bedeuten, den Mitarbeiter aus jeglicher Verantwortung für sein Handeln zu entlassen, sondern sowohl den systembedingten Anteil wie auch den Anteil des Mitarbeiters an der Fehlerentstehung zu bewerten und in Maßnahmen zur Fehlervermeidung einzubeziehen.

Von einer Anklagekultur muss in Krankenhäusern und Pflege- und Alteneinrichtungen eine Entwicklung zu einer Fehler- oder Sicherheitskultur stattfinden, die als oberste Maxime die Sicherheit der zu versorgenden Patienten/Bewohner verfolgen sollte.

Die »Second Victim«-Problematik

Die medizinische Fachkraft als »Second Victim«

Neben dem Begriff »First Victim« (dem ersten Opfer), welcher diejenige Person meint, die durch den Fehler ganz akut betroffen wurde (in unserem Zusammenhang der Patient oder Bewohner und dessen Angehörige), spricht die Literatur ebenfalls vom »Second Victim« (siehe Wu 2000), also dem »zweiten Opfer«, welches den Arzt, die Pflegekraft oder den Mitarbeiter meint, dem der Fehler unterlaufen ist oder der in diesen involviert war. Die Stiftung Patientensicherheit Schweiz definiert »Second Victim« als: »Eine medizinische Fachperson, die an einem unvorhergesehenen unerwünschten Ereignis und/oder medizinischen Fehler beteiligt war und dadurch ›traumatisiert‹ ist.« (Schwappach 2016). Diese Definition folgt Scott et al. (2009), welche »Second Victim« definiert als: »a health care provider involved in an unanticipated adverse patient event, medical error and/or a patient-related injury who become victimized in the sense that the provider is traumatized by the event.«[20]

In seinem Artikel »Medical error: the second victim – The doctor who makes the mistake needs help too[21]« (BMJ 2000) beschreibt Wu den Fall eines jungen Kollegen, welcher an einem EKG die Anzeichen eines Herzbeutelergusses nicht erkannte. Der Patient musste sich in der Nacht einer Notoperation unterziehen und der junge Arzt wurde in der Folge des Vorfalls durch die zuständigen Leitungskräfte als inkompetent abgeurteilt. Wu stellte sich die Frage, ob ihm dieser Fehler ebenfalls hätte unterlaufen können und wie es ihm dann in der Folge wohl ergangen wäre. Wu

---

20 »Eine medizinische Fachperson, welche durch einen unvorhergesehenen kritischen Zwischenfall am Patienten, einem medizinischen Fehler oder einer Verletzung des Patienten ebenfalls, durch das erlebte Trauma, zum Opfer wird.« (freie Übersetzung der Autorin).

21 Fehler in der Medizin: Das zweite Opfer – Der Arzt, dem ein Fehler unterlaufen ist, benötigt ebenfalls Hilfe.« (freie Übersetzung der Autorin).

beobachtete, dass der Vorfall den jungen Kollegen nicht nur schwer gekränkt, sondern auch verängstigt hatte.

In einer Studie von West et al. (2006) wurden die Auswirkungen von erlebten Fehlern auf 219 Assistenzärzte an der Mayo Clinic Rochester untersucht. Fokus war hierbei der Zusammenhang zwischen Fehlern und der in der Folge empfundenen Lebenslust und Empathie der betroffenen Fachpersonen sowie den möglichen Anzeichen für ein drohendes Burnout oder eine Depression. West et al. konnten in dieser Studie nachweisen, dass Fehler nicht nur eine Reduzierung von Lebenslust und Empathie bei den betroffenen Ärzten verursachen, sondern dass diese Ärzte auch erste Anzeichen einer drohenden Depression oder eines Burnouts zeigen. Darüber hinaus waren die Ärzte durch den Fehler so verunsichert, dass insgesamt das Risiko für weitere Fehler zunahm. Hierdurch ergab sich eine Art Teufelskreis.

Ähnliche Ergebnisse fanden auch Watermann et al. (2007) bei einer Befragung von 3.171 Ärzten der Fachbereiche Innere Medizin, Pädiatrie, Allgemeinmedizin und Chirurgie in den USA und Kanada, welche in einen medizinischen Fehler involviert waren. Von diesen berichteten 61 % über eine Angst vor neuen Fehlern, 44 % über den Verlust von Selbstvertrauen, 42 % über Schlafstörungen, 42 % über eine reduzierte Berufszufriedenheit und 13 % über die Angst, an beruflichem Ansehen zu verlieren.

Aber nicht nur Ärzte sind hierbei von einer möglichen Folgereaktion betroffen. Burlison et al. (2016) schreiben hierzu, dass sich die Problematik auf alle medizinischen Fachpersonen, wie z. B. Pflegekräfte, aber auch pharmazeutisches Personal, erstreckt. Darüber hinaus können ebenfalls Erlebnisse von Fehlern ohne Folgen eine Stressreaktion bei Fachkräften auslösen, welche zu ähnlicher Symptomatik wie bei Fehlern mit Folgen führt.

Natürlich müssen nach einem medizinischen Fehler insbesondere die betroffenen Patienten und Angehörigen im Fokus der Betrachtung stehen, die Thematik des »Second Victims« darf allerdings bei dem Aufbau einer positiven Fehlerkultur nicht vernachlässigt werden. So schreibt Kunz (2010, S. 2) »Von ÄrztInnen und Mitarbeitern aller Gesundheitsberufe wird aufgrund ihrer Ausbildung und Erfahrung ein gesteigertes Bewältigungsvermögen in außergewöhnlichen Situationen z. B. nach kritischen Ereignissen erwartet. Kritische Ereignisse [...] stellen aber auch für die Behandelnden ein erhebliches Belastungspotential dar [...] Nicht selten kann es bei den Helfern zu sekundär posttraumatischen Stressreaktionen bis hin zur posttraumatischen Stresserkrankung kommen.« Wie wichtig hier eine sachliche Auseinandersetzung mit dieser Thematik ist, wird bei Betrachtung der typischen Phasen nach einem Zwischenfall beim medizinischen Fachpersonal deutlich (▸ Abb. 4.1).

So zeigt die erste Phase, dass nach einem Zwischenfall zunächst versucht wird, die Folgen und Auswirkungen des Fehlers auf den Patienten zunächst zu begrenzen. Je nach Größe und Ausmaß des Fehlers, aber auch je nach individueller Resilienz der Fachperson, ist jedoch auch deren Arbeitsfähigkeit erheblich eingeschränkt, was bspw. zu Krankmeldungen führt. Die Phasen 2–4 sind laut Schwappach (2015, S. 83) geprägt von »Problemanalyse,

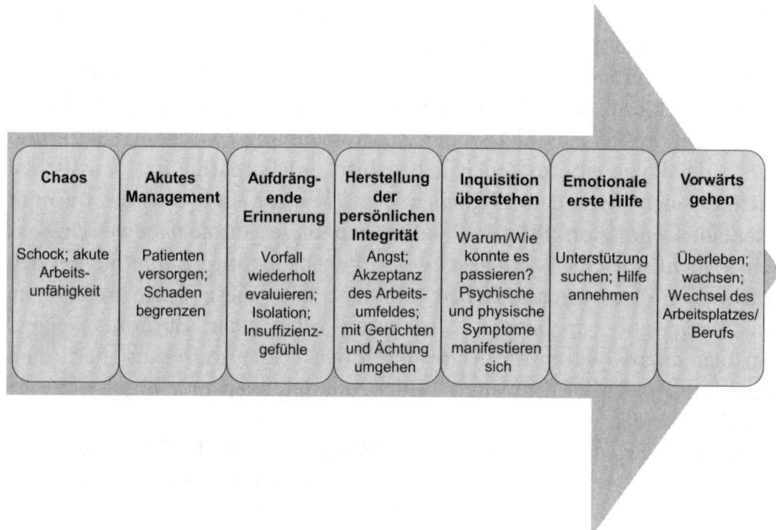

Abb. 4.1: Typische Phasen der Erholung beim medizinischen Fachpersonal nach einem Zwischenfall (nach Schwappach 2015, S. 83)

Selbstbeschuldigung, Schuldzuweisung und Rückzug mit Entwicklung von psychosomatischen Symptomen.« Die Phase 5 bietet hingegen die Chance der Aufarbeitung und kann laut Schwappach »einen Wendepunkt im Ablauf darstellen«, welcher je nach Fehlerkultur des Unternehmens zu einer Bewältigung der Situation, aber auch zur Resignation der Fachkraft führen kann, welche dann im ungünstigsten Fall dem Unternehmen als Arbeitskraft verloren geht.

Ein zentrales Bedürfnis von Fachpersonen nach einem unerwünschten Ereignis ist der Austausch und die kollegiale Unterstützung durch Peers (siehe hierzu Schwappach 2015, S. 84 und Burlison et al. 2016). Aber auch weitere Aspekte helfen den betroffenen Mitarbeitern bei der Aufarbeitung des Geschehenen (▸ Abb. 4.2).

Vor diesem Hintergrund ist es für die Organisationen im Gesundheitswesen wichtig, bei der Implementierung einer positiven Fehlerkultur und der Systematisierung von Fehlerursachenanalysen (▸ Kap. 5) ebenfalls an die Begleitung der Mitarbeiter nach einem solchen Zwischenfall zu denken. Die Universität von Missouri empfiehlt, angelehnt an Scott et al. (2010), hierbei ein dreistufiges Modell (▸ Abb. 4.3).

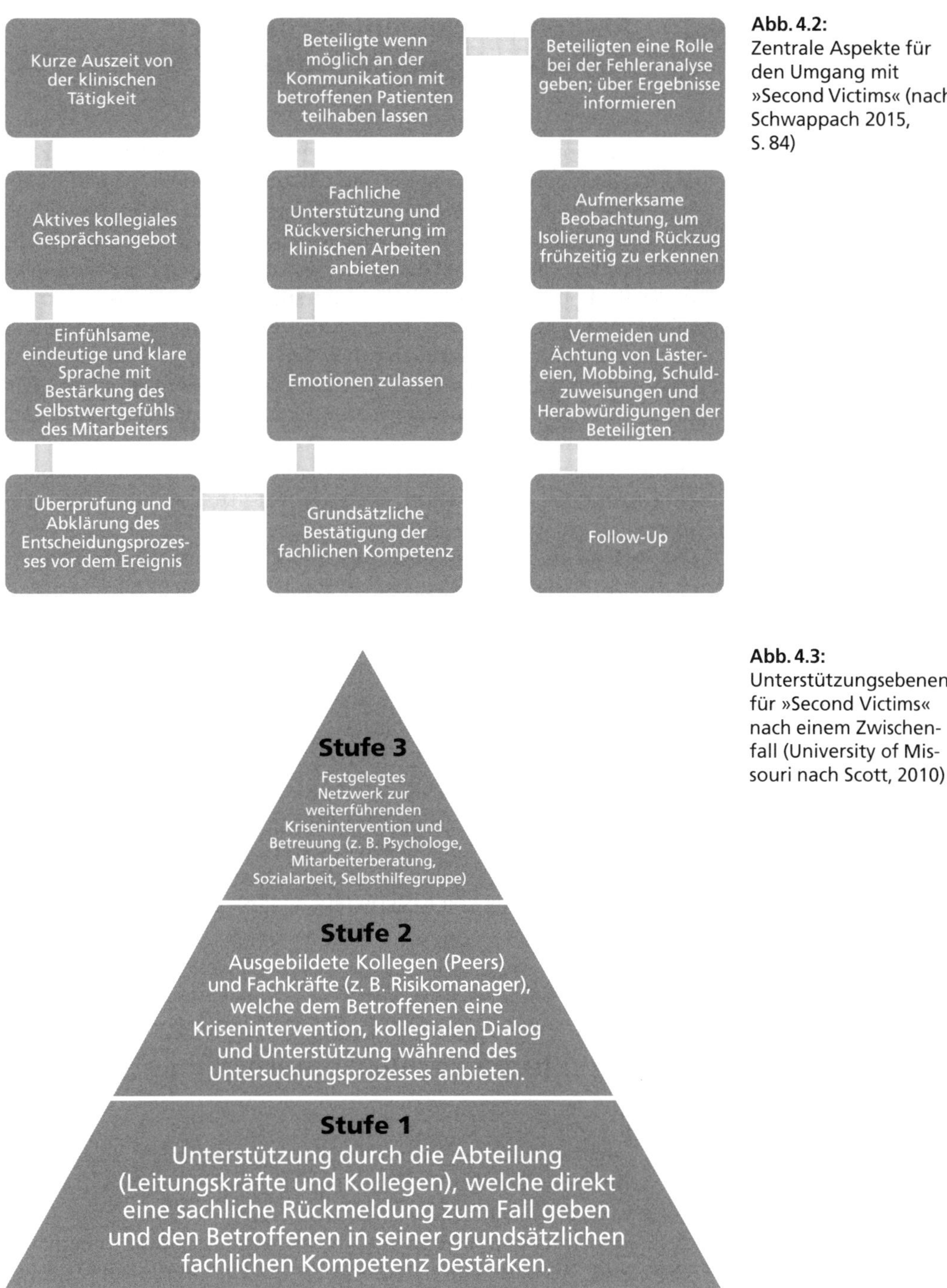

Abb. 4.2:
Zentrale Aspekte für den Umgang mit »Second Victims« (nach Schwappach 2015, S. 84)

Abb. 4.3:
Unterstützungsebenen für »Second Victims« nach einem Zwischenfall (University of Missouri nach Scott, 2010)

4.3 Risikomanagementpolitik und Risikomanagementstrategie

Unter der Risikomanagementpolitik versteht man die Absichten und Ziele einer Organisation im Umgang mit Risiken. (ONR 49000:2014, 2.3.17)

Sie beschreibt die Grundsätze oder Leitlinien, wie die Organisation mit Risiken prinzipiell umzugehen beabsichtigt, und bildet den Rahmen für die Implementierung eines Risikomanagementsystems: *Was soll erreicht werden?*

In der Risikomanagementpolitik wird festgelegt, ob sich das Unternehmen im Umgang mit Risiken risikoneutral, risikofreudig oder risikofeindlich verhält, durch welche Maßnahmen Risiken vermieden oder vermindert werden können und welche Risiken verlagert oder externalisiert werden. Voraussetzung für die Festlegung der Risikomanagementpolitik ist eine vorhergehende Risikoanalyse.

Die Risikomanagementpolitik bildet die Grundlage für die Risikomanagementstrategie, welche einen wichtigen Teil der gesamten Unternehmensstrategie darstellt.

Die Risikomanagementstrategie beschreibt die Umsetzung der in der Risikopolitik aufgeführten Grundsätze: *Wie soll es erreicht werden?*
Die Risikostrategie muss auf

- die Art (welche Risiken sollen überhaupt eingegangen werden?),
- die Risikotoleranz (welche Höhe des Risikos wird gewählt?),
- die Herkunft (woher stammt das Risiko?),
- den Zeithorizont der Risiken (welche Risiken sollen in welcher Zeitperiode bewältigt werden?) und
- die Risikotragfähigkeit (d. h. welche Risiken das Unternehmen ohne eine Bestandsgefährdung tragen kann)

eingehen. Die Festlegung von Risikopolitik und -strategie ist Führungsaufgabe.

4.4 Strukturen des Risikomanagements

Die Bildung von Doppelstrukturen ist zu vermeiden.

Um Risikomanagement in einer Organisation erfolgreich einzuführen, bedarf es einer strukturellen Verankerung und entsprechender Rahmenbedingungen, die dazu beitragen, dass eine Änderung von Einstellungen (z. B. Risikobewusstsein) und Verhalten (z. B. Lernen aus Fehlern) überhaupt möglich wird. Als einer der ersten Schritte zur Einführung eines Risikomanagementsystems ist es daher erforderlich, sich über die hierzu erforderlichen Organisationsstrukturen Gedanken zu machen. Dabei sollte auf jedem Fall versucht werden, das Risikomanagement in die bestehenden

Kommunikations- und Führungsstrukturen zu integrieren, um die Bildung von Doppelstrukturen zu vermeiden.

4.4.1 Rollen und Verantwortlichkeiten im Risikomanagement

Die ONR 49000/49001 unterscheidet drei unterschiedliche Rollen und Verantwortlichkeiten im Risikomanagement: die des Risikoeigners, des Risikomanagers, sowie des Beauftragten der obersten Leitung für das Risikomanagementsystem.

Risikoeigner

Bei einem Risikoeigner handelt es sich um »eine Person mit der Entscheidungskompetenz und Verantwortung, hinsichtlich eines Risikos zu handeln.« (ONR 49000:2014, 2.2.17). Der Risikoeigner hat dafür Sorge zu tragen, dass Risikomanagement in den Entscheidungen berücksichtigt wird, Risiken nach anerkannten Methoden und Standards beurteilt und Maßnahmen aus Risikobeurteilungen umgesetzt werden. Im Rahmen seiner Führungsverantwortung muss er die Risikokommunikation unter allen Beteiligten ermöglichen. Risikomanagement ist keineswegs eine zusätzliche Aufgabe für den Risikoeigner, sondern integraler Bestandteil seiner Führungsrolle (siehe hierzu auch ONR 49001, 4.5.2.3).

Risikomanager

Brauchen wir auch in deutschen Krankenhäusern oder Pflegeeinrichtungen einen speziell ausgebildeten »Risikomanager«, wie er in US-amerikanischen Häusern vielfach anzutreffen ist?

Aufgaben des Risikomanagers

Die ONR definiert Risikomanager als »die Person, die den Risikomanagement-Prozess anwendet und in der Organisation umsetzen kann« (ONR 49000:2014, 2.2.27).

Aufgrund seiner fachlichen Qualifikation ist der Risikomanager verantwortlich, geeignete Methoden zur Risikobeurteilung einzusetzen und die Risikobeurteilungen nach einem anerkannten Standard durchzuführen. Er überprüft die Umsetzung der Maßnahmen aus Risikobeurteilungen und informiert die Geschäftsführung oder Einrichtungsleitung über den Stand des Risikomanagements.

Tatsache ist, will man ein erfolgreiches Risikomanagement einführen, so muss es in der Einrichtung eine Person geben, die sich um die Belange des Risikomanagements mit der nötigen Sach- und Fachkompetenz kümmert.

Auch in der Handlungsempfehlung »Anforderungen an klinische Risikomanagementsysteme im Krankenhaus« des Aktionsbündnisses Patientensicherheit wird gefordert, »mindestens einen qualifizierten Risikomanager zu benennen« (2016, S. 7).

Ein Risikomanager in Einrichtungen des Gesundheitswesens hat in der Regel folgende Aufgaben (vgl. auch Bernsmann et al. 2002, S. 134):

- die Konzeption, Organisation und Weiterentwicklung des innerbetrieblichen Risikomanagements durchzuführen,
- die Einrichtungsleitung und Risikoeigner zu beraten,
- Arbeitsgruppen zum Risikomanagement einzurichten und zu moderieren,
- interdisziplinäre Aus- und Weiterbildungsmaßnahmen durchzuführen,
- die Einhaltung von Abläufen und Standards zu überwachen,
- das Schadensmanagement in Koordination mit der Rechtsabteilung zu betreiben,
- Versicherungsschutz und Risikofinanzierung zu koordinieren,
- Risikodaten zu erheben und auszuwerten,
- Schadensereignisse und Incident-Reports (Beinahe-Schäden) zu analysieren und zu bewerten,
- Risikoaudits durchzuführen,
- die Umsetzung von Maßnahmen zu überwachen und
- einen jährlichen Risikobericht zu erstellen.

Um diese Aufgaben wirkungsvoll ausführen zu können, sollte der Risikomanager im Rahmen einer Stabsfunktion der Betriebs- bzw. Geschäftsleitung unterstellt sein.

Qualifikation Wie erhält der Risikomanager die zur Erfüllung seiner Aufgaben nötigen Kenntnisse?

Um diese Aufgaben strukturiert durchführen zu können, empfiehlt sich eine qualifizierte Ausbildung des Risikomanagers nach den Anforderungen der ONR 49003: »Risikomanagement für Organisationen und Systeme, Anforderungen an die Qualifikation des Risikomanagers«, die von spezialisierten Anbietern in Deutschland, Österreich und der Schweiz durchgeführt wird. Für das Gesundheitswesen gibt es eine spezifische Ausbildung für Klinische Risikomanager. Die ONR 49003 definiert das Ziel der Ausbildung zum Risikomanager wie folgt:

»Der zertifizierte Risikomanager ist befähigt, in verschiedenen Organisationen wie Unternehmen, Behörden und Verwaltungen, Einrichtungen des Gesundheitswesens u. a. m. die Risiken der Gesamtorganisation zu erkennen, zu analysieren, zu bewerten, darzustellen und zu dokumentieren. Zudem sollte er die Risikoeigner überzeugen, dass es sich lohnt, Risikomanagement systematisch zu betreiben, die Ergebnisse von Risikobeurteilungen umzusetzen und das Risikomanagement im Managementsystem zu etablieren« (ONR 49003:2014, 4.1).

Der Risikomanager sollte in der Methodik und Philosophie des Risikomanagements bewandert sein, aber auch Kenntnisse im Qualitätsmanagement, in Betriebswirtschaft und Unternehmensführung mitbringen, will er der Komplexität der Aufgabe gewachsen sein.

Für Krankenhäuser oder Pflegeeinrichtungen bietet sich eine Verknüpfung der Funktionen des Qualitätsmanagementbeauftragten und Risikomanagers an oder die Schaffung einer gemeinsamen Stabstelle, um Schnittstellen oder Parallelstrukturen zu vermeiden.

Beauftragter der obersten Leitung für das Risikomanagement/ Risikomanagementbeauftragter

Die ONR 49001 fordert einen Beauftragten der obersten Leitung, der als Leitungsmitglied sicherstellt, dass in der Organisation Risikomanagement eingeführt, aufrechterhalten, verbessert und in der Organisation gefördert wird (ONR 49001:2014, 4.5.2.2).

Auch das APS fordert in seiner Handlungsempfehlung: »Ein Mitglied der obersten Leitung trägt die Gesamtverantwortung für Entwicklung, Umsetzung und Aufrechterhaltung des klinischen Risikomanagements.« (Aktionsbündnis Patientensicherheit 2016, S. 6).

Wie auch immer man diese Rolle und Verantwortlichkeit nennen mag, wichtig ist, dass jemand auf oberster Führungsebene die Verantwortung für das Risikomanagement übernimmt. Häufig gibt es hier unterschiedliche Zuständigkeiten für das betriebswirtschaftliche und das klinische Risikomanagement. Für das betriebswirtschaftliche Risikomanagement ist in der Regel die kaufmännische Leitung verantwortlich, für das klinische Risikomanagement die pflegerische oder ärztliche Leitung.

4.4.2 Strukturen für das Klinische Risikomanagement

Das Risikomanagement-Lenkungsteam

Zur Steuerung des Risikomanagementprozesses empfiehlt sich die Einrichtung eines Risikomanagement-Lenkungsteams. Darin sollte die Leitungsebene der Einrichtung vertreten sein (z. B. für das Krankenhaus: ärztlicher Direktor, Pflegedirektor, Verwaltungsleiter/Kaufmännischer Direktor sowie Risikomanagementbeauftragte/r).

Die Aufgaben des Lenkungsteams bestehen in der Festlegung der Risikopolitik und Risikostrategie der Einrichtung und in der Bereitstellung der für das Risikomanagement und weitere erforderliche Maßnahmen nötigen Mittel. Das Lenkungsteam benennt Risikomanager und Risikoeigner. Es steuert und überwacht das Risikomanagementsystem der Einrichtung und den Risikomanagementprozess. Eine weitere Führungsaufgabe des Lenkungsteams besteht darin, Maßnahmen des Risikomanagements zu beschließen und für die Umsetzung innerhalb der Organisation zu sorgen. Dazu muss es insbesondere die nötige Überzeugungsarbeit bei den Mitarbeitern leisten. Über das Lenkungsteam ist eine feste Verankerung des Risikomanagements in der Führung sichergestellt.

Natürlich können diese Aufgaben auch im Rahmen anderer Führungsstrukturen, beispielsweise der Einrichtungsleitung oder des Krankenhausdirektoriums, erfüllt werden.

89

Risikomanagementkonferenz

Je nach Art und Größe der Organisation kann die Einrichtung einer Risikomanagementkonferenz sinnvoll sein. Hier sollten sich in regelmäßigen Abständen die Personen treffen, denen im Risikomanagement besondere Aufgaben zukommen (z. B. Risikomanager, Qualitätsmanagementbeauftragte, Leiter von Risikomanagement-Arbeitsgruppen, Verantwortliche aus den Bereichen Hygiene und Medizintechnik, Vertreter der Rechtsabteilung), um einen Erfahrungsaustausch zu ermöglichen, Ergebnisse aus einzelnen Projekten zu präsentieren und das Wissen um und über Risikomanagement zu verbreitern – nach dem Motto: »Miteinander voneinander lernen«.

Die in der Risikomanagementkonferenz vertretenen Personen müssen weiterhin als »Multiplikatoren« hier erworbenes Wissen und Informationen in ihre Bereiche hineintragen.

4.5 Implementierung von Risikomanagement

Keine Patentlösung

Wie lässt sich ein Risikomanagementsystem in einer Einrichtung des Gesundheitswesens erfolgreich einführen? Eines gleich vorweg: Es gibt hierfür keine Patentlösungen, da Risikomanagement für die jeweilige Einrichtung, an vorhandene Strukturen und entsprechend der Zielsetzungen angepasst, »maßgeschneidert« werden muss.

Streng genommen handelt es sich bei der Einführung eines klinischen Risikomanagementsystems nicht um ein Projekt, das sich durch einen definierten Anfang und ein Ende auszeichnet, sondern, wie beim Qualitätsmanagement, um einen kontinuierlichen Prozess, eine »never-ending story«. Dennoch sollte zu Beginn eine sorgfältige Projektplanung erfolgen, um den erforderlichen Zeit- und Ressourcenbedarf festzustellen und die Komplexität der Aufgabe zu meistern.

Sieben Schritte der Implementierung

1. Schritt: Beschluss der Leitung zur Einführung eines klinischen Risikomanagementsystems und Festlegung einer Risikostrategie, ggf. Festlegung einer Pilotabteilung (-abteilungen)

Wie bereits dargelegt wurde, ist Risikomanagement Führungsaufgabe. Daher muss die Leitung der Einrichtung den Entschluss zur Einführung eines klinischen Risikomanagements treffen, Risikopolitik und -strategie formulieren und die erforderlichen Ressourcen zur Verfügung stellen. Ihre wichtigste Aufgabe besteht jedoch darin, innerhalb der Einrichtung die erforderliche Unternehmenskultur zu fördern und zu vermitteln.

Zunächst erfolgt eine Erhebung des Ist-Zustandes, dabei sollten folgende Fragen geklärt werden:

- Welche Aktivitäten zur Patienten-/Bewohnersicherheit sind bereits erfolgt?
- Wie wird die Erfüllung gesetzlicher Anforderungen sichergestellt (Beauftragtenwesen)?
- Wie sind Verantwortlichkeiten zum Thema Patientensicherheit/klinisches Risikomanagement geregelt?
- Welche Kommunikationsstrukturen bestehen bereits, die sich mit klinischem Risikomanagement befassen?
- Wie sind die vorhandenen Rahmenbedingungen und welche Anforderungen, z. B. gesetzliche oder behördliche Anforderungen, wie beispielsweise die Anforderungen des gemeinsamen Bundesausschusses oder Vorgaben des Versicherers, müssen erfüllt werden?

Anschließend sind die folgenden Fragen zu klären:

- Welche Ziele sollen erreicht werden?
- Wie sollen Verantwortlichkeiten geregelt werden?
- Welche Methoden oder Instrumente des Risikomanagements sollen zum Einsatz kommen?
- Wie soll die Integration mit bereits vorhandenen Managementsystemen, z. B. Qualitätsmanagement, erfolgen?

2. Schritt: Schaffung der organisatorischen Rahmenbedingungen (z. B. Benennung von Risikobeauftragten und Risikomanagern des Hauses, der Abteilung), Bildung einer Risikomanagementkonferenz

Nachdem die Entscheidung zur Einführung eines klinischen Risikomanagementsystems durch die Leitung getroffen und eine entsprechende Risikostrategie formuliert wurde, sollten nun für das Risikomanagement verantwortliche Personen benannt werden. Zur Unterstützung können ggf. Berater gesucht und beauftragt werden. Bereits in dieser Phase muss eine klare Projektplanung erfolgen. Die Projektplanung sollte eine Zeit- und Ressourcenplanung umfassen.
Warum Zeitplanung?

- Umfangreiche Projekte gelingen besser, wenn man klar definierte Projektschritte und ein absehbares Ende vor Augen hat.
- Mitarbeiter der Einrichtung erhalten einen Überblick, welche Aktivitäten für welchen Zeitraum geplant sind und wann ihr Bereich einbezogen wird.
- Die Führung, die dem Zeitplan zustimmen muss, ist in der Pflicht, die zur Einhaltung der Zeitplanung erforderlichen personellen Ressourcen auch tatsächlich zur Verfügung zu stellen.

Die Zeitplanung muss im weiteren Verlauf dem tatsächlichen Entwicklungsstand kontinuierlich angepasst werden.

Warum Ressourcenplanung?

Gleich zu Beginn empfiehlt sich die Erstellung eines Finanzplans, um eine ausreichende Finanzierung des Projektes sicherzustellen. Hierbei sollten beispielsweise folgende Kosten berücksichtigt werden:

- **Personal/Schulung**
  - Personalkosten für Risikomanager – ggf. anteilsmäßige Kosten der Stelle berücksichtigen
  - Mittel für Schulungen für Risikoeigner, -beauftragte und -manager sowie Mitarbeiter
  - Besuch von Fortbildungen/Kongressen zum Thema Risikomanagement
- **Ausrüstung für Risikomanagementarbeit**
  - EDV-Ausstattung (Hardware und Software)
  - Materialien zur Moderation von Arbeitsgruppen/Schulungen
- **Mittel für externe Beratung (sofern erforderlich)**
- **Mittel für notwendige Umsetzungs- und Verbesserungsmaßnahmen**
  - Arbeitsgruppen und Gremienarbeit (Personal und Sachressourcen)
  - Meldesysteme (bspw. CIRS und Fehlermeldesysteme) und deren Bearbeitung

3. Schritt: Information und Schulung der Mitarbeiter (auch im weiteren Verlauf über Maßnahmen und Ergebnisse)

Risikomanagement lässt sich nicht im Verborgenen bewältigen. Schon zu Beginn des Projektes sollten daher die Mitarbeiter der Einrichtung und der betroffenen Abteilung(en) über das Projekt, die damit verbundene Zielsetzung und die einzelnen Projektschritte informiert werden. Rechtzeitige Information beugt unter Umständen einer Fehlinformation über die allseits bekannte Gerüchteküche vor!

Doch nicht nur zu Beginn des Projektes sollten Mitarbeiter informiert werden. Nur durch eine regelmäßige Information und Kommunikation über identifizierte Risiken, eingeleitete Maßnahmen und deren Wirkung kann innerhalb der Organisation ein Risikobewusstsein entwickelt werden, damit bei den Mitarbeitern die notwendige Motivation zum Aufbau und Erhalt eines Risikomanagementsystems entsteht und aufrechterhalten wird.

Auch müssen die für das Risikomanagement verantwortlichen Personen vorgestellt werden, damit den Mitarbeitern Ansprechpartner im Falle von Fragen bekannt sind.

Es kann erforderlich sein, Mitarbeiter in bestimmten Risikomanagementmethoden auszubilden, Instrumente wie Fehlermeldesysteme vorzustellen und die Mitarbeiter im Umgang mit ihnen zu schulen.

4. Schritt: Einführung und Anwendung des Risikomanagementprozesses

Nachdem die Mitarbeiter über das Risikomanagement informiert wurden, kann der Risikomanagementprozess in der Organisation zur Anwendung kommen (► Kap. 3.3.2) und je nach Fragestellung die verschiedenen Methoden des Risikomanagementprozesses umgesetzt werden (► Kap. 5).

So bietet sich die Durchführung von Risikoaudits an, um bisher nicht erkannte Risiken der Einrichtung zu identifizieren. Szenario-Risikoanalysen können auf Organisations- oder Abteilungsebene zur Bearbeitung von komplexen, übergreifenden Risiken genutzt werden. Für patienten- oder bewohnersicherheitsrelevante Prozesse können Prozessrisikoanalysen erfolgen.

Darüber hinaus sollte auch eine Analyse der Schadensfälle der zurückliegenden Jahre vorgenommen werden. Neben einer Erfassung und Analyse der Fälle (z. B. Art der Ereignisse, betroffene Abteilungen, Folgen für die Patienten, Höhe der Schadenssummen) ist insbesondere zu klären, ob und welche Maßnahmen zur Fehlervermeidung eingeleitet wurden. Anschließend sollte beurteilt werden, ob die eingeleiteten und umgesetzten Maßnahmen auch tatsächlich wirksam sind.

Es liegt in der Verantwortung des Risikomanagers, den für die Einrichtung passenden »Methodenmix« anzuwenden. Wichtig ist hierbei, nicht alle nur erdenklichen Risiken der Einrichtung zu bearbeiten, sondern die für die Patienten- und Bewohnersicherheit relevanten zu erkennen und systematisch zu bearbeiten.

Der Risikobericht fasst die Ergebnisse der verschiedenen Aktivitäten zusammen und bildet die Grundlage für die sich anschließende Risikobewertung sowie für die Festlegung von Maßnahmen zur Risikobewältigung durch die Risikoeigner und Geschäftsführung.

Aus den oben genannten Analysen können sich eine Vielzahl von Maßnahmen generieren. Auch hier ist eine Priorisierung und Fokussierung erforderlich, um sich nicht in der Fülle der Themen und Aufgaben zu verlieren, oftmals ist hier weniger mehr.

5. Schritt: Konsequente Umsetzung von Maßnahmen

Dieser Schritt ist oftmals der schwierigste, denn nun gilt es zu handeln. Aus dem Ergebnis der Risikoanalyse und -bewertung muss der Handlungsbedarf festgestellt, eine Prioritätenliste nach Dringlichkeit erstellt und Maßnahmen zur Beseitigung der ermittelten Mängel überlegt werden. Es ist eine Aufgabe des Risikomanagers und des Risikomanagement-Lenkungsteams, die erforderlichen Maßnahmen zu koordinieren und hinsichtlich ihres Fortgangs zu überwachen.

Dieser Schritt wird die meiste Zeit beanspruchen. Möglicherweise gibt es Aufgaben, die ohne großen Aufwand oder Kosten erledigt werden können

(z. B. Erstellung einer Arbeitsanweisung zur Aufklärung), andere benötigen unter Umständen mehr Zeit, zum Beispiel eine Erstellung von Prozessabläufen oder gar Reorganisationsmaßnahmen zur Verbesserung der Patienten-/Bewohnersicherheit. Bei der Bewertung von Maßnahmen spielen auch Kostenbetrachtungen eine Rolle. Werden beispielsweise Umbaumaßnahmen für Brandschutz oder zur Verbesserung der Hygiene benötigt, müssen erst die erforderlichen Mittel bereitstehen.

6. Schritt: Risikoüberwachung

Sind die getroffenen Maßnahmen wirksam? Gibt es neu aufgetretene Risiken? Diese Fragen werden im Rahmen der Risikoüberwachung beurteilt.

Es ist wichtig, dass die Kontrolle der Maßnahmenumsetzung in regelmäßigen Abständen durch das Lenkungsteam erfolgt. Zur besseren Verlaufskontrolle empfiehlt es sich, für die einzelnen Maßnahmen konkrete Verantwortliche zu benennen und eine Zeitvorgabe festzulegen. Das Lenkungsteam hat dann die Aufgabe, den Fortschritt der Aktivitäten zu verfolgen und ggf. einzugreifen, wenn die Entwicklung nicht zu den gewünschten Ergebnissen führt, und die Risikoeigner in die Pflicht zu nehmen.

Risikoberichte müssen in regelmäßigen Abständen aktualisiert und überarbeitet werden.

7. Schritt: Aufrechterhaltung des Risikomanagementsystems und kontinuierliche Verbesserung

Risikomanagement ist ein unendlicher Prozess. Äußere oder innere Einflüsse können neue Risiken verursachen. Vorgehensweisen, die heute noch ohne größere Probleme ablaufen, können schon morgen wieder zu Fehlern führen. Abläufe ändern sich, Standards müssen dem aktuellen Wissensstand angepasst werden. Durch kontinuierliche Information und Schulung der Mitarbeiter muss das Risikobewusstsein weiterhin gefördert und lebendig gehalten werden. Instrumente wie ein Fehlermeldesystem müssen immer wieder in Erinnerung gebracht werden, damit die Bereitschaft, diese zu nutzen, nicht erlahmt. Der zu betreibende Aufwand und die erforderliche Energie zur Aufrechterhaltung des Systems dürfen vor allem in der Leitungsebene nicht unterschätzt werden.

Ein regelmäßiges Audit des Risikomanagementsystems dient dazu, dessen Umsetzung und Leistungsfähigkeit zu beurteilen und nötigenfalls Verbesserungen vorzunehmen. Als Auditgrundlage können beispielsweise die Anforderungen der ONR 49001:2014 genutzt werden.

In einem Managementbericht kann das Lenkungsteam die Leistungsfähigkeit des Risikomanagementsystems regelmäßig bewerten und Maßnahmen zur Verbesserung ableiten.

4.6 Risikomanagement geht alle an

Risikomanagement ist sowohl eine Führungsaufgabe als auch eine Gemeinschaftsleistung. Soll dieses System gelingen, ist es erforderlich, dass sich alle Mitarbeiter beteiligen und aktiv einbringen. Doch wie kann man Mitarbeiter für das Risikomanagement motivieren, ihr Interesse nicht nur kurzfristig wecken, sondern dauerhaft erhalten? Die Leistung eines Mitarbeiters wird von vier Faktoren beeinflusst, wie das folgende Modell von Comelli und v. Rosenstiel (▶ Abb. 4.4) zeigt.

Um eine gute Leistung zu erzielen, muss der Mitarbeiter zum einen wollen. Doch der Wille allein genügt nicht, er muss auch über die nötigen Fähigkeiten und Kompetenzen verfügen. Wille und Können allein reichen aber auch nicht aus, wenn in der Einrichtung nicht die nötigen Rahmenbedingungen bestehen, die ein Handeln ermöglichen. Und zu guter Letzt muss der Mitarbeiter auch handeln dürfen.

Wie lassen sich nun diese vier Faktoren im Hinblick auf ein einrichtungsinternes Risikomanagement beeinflussen?

- **Motivieren** – durch Information und Kommunikation
- **Qualifizieren** – durch Schulung zum Risikomanagement
- **Ermöglichen** – durch Schaffung einer neuen Fehlerkultur
- **Ermächtigen** – durch Einrichtung von Arbeitsgruppen zum Risikomanagement, die Maßnahmen zur Risikoanalyse, Vorbeugung und Korrektur aktiv umsetzen können

Risikomanagement als Gemeinschaftsleistung

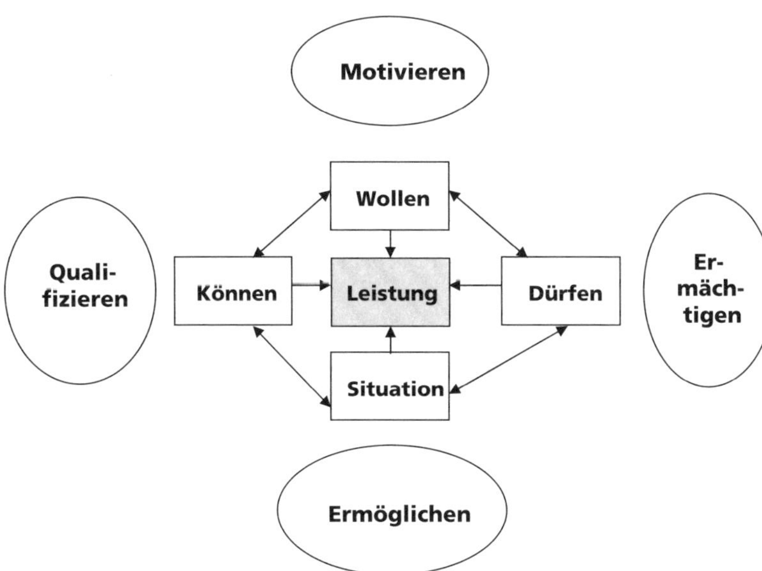

Abb. 4.4:
Vier Faktoren, die die Leistung eines Mitarbeiters beeinflussen (Modell von Comelli und v. Rosenstiel 1995; Kahla-Witzsch 2005)

4.6.1 Motivation

Intrinsische Motivation
führt zu dauerhafter
Verhaltensänderung

Motivation ist die Antriebsfeder menschlichen Handelns. Welche Beweggründe einen Mitarbeiter zum Handeln anspornen, ist höchst individuell. Grundsätzlich lassen sich jedoch zwei Formen der Motivation unterscheiden: extrinsische und intrinsische Motivation. Die Motivation eines Mitarbeiters ist dabei immer eine Kombination aus beiden.

Die **extrinsische** (= **äußere**) **Motivation** kann durch äußere Faktoren wie Status, Gehalt, Privilegien, aber auch Lob, Druck und Belohnung beeinflusst werden. Diese Motivationsform wirkt sich jedoch nur kurzfristig auf das Verhalten eines Mitarbeiters aus.

Intrinsische (= **innere**) **Motivation** entwickelt sich von innen heraus, wenn eine Idee, eine Aufgabe oder eine Tätigkeit als sinnvoll und lohnend erlebt wird. Innere Motivation entsteht, wenn Sinn und Nutzen erlebt werden, wenn jemand sich verantwortlich fühlt, Ergebnisse und Auswirkungen erkennt. Sie wirkt über die Einstellung auf das Verhalten und wird durch Überzeugen aufgebaut. Diese Motivationsform führt zu einer dauerhaften Verhaltensänderung eines Mitarbeiters.

Intrinsische Motivation kann durch folgende Führungsfaktoren beeinflusst werden:

- Information und Kommunikation
- Vorbild der Führung
- Kooperation und aktives Einbeziehen der Mitarbeiter
- partizipativer Führungsstil
- Förderung

Unter Partizipation wird die Möglichkeit der Teilnahme an Entscheidungsprozessen verstanden. Partizipation erhöht die Identifikation der Beteiligten etwa mit Veränderungen und führt zu einer besseren Akzeptanz der Entscheidungen. Dem sollte insbesondere auch im Rahmen des Risikomanagements Rechnung getragen werden. Es reicht nicht, einen Risikomanager zu benennen, auf dessen Schultern Verantwortung und Arbeit für das Risikomanagement ruhen, sondern es gilt, Mitarbeiter beispielsweise durch Teilnahme an Arbeitsgruppen am Risikomanagement aktiv zu beteiligen.

4.6.2 Schulung und interne Kommunikation

Schulung und Kommunikation als Motivationsinstrument

Die Kommunikation und Schulung der Mitarbeiter im Risikomanagement umfasst alle Stufen von der Einführung, Aufrechterhaltung bis hin zur regelmäßigen Anpassung. Auch hierbei handelt es sich um ein wichtiges Motivationsinstrument.

Nach Festlegung konkreter Zielvorgaben für das Risikomanagement sind diese allen Mitarbeitern mitzuteilen. Informationsveranstaltungen gekoppelt mit Schulungsmaßnahmen sind dabei mögliche Instrumente für eine erfolgreiche Kommunikation über Risikomanagement und dessen Umsetzung und leisten einen Beitrag zur Entwicklung der Risikokultur.

Rooney et al. (2002, S. 34) empfehlen bei der Festlegung und Vermittlung der Ziele und Anweisungen die Verwendung einer eindeutigen, auf das Wesentliche beschränkten und für alle verständlichen Sprache: »Use language understandable to the worker to reduce the potential for errors, especially in stressful situations. Procedures can be made more understandable if you include only one action in each procedure step and use short but complete language, active voice, simple sentences and positive phrases«[22].

Hierbei gilt es, die Erfahrungen aus der Erwachsenenpädagogik zu berücksichtigen: Trainingsmaßnahmen müssen immer wieder durchgeführt und an eventuelle Neuerungen angepasst werden. Rooney et al. (2002) schlagen Schulungsmaßnahmen in Form von Seminaren vor, kombiniert mit Umsetzungsübungen in der Praxis. Einführungsschulungen sind mit regelmäßigen Auffrischungsschulungen zu verbinden, um die Mitarbeiter in der Entwicklung der eigenen Leistungsfähigkeit zu fördern und eine ständige Verbesserung der Maßnahmen und Prozesse zu erreichen (▸ Abb. 4.5).

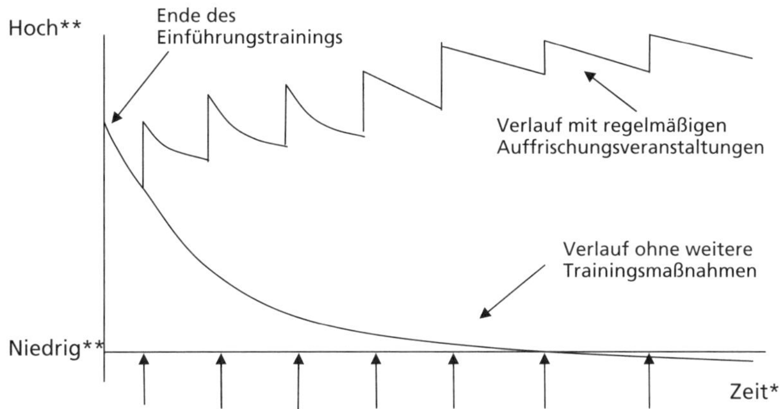

Abb. 4.5: Veranstaltungen zur Vermittlung praktischer Erfahrung (Rooney et al. 2002, S. 34)

* *Die Pfeile der Zeitachse symbolisieren Schulungsmaßnahmen wie Übungen, Arbeitsgruppen, Brainstorming oder Simulator-Training.*
** *Bezeichnet den Wissensstand*

Auch müssen neue Mitarbeiter, beispielsweise im Rahmen von Einführungsveranstaltungen oder der Einarbeitung, mit den Instrumenten des

---

22 »Verwenden Sie eine für die Mitarbeiter verständliche Sprache um das Potential für Fehler, insbesondere in stressigen Situationen, zu reduzieren. Abläufe können besser verstanden werden, wenn pro Arbeitsschritt nur ein Vorgang beschrieben wird. Nutzen Sie kurze, aber komplette Sätze, direkte Rede, einfache Satzstellungen und positive Formulierungen.« (freie Übersetzung der Autorinnen)

Risikomanagements, wie den Meldesystemen und dem Verhalten im Schadensfall, vertraut gemacht werden.

Um ein wirkungsvolles Risikomanagement in einer Einrichtung zu implementieren und weiterzuentwickeln, müssen Risikomanager, Risikoeigner und weitere Mitarbeiter in der Anwendung der Methoden und Instrumente des Risikomanagements (▸ Kap. 5) geschult werden. Auch müssen Ergebnisse von Risikomanagementaktivitäten (z. B. als Reaktion auf Risikoaudits, CIRS-Meldungen) regelmäßig mitgeteilt werden, um durch Feedback die Motivation zur Meldung weiterer Ereignisse aufrechtzuerhalten.

Ein weiterer Aspekt zur Förderung der Motivation für Risikomanagement ist die Schaffung tragfähiger Strukturen für das Risikomanagement. Um den Gedanken des Risikomanagements in alle Bereiche der Einrichtung zu tragen, kommt insbesondere der Risikomanagementkonferenz eine besondere Bedeutung zu. Weiterhin sind Risikomanagement-Arbeitsgruppen ein gutes Instrument, um insbesondere Mitarbeiter aus der Basis in den Gesamtprozess einzubeziehen. Gemäß dem Motto: »**Risikomanagement geht alle an!**«

4.7 Das Für und Wider externer Beratung

Rückgriff auf Mitarbeiter mit Erfahrung im Risikomanagement

Beim Aufbau eines einrichtungsinternen Risikomanagements kann, insbesondere zu Beginn, die Unterstützung durch externe Berater hilfreich und nützlich sein. Natürlich sollte die Leitung im Rahmen der ersten Überlegungen zur Einführung eines Risikomanagementsystems im eigenen Unternehmen nachforschen, welche Kompetenzen und personelle Ressourcen zum Risikomanagement vielleicht schon vorhanden sind. Gibt es Mitarbeiter, die sich bereits aktiv mit dem Thema beschäftigt haben, etwa durch Weiterbildungs- oder Schulungsmaßnahmen, oder die bereits über praktische Erfahrungen aus früheren Beschäftigungsverhältnissen verfügen? Auf diese Mitarbeiter sollte man in jedem Fall zurückgreifen, um Risikomanagement mit dem entsprechenden Wissen im Unternehmen langfristig zu verankern.

Was kann externe Beratung leisten?

Da der Berater in der Regel schon in vielen Einrichtungen Risikomanagementsysteme eingeführt hat, kann er über die dort gemachten Erfahrungen gut einschätzen, welche Vorgehensweise für die zu beratende Einrichtung geeignet ist. Diese Aufgaben kann ein externer Berater in der Regel leisten:

- **Hilfestellung beim Aufbau eines Risikomanagementsystems und Unterstützung bei der Integration in das bestehende Managementsystem**

- **Durchführung von Risikoaudits zur Ermittlung von Fehlerquellen und Verbesserungspotenzialen**
  Der unvoreingenommene Blick eines Außenstehenden ist manchmal durch nichts zu ersetzen.
- **Überzeugungsarbeit sowie Information und Schulung der Führungsebene**
  Von einem externen Spezialisten lässt mancher sich eher etwas sagen als von eigenen Mitarbeitern.
- **Entwicklung von Umsetzungskonzepten**
  Aufgrund ihrer Erfahrungen können Berater oftmals realistischere Umsetzungskonzepte (erforderliche Zeit und Ressourcen) erarbeiten als eine Führung, die möglicherweise, wenn sie sich schon einmal für eine Sache entschieden hat, diese lieber heute als morgen erfolgreich eingeführt haben will.
- **Schulung und Qualifizierung der Mitarbeiter**

Was kann externe Beratung nicht leisten?

- **Übernahme der Führungsverantwortung für das Risikomanagementsystem**
  Ein Berater ist Moderator und Coach, keinesfalls kann er die Verantwortung für das Risikomanagement übernehmen.
- **Beratung ersetzt nicht die Arbeit der Mitarbeiter vor Ort.**
  Damit Risikomanagement einen wirklichen Nutzen für eine Organisation entwickeln kann, müssen die Mitarbeiter vor Ort beteiligt werden, denn nur sie kennen die Organisationsabläufe und möglichen Schwachstellen. Sie müssen Verbesserungen im Alltag auch umsetzen und leben.
- **Umsetzung beschlossener Maßnahmen**
  Auch der fähigste Berater kann der Führung Entscheidungen und konsequentes Handeln nicht abnehmen. Er kann zwar Hinweise zur Umsetzung geben, doch tun müssen es die Verantwortlichen vor Ort.

Entscheidend ist weiterhin, dass sich neben der externen Beratung auch Wissen vor Ort in der Organisation entwickelt, um die Weiterentwicklung des Risikomanagements nach Abschluss der Beratung sicherzustellen.

5 Methoden und Instrumente des klinischen Risikomanagements

5.1 Einführung

Im klinischen Risikomanagement kommen unterschiedliche Methoden und Instrumente zum Einsatz. Bei den Risikomanagementmethoden handelt es sich um Vorgehensweisen, die auf eine systematische und reproduzierbare Weise Risiken identifizieren, analysieren, bewerten und Maßnahmen zur Risikobewältigung ableiten. Somit werden bei der Anwendung einer Risikomanagementmethode alle Schritte des Risikomanagementprozesses (▶ Kap. 3.3.2) durchlaufen. Instrumente hingegen unterstützen Teile des Risikomanagementprozesses.

An dieser Stelle sollen die im Gesundheitswesen gebräuchlichsten Methoden und Instrumente kurz vorgestellt werden, um einen Einblick in Vorgehensweisen zu vermitteln, ohne hierbei jedoch einen Anspruch auf Vollständigkeit erheben zu wollen.

Bei den Methoden des klinischen Risikomanagements handelt es sich um

- Szenariorisikoanalyse
- Prozessrisikoanalyse
- Schadenfallanalyse
- Critical Incident Reporting Systeme (CIRS)
- Systematische Datensammlung

Folgende Instrumente können im Risikomanagement Anwendung finden:

- Brainstorming
- Ursache-Wirkungs-Diagramm (Ishikawa-Diagramm)
- Risikoaudit

Die Methoden und Instrumente lassen sich dahingehend unterteilen, ob sie primär präventiv oder reaktiv eingesetzt werden und ob sie einen Top-Down-Ansatz oder Bottom-Up-Ansatz verfolgen. Während der Top-Down-Ansatz ein Risiko aus der Perspektive der Unternehmensführung betrachtet, bedarf es beim Bottom-Up-Ansatz insbesondere der Mitwirkung der Mitarbeitenden vor Ort (▶ Tab. 5.1).

	PRÄVENTIV	REAKTIV
Top Down	Szenariorisikoanalyse	Schadenfallanalyse (z. B. nach dem London Protocol)
Bottom Up	Prozessrisikoanalyse Risikoaudit	Critical Incident Reporting Systeme (CIRS) Systematische Datensammlung

Tab. 5.1: Methoden und Instrumente des klinischen Risikomanagements

Präventive Methoden können zum Einsatz kommen, ohne dass sich schon Vorkommnisse ereignet haben müssen, so kann beispielsweise eine Prozessrisikoanalyse bereits für einen Prozess im Stadium seiner Entwicklung durchgeführt werden, um mögliche Patientensicherheitsprobleme zu identifizieren und Maßnahmen zur Vorbeugung von Fehlern oder Schadensereignissen zu planen.

Bei den reaktiven Methoden hingegen muss bereits ein Schadenfall oder ein kritisches Ereignis eingetreten sein, damit es aufgearbeitet werden und ein Lernen daraus erfolgen kann.

In einem wirksamen klinischen Risikomanagementsystem werden die nachfolgenden unterschiedlichen Methoden situativ, je nach Fragestellung, eingesetzt. Voraussetzung hierfür ist ein klares Konzept für das klinische Risikomanagement, in welchem geregelt ist, wer, wann und in wessen Auftrag welche Methoden anwendet. Hierzu bedarf es klinischer Risiko- und Qualitätsmanager, die den Einsatz der Methoden beherrschen.

5.2 Szenariorisikoanalyse

Unter einem Risikoszenario versteht man eine konkrete und bildhafte Beschreibung eines Risikos, in der Ausgangslage, Ursachen und Auswirkungen eines Risikos verständlich beschrieben werden.

Ursprünglich wurde die Szenariotechnik als Instrument der strategischen Planung in Unternehmen eingesetzt, um Entwicklungen der Zukunft zu analysieren und zusammenhängend darzustellen. Mit ihrer Hilfe sollen Vorstellungen über positive oder negative Entwicklungen einzelner Faktoren in der Zukunft zu umfassenden Bildern und Modellen (Szenarien) zusammengefasst werden. Hierzu werden quantitative Daten und Informationen, Einschätzungen und Meinungen verknüpft, um hieraus Beschreibungen einer oder mehrerer Zukunftssituationen anzufertigen. Die Szenariotechnik wird bevorzugt zur Analyse komplexer Themenstellungen eingesetzt und lässt sich auch im Gesundheitswesen anwenden (Fink 2006). Bei der Erarbeitung von Szenarien geht es weniger darum, die Zukunft möglichst treffsicher vorauszusagen, sondern mehrere alternative Zukunftsbilder zu entwickeln, die ganz unterschiedlich aussehen können, in sich jedoch logisch aufgebaut sind (Prinzip der multiplen Zukunft).

Im Rahmen des Risikomanagements nutzt man die Szenario-Analyse zur Beschreibung von Risiken und deren Ursache-Wirkungszusammenhängen im Rahmen des Top-Down-Ansatzes. Dieser besagt, dass das Risiko organisationsweit oder auf eine Abteilung bezogen aus Sicht der Führung betrachtet wird. Dabei erfolgt die Risikoidentifikation unter Verwendung einer Gefahrenliste (siehe ein Beispiel für die stationäre Pflege in Anlage 1). Vorgehensweise bei der Szenariorisikoanalyse:

- Festlegung des zu untersuchenden Bereichs
- Sammlung von Informationen über den zu untersuchenden Bereich
- Risikoidentifikation, z. B. mit Hilfe einer Gefahrenliste
- Beschreibung des Szenarios
    - Ausgangslage
    - Auswirkungen
    - Ursachen
- Bewertung des Risikos
- Entwicklung von Maßnahmen zur Risikobewältigung

Bei der Beschreibung des Szenarios sind die Ursachen-Wirkungs-Beziehungen des Risikos bis hin zu den Auswirkungen auf die Organisation von allen Beteiligten zu diskutieren und analysieren.

Nach erfolgter Risikoanalyse wird das Risiko bewertet. Hierbei findet das Credible-Worst-Case-Prinzip Anwendung. Es wird dabei das Risiko in seiner Ausprägung als schlimmstmöglicher, aber immer noch glaubwürdiger Fall angenommen. Wird im Rahmen der Risikobewertung ein Handlungsbedarf erkannt, so werden zu den Risikoursachen bestehende Maßnahmen dargestellt und neue Maßnahmen und Aktionspläne ermittelt, um die Risikolage zu verbessern. Dabei gilt es, nicht jedes Risiko zu bearbeiten, sondern die wesentlichen Risiken der Einrichtung im Hinblick auf Bewohner- bzw. Patientensicherheit.

Die Anwendung der Methode soll am Beispiel eines Szenarios für das Risiko »unzureichendes Notfall- und Evakuierungsmanagement« in der Abbildung 5.1 dargestellt werden.

Szenariorisikoanalysen können präventiv erfolgen, d. h. es können Risiken betrachtet werden, bevor sie sich in der Einrichtung überhaupt verwirklicht haben. Natürlich können in die Betrachtung der Risiken auch bereits eingetretene Risiken oder kritische Ereignisse einfließen.

Die gemeinsame Entwicklung von möglichen Szenarien fördert das Verständnis von Zusammenhängen und steigert das gemeinsame Risikoverständnis und das Bewusstsein für Risiken.

Risiko 1	Unzureichendes Notfall- und Evakuierungsmanagement
Risikoeigner:	Geschäftsführer, Brandschutzbeauftragter

Ausgangslage:
Maßnahmen zum Brandschutz sind gesetzlich klar geregelt. Aufgrund der alten Bausubstanz unserer Einrichtung wurden in den vergangenen Jahren erhebliche Investitionen im Rahmen des baulichen Brandschutzes getätigt, zudem gibt es klare Regelungen zum Brandschutz, die den Mitarbeitern im Rahmen von jährlichen Brandschutzunterweisungen vermittelt werden. Zudem werden die Mitarbeiter alle 2 Jahre in der Anwendung der Feuerlöscher mit praktischen Übungen unterwiesen.
Am Sonntag kam es zu einem Brand auf Station 5, weil bei einer verstorbenen Bewohnerin eine Kerze angezündet, aber nicht ausgepustet wurde. Bewohner mussten evakuiert werden. Hierbei zeigte sich, dass die Mitarbeiter mit der Evakuierung überfordert waren, die Evakuierung zu lange dauerte, Bewohner in den Bereich der Feuerwehrzufahrt gebracht wurden, das Zusammenwirken mit der Feuerwehr insgesamt nicht reibungslos ablief. Zwei Bewohner mussten mit Rauchgasvergiftung im Krankenhaus stationär behandelt werden.

Risiko: Unzureichendes Notfall- und Evakuierungsmanagement bei Schadenslagen (z.B. Brand)

Auswirkungen (+/-):
Gefährdung von Bewohnern und Mitarbeitern bis hin zu möglichen Todesfällen, Haftungs- und strafrechtliche Konsequenzen

Ursachen des Risikos
- ☐ Nichteinhaltung von Vorschriften zum Bandschutz (Kerze)
- ☐ Fehlende Kenntnis des Notfall- und Evakuierungsplans
- ☐ Unklare Verantwortlichkeiten im Falle von Evakuierungen
- ☐ Fehlende Evakuierungsübungen
- ☐ Zusammenarbeit mit Feuerwehr nicht eingeübt

IST [1] und SOLL (1)

Risikobewertung IST: Auswirkung katastrophal/Eintrittswahrscheinlichkeit alle 3 Jahre

X	Risiko vermeiden Risiko vermindern Risiko überwachen Risiko akzeptieren	**Frühwarnindikatoren/Trend** ☐ Quote der Teilnahme an Pflichtfortbildung ☐ Feststellungen bei Audits zum Brandschutz

Nr.	Bestehende Maßnahmen
1.	Vorhandener Notfall- und Evakuierungsplan
2.	Brandschutzkonzept, aktiver und passiver Brandschutz
3.	Brandschutzschulungen mit aktiven Übungen

Nr.	Neue Maßnahmen	wer	bis wann	€/Status
4.	Brandschutz- und Evakuierungsplan aktualisieren und Freigabe	BSB Feuerwehr	3 Monate	10 PT (Personen-arbeitstag)
5.	Schulung der Mitarbeiter	BSB PD/	+2 Monate	20 PT
6.	Evakuierungsübung (zukünftig alle 3 Jahre wiederholen, Alarmierungsübung ohne Personenevakuierung jährlich)	BSB/PD /QM	+2 Monate	Kosten Rettungs-dienst/FW Beobachter
7.	Analyse der Übung	BSB/RM/ FW	+1 Monat	2 PT
8.	Analyse der Teilnahme an den Schulungen	RM/BSB	Aktuell/jähr-lich	0,5 PT

Abb. 5.1:
Beispiel für eine Szenariorisikoanalyse »Notfall- und Evakuierungsmanagement«

5.3 Prozessrisikoanalyse

Die Prozessrisikoanalyse untersucht, welche Gefährdungen für Patienten oder Bewohner bei einzelnen Prozessschritten oder entlang eines Prozesses bestehen und eintreten können.

Die Fehler-Möglichkeits- und Einfluss-Analyse (FMEA)

Methodischer Vorgänger der Prozessrisikoanalyse ist die Fehler-Möglichkeits- und Einfluss-Analyse (FMEA). Diese wurde ursprünglich als Konstruktions-FMEA entwickelt, um im Rahmen der Produktentwicklung Fehler in einem Produkt zu identifizieren, die zu Fehlfunktionen führen und somit zu Gefährdungen oder Unzufriedenheit beim Kunden führen könnten. Zielsetzung dieser Konstruktions- FMEA ist es, solche Fehler mit hoher Eintrittswahrscheinlichkeit und erheblicher Auswirkung auf den Kunden zu erkennen und Maßnahmen zu deren Beseitigung einzuleiten (beispielsweise durch alternative Konstruktion), bevor ein fehlerhaftes Produkt den Kunden erreicht.

Die FMEA ist der Versuch, mögliche Schwachstellen in neuen Prozessen bzw. Methoden zu analysieren, diese auf ihre Einflussmöglichkeiten hin zu überprüfen und somit Fehler im Vorfeld zu vermeiden bzw. zu begrenzen. Idealerweise wird diese Analyse durch ein interdisziplinäres Team (alle am Behandlungs- und Betreuungsprozess beteiligten Berufsgruppen) durchgeführt (vgl. Wolf und Runzheimer 2003).

In der FMEA sind alle möglichen Fehler aufzulisten und hinsichtlich der Folgen für die Patientensicherheit zu beurteilen. Die Fehlerursachen sind zu bestimmen und notwendige Methoden zur Prozessüberwachung bzw. zur Vermeidung eines Schadenseintritts festzulegen (► Abb. 5.2).

Hierbei werden die Fehler hinsichtlich ihrer Häufigkeit (Eintrittswahrscheinlichkeit), *im Beispiel Occurrence Rating (OCC)*, Auswirkung für die Patientensicherheit, *im Beispiel Severity Rating (SEV)*, und Entdeckbarkeit, *im Beispiel Detection Rating (DET)*, bewertet, wobei jedes Kriterium einem Zahlenwert von 1 bis 10 zugeordnet wird. Anschließend werden die drei Kriterien multipliziert und man erhält die Risikoprioritätszahl (RPZ).

Gegenstände der FMEA sind:

- Identifikation potenzieller Fehlermöglichkeiten,
- Beurteilung der möglichen Effekte, die von einem Fehler auf den Kunden ausgehen,
- Feststellung der möglichen Gründe, die einen Fehlereintritt begünstigen,
- Entwicklung von Prüftechniken zur vorzeitigen Fehlererkennung und
- Ableitung von Maßnahmen zur dauerhaften Fehlerbehebung und Qualitätsverbesserung.

Die Ziele der FMEA sind:

- auf Fehlermöglichkeiten und Fehlerauswirkungen vorbereitet zu sein,
- Fehler im Prozess systematisch zu bekämpfen und
- Fehler abzubauen und in Zukunft zu vermeiden.

Die Vorteile der FMEA sind:

- die systematische und vollständige Erfassung potenzieller Probleme mit dem Ziel der Fehlervermeidung
- Verringerung der Gefahren von Kundenbeschwerden, Revisionseingriffen oder Verweildauerverlängerungen durch die gezielte Verfolgung kritischer Systemteile
- Reduzierung von Kosten und Zeit für nachträgliche Anpassungen
- systematische Erfassung und Dokumentation von Problemfeldern zur Vermeidung von Wiederholungsfehlern oder Doppelarbeit

Stufe Funktion	Potenzielle Fehlerart	Potenzielle Fehlerauswirkung	SEV	Potenzielle Fehlerursache	OCC	Gegenwärtige Ausführungskontrolle	DET	RPN	Notwendige Aktivitäten	Verantwortlich (mit Zeitangabe)
Bewertung vor Aufnahme	Konfusion bei einem Teil des Teams	Weniger verfügbare Ressourcen	2	Ungenaue Daten	5	Formlos Marketing Meeting	4	40		
				Fehlende Daten	4					
				Fehlkommunikation	4					
				Unnötige Daten	4					
		Falsche Behandlung	4	Ungenaue Daten	5	Ereignisreporte Qualitätsdenken Diagrammprüfungen CM-Erhebung	4	80		
				Fehlende Daten	4					
				Fehlkommunikation	4					
				Unnötige Daten	4					
		Versäumte Behandlung (Unbekanntes Problem)								

SEV = Gewichtungsfaktor (Severity Rating) für jede potenzielle Defektauswirkung
OCC = Häufigkeitsfaktor (Occurrence Rating)
= Wahrscheinlichkeit des Auftretens einer potenziellen Ursache
DET = Aufklärungsfaktor (Detection Rating)
= für jede Ausführungskontrolle ist die Wirksamkeit des Ablaufs bewertet.
PRN = Risikoprioritat (Risk Priority Number)
= potenzielle Gesamtauswirkung auf den Patienten, gibt Priorität für Arbeitsreihenfolge an.

Abb. 5.2:
Ausschnitt einer FMEA »Behandlung eines Patienten« (vgl. von Eiff 2003)

In den letzten Jahren hat sich im Gesundheitswesen eine Modifikation der klassischen FMEA bewährt, bei welcher Risiken in den Prozessen hinsichtlich ihrer Eintrittswahrscheinlichkeit und Auswirkung bewertet werden und die Werte in einer Risikomatrix abgebildet werden (▶ Kap. 3, ▶ Abb. 3.3). Die Anwendung der Methode soll am Beispiel einer Prozessrisikoanalyse zum Thema Medikation dargestellt werden.

Zunächst einmal werden in jedem Prozessschritt mögliche Gefährdungen in Bezug auf die Patienten- und Bewohnersicherheit identifiziert (▶ Tab. 5.2).

Tab. 5.2:
Identifikation möglicher Gefährdungen/Risiken im Medikationsprozess

Prozess Orale Medikation (Tabletten, Tropfen)		
Prozessschritt	**Verantwortliche Person**	**Mögliche Gefährdungen/Risiko**
Schriftliche Medikamentenanordnung in Patientendokumentation	Arzt	• Unleserliche Anordnung (1) • Lückenhafte Anordnung (2) • Falsche Anordnung (z. B. Verwechslung, Nichtbeachten von Dosiseinschränkungen, Wechselwirkungen)
Richten des Medikamentes	Examinierte Pflegekraft	• Medikamentenverwechslung (3) • Fehlendes Medikament (Nichtverfügbarkeit) • Falsche Dosierung • Falsche Applikationsform • Hygienemangel (4) • Überschreiten der Haltbarkeit nach dem Richten (Tropfen)
Verabreichen des Medikamentes	Examinierte Pflegekraft	• Patientenverwechslung • Nichtgabe • Nichteinnahme

Anschließend werden relevante identifizierte Risiken hinsichtlich ihrer unmittelbaren Folgen und der zugrundeliegenden Ursachen analysiert, im Ist-Zustand bewertet (Wahrscheinlichkeit des Auftretens/der Auswirkung), geplante Maßnahmen zur Risikobewältigung festgelegt und anschließend das Risiko im Soll-Zustand bewertet (▶ Tab. 5.3).

Tab. 5.3:
Risikoanalyse und Bewertung, Ableitung von Maßnahmen (zur Bedeutung der Risikobewertung siehe Risikokriterien unter ▶ Tab. 3.1 und ▶ Tab. 3.2)

R_n	Gefährdung/ Risiko Unmittelbare Folgen	Ursachen	W Ist	A Ist	Maßnahmen	Wer	W Soll	A Soll
1	Unleserliche Anordnung Medikationsfehler	Handschriftliche Patientendokumentation; fehlendes Problembewusstsein der Ärzte	3	4	*Kurzfristig:* Information und Schulung der Ärzte *Mittelfristig:* Umstellung auf elektronisches Dokumentationssystem	Heimleitung/ PDL	2	4
2	Lückenhafte Anordnung Medikationsfehler	Unkenntnis des Arztes, Vergessen von Angaben	5	2	*Bei Unklarheit:* immer Rückfrage des Pflegepersonals gemäß Checkliste Medikation, keine Gabe bei	PDL	3	2

R$_n$	Gefährdung/ Risiko Unmittelbare Folgen	Ursachen	W Ist	A Ist	Maßnahmen	Wer	W Soll	A Soll
					fehlenden Pflichtangaben **Schulung** der Ärzte bzgl. Dokumentationsanforderungen			
3	Medikamentenverwechslung beim Richten Medikationsfehler	Ablenkung, Störung, Medikamentensortierung, fehlendes Vier-Augen-Prinzip, Look-alikes	3	4	Neusortierung Medikamentenschrank, Schaffung eines ungestörten Arbeitsplatzes Einführung Vier-Augen-Prinzip	Stationsleitung PDL QMB	2	4
4	Hygienemangel beim Richten der Medikamente Kontamination, Keimverschleppung	Fehlende Händehygiene, unsachgemäßer Umgang mit Arzneimitteln, insbesondere Tropfen oder Mörsern von Arzneimitteln bei Sondengabe	3	3	Schulung Hygieneplan, **Erstellung Arbeitsanweisung:** Zubereitung von Medikamenten für Sonden und Schulung der korrekten Vorgehensweise	Hygienefachkraft Apotheker	2	3

Tab. 5.3: Risikoanalyse und Bewertung, Ableitung von Maßnahmen (zur Bedeutung der Risikobewertung siehe Risikokriterien unter ▶ Tab. 3.1 und ▶ Tab. 3.2) – Fortsetzung

Bei der Anwendung der Methode ist darauf zu achten, dass Mitarbeiter, die am Prozess beteiligt sind, in die Analyse einbezogen werden, damit die tatsächlich in diesem Prozess in dieser Einrichtung auftretenden Gefährdungen bearbeitet werden.

5.4 Schadenfallanalyse

Insbesondere schwere Schadenfälle haben ein großes Lernpotenzial, da häufig mehrere Ursachen zu einem Vorfall beigetragen haben. Eine Methode zur systematisierten Aufarbeitung und Analyse von Schadenfäl-

Das London Protocol

107

len wurde von Charles Vincent und Sally Taylor-Adams (2007) als sogenanntes »London Protocol« entwickelt. Dieses beschreibt einen strukturierten und systemischen Ansatz zur Analyse von Zwischenfällen. Die Vorgehensweise kann grundsätzlich in allen Bereichen der Gesundheitsversorgung eingesetzt werden.

Ziel der Methode ist es, eine einheitliche, umfassende, strukturierte Untersuchung von Zwischenfällen zu gewährleisten, welche über die häufig anzutreffende Suche nach einem Schuldigen hinausgeht. Durch Anwendung des Protokolls soll ein Klima größerer Offenheit und eine Abkehr von den üblichen Schuldzuweisungen erreicht werden.

Die Frage, welche im Rahmen der Analyse beantwortet werden soll, lautet: Welche Faktoren besitzen das größte Potenzial für die Verursachung zukünftiger Zwischenfälle? (Vincent, Taylor-Adams 2007). Diese gilt es zu ermitteln, um geeignete Maßnahmen zur Risikoprävention einleiten zu können.

Das London Protocol beschreibt den gesamten Prozess der Untersuchung, Analyse und Ableitung von Handlungsempfehlungen. Methodisch fußt das Protokoll auf dem Modell der organisationalen Unfallentstehung von James Reason (► Abb. 5.3).

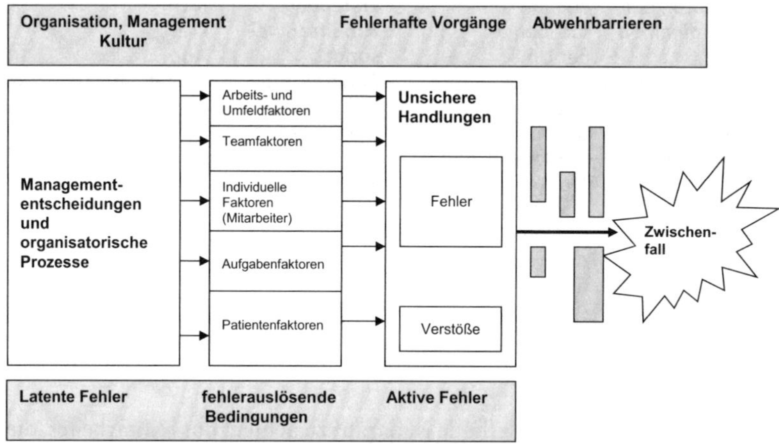

Abb. 5.3: Modell der organisationalen Unfallentstehung nach James Reason; Hellmann und Ehrenbaum 2011

Dieses geht davon aus, dass falsche Entscheidungen, die auf höherer Managementebene getroffen wurden, sich über die Abteilungsebene bis auf den jeweiligen Arbeitsplatz fortpflanzen können. Diese sogenannten latenten Fehler führen zu fehlerbegünstigenden Bedingungen, die wiederum zur Entstehung aktiver Fehler beitragen.

In jeder Einrichtung gibt es Abwehrmechanismen und Sicherheitsbarrieren, die das Auftreten eines Zwischenfalles vermeiden sollen. Das System-Modell geht davon aus, dass die potenzielle Fehlerhaftigkeit menschlicher Handlungen erst dann zu einer realen Gefahr wird, wenn die vorhandenen Abwehrmechanismen diese Fehler im Vorfeld wegen Lücken in der Systemsicherheit nicht verhindern können.

In der Analyse des London Protocols werden zunächst aktive Fehler, d. h. unsichere Handlungen der Mitarbeiter vor Ort, betrachtet. Es wird versucht, versagende oder fehlende Abwehrmechanismen zu identifizieren. Um ein erneutes Auftreten dieser aktiven Fehler zu verhindern, müssen die dahinterliegenden fehlerbegünstigenden Faktoren erkannt werden, um geeignete Bewältigungsstrategien zu deren Vermeidung entwickeln zu können. Hierzu wird bis auf die Ebene von Managemententscheidungen und organisatorischen Prozessen untersucht, unter welchen Bedingungen die Fehler gemacht wurden und welche fehlerbegünstigenden Faktoren vorlagen. Tabelle 5.4 gibt eine Übersicht über die verschiedenen Ebenen, die im Hinblick auf beeinflussende Faktoren betrachtet werden.

Ebenen	Beeinflussende Faktoren
Institutioneller Kontext	• Wirtschaftlicher und rechtlicher Rahmen • Gesundheitspolitik
Organisation und Management	• Finanzieller Rahmen • Organisationsstruktur • Aufgaben und Ziele • Sicherheitskultur
Arbeitsumfeld	• Personalbestand und Qualifikation • Arbeitsbelastung und Schichtpläne • Beschaffenheit, Verfügbarkeit und Instandhaltung der Einrichtung • Unterstützung durch die Verwaltung und die Leitung
Team	• Verbale Kommunikation • Schriftliche Kommunikation • Supervision und Angebote zur Hilfe • Teamstruktur (Teamverhalten, Übereinstimmung, Zusammenhalt, Führung usw.)
Individuelle (auf das Personal bezogene) Faktoren	• Wissen und berufliche Qualifikation • Kompetenz • Körperliche und geistige Gesundheit
Aufgabenbezogene Faktoren	• Aufgabenstruktur und deren Klarheit • Verfügbarkeit und Gebrauch von Standards, Arbeitsanweisungen, Protokolle • Verfügbarkeit und Genauigkeit von Testergebnissen
Patientenbezogene Faktoren	• Zustand (Komplexität und Schweregrad der Erkrankung) • Sprache und Kommunikation • Persönlichkeit • Soziale Faktoren

Tab. 5.4:
Ebenen und Faktoren für die Fehlerentstehung

Vorgehensweise beim London Protocol

1. Schritt: Identifikation des zu untersuchenden Vorfalls und Entscheidung zur Untersuchung

Im ersten Schritt erfolgt die Entscheidung, welcher Vorfall einer Analyse unterzogen werden soll. Häufig handelt es sich hierbei um Vorkommnisse mit schwerwiegenden Auswirkungen für einen Patienten, die Angehörigen, das Personal oder die Organisation, allerdings können auch Zwischenfälle, die keinen Schaden verursacht haben, aber ein hohes Maß an Lernmöglichkeit bieten, eine Analyse erforderlich machen.

Jede Einrichtung sollte die Umstände, die Anlass für eine Untersuchung eines Zwischenfalls geben, klar festlegen. Die Entscheidung für eine Untersuchung sollte auf oberster Führungsebene erfolgen, um dem Analyseteam die erforderliche Autorisation zu verleihen. Ebenso muss die Einrichtungsleitung die aus der Analyse resultierenden Empfehlungen und Maßnahmen bewerten und deren Umsetzung unterstützen.

2. Schritt: Auswahl der Mitglieder des Untersuchungsteams

Nachdem die Entscheidung für eine Analyse getroffen wurde, muss ein Untersuchungsteam bestimmt werden. Dieses sollte aus drei bis vier Personen bestehen, welche je nach Art des Falles über unterschiedliche Kenntnisse und Fähigkeiten verfügen sollten. Es muss sichergestellt sein, dass die Mitglieder des Teams über genügend zeitliche Ressourcen für diese Aufgabe verfügen und über die erforderliche Objektivität und Unparteilichkeit verfügen, daher dürfen sie selbst nicht in den Vorfall involviert sein. Ein Mitglied des Teams sollte in der Anwendung des London Protocols geschult sein und Erfahrungen auf dem Gebiet der Zwischenfallanalyse verfügen, beispielsweise als Risikomanager.

3. Schritt: Organisation und Datensammlung

Der erste Arbeitsschritt des Untersuchungsteams besteht darin, alle Fakten, Erkenntnisse und materiellen Gegenstände, die mit dem Zwischenfall in Verbindung stehen, zusammenzutragen. Dies sollte möglichst zeitnah erfolgen. Denn je schneller diese Datensammlung nach dem Ereignis erfolgt, desto vollständiger und umfassender wird diese sein. Das Untersuchungsteam muss festlegen, welche Personen, die am Zwischenfall beteiligt waren oder Kenntnisse hierzu haben, befragt werden sollten. Diese Befragung von Beteiligten ist von großer Bedeutung, um fehlerbegünstigende Faktoren ermitteln zu können.

4. Schritt: Ermittlung des chronologischen Ablaufs des Zwischenfalls

Anhand der gesammelten Daten und Informationen erstellt das Untersuchungsteam zunächst den chronologischen Ablauf der Ereignisse. Hierbei ist darauf zu achten, dass keine vorschnellen Schlüsse gezogen werden.

5. Schritt: Identifikation fehlerhafter Vorgänge

Im nächsten Arbeitsschritt werden fehlerhafte Vorgänge und aktive Fehler identifiziert. Dabei können einzelne Arbeitsschritte keine, einen oder mehrere fehlerhafte Vorgänge aufweisen.

6. Schritt: Identifikation fehlerbegünstigender Faktoren

In diesem Arbeitsschritt werden die fehlerhaften Vorgänge dahingehend untersucht, ob die Fehlerentstehung durch Faktoren auf unterschiedlichen Ebenen begünstigt wurden. Dabei gilt es zu beachten, dass ein fehlerhafter Vorgang mit mehreren fehlerbegünstigenden Faktoren in Zusammenhang stehen kann.

7. Schritt: Ableitung von Empfehlungen und Entwicklung von Maßnahmen

Anschließend muss das Untersuchungsteam anhand der aus der Analyse gewonnenen Erkenntnisse Empfehlungen erarbeiten, die dazu beitragen, die erkannten Schwachstellen im System zu beseitigen und somit das Risiko einer Wiederholung vermindern. Die Ergebnisse werden der beauftragenden Leitung zur weiteren Entscheidung bezüglich deren Umsetzung vorgelegt.

Während das London Protocol der systematischen Aufarbeitung von Schadenfällen und der Ableitung von Maßnahmen zur Risikoprävention dient, sollten Schadenfälle weiterhin auch einer zusätzlichen Analyse hinsichtlich ihrer Auswirkungen auf Versicherbarkeit und Versicherungsprämien betrachtet werden. Graf et al. (2003, S. 172) erklären hierzu: »Schadensfälle werden zwar verwaltungstechnisch korrekt bearbeitet, aber eine Beobachtung der Kosten-Leistungs-Verhältnisse oder die Beachtung wirtschaftlicher Aspekte durch eine entsprechende Gestaltung der Versicherungsbeiträge und der daraus resultierenden Prämien unterbleibt.«

5.5 Critical Incident Reporting System (CIRS)

Ein Critical Incident Reporting System (CIRS) ist ein Berichts- und Lernsystem, welches der Erfassung und Analyse von systembezogenen Fehlern, Risiken, kritischen Ereignissen und Beinahe-Schäden in Einrichtungen des Gesundheitswesens dient. (APS, 2016). Die Meldung erfolgt durch Mitarbeiter aller Berufsgruppen einer Einrichtung auf freiwilliger Basis, anonym oder vertraulich. Somit zählt CIRS zu den Bottom-up-Methoden.

Bereits seit April 2014 gibt es aufgrund einer Richtlinie des Gemeinsamen Bundesausschusses die Verpflichtung für Krankenhäuser, ein Fehlermeldesystem »für alle Mitarbeiter abteilungs- und berufsgruppenübergreifend sowie niederschwellig zugänglich und einfach zu bewerkstelligen einzurichten. Die Meldungen müssen freiwillig, anonym und sanktionsfrei durch die Mitarbeiter erfolgen können.« (QM-Richtlinie Krankenhäuser, vom 23. Januar 2014, in Kraft getreten am 17. April 2014, S.6).

In der überarbeiteten Richtlinie (QM RL vom 17.12.2015, in Kraft getreten 16.11.2016, S.7) gilt diese Forderung nun für alle ambulanten und stationären Versorgungsbereiche. Dabei wird als Ziel formuliert, dass hiermit »die Prävention von Fehlern und Schäden durch Lernen aus kritischen Ereignissen erfolgt, damit diese künftig und auch für andere vermieden werden können.«

Dies setzt voraus, dass Meldungen systematisch aufgearbeitet werden und Handlungsempfehlungen zur Prävention daraus abgeleitet und umgesetzt werden, deren Wirksamkeit dann im Rahmen des Risikomanagements evaluiert wird.

Zielsetzung eines solchen Meldesystems ist es, Risiken der Patienten-, Bewohner- oder Mitarbeitersicherheit zu identifizieren, zu analysieren und zu bewerten, um daraus Verbesserungs- und Präventionsmaßnahmen abzuleiten. Meldesysteme bilden somit einen wichtigen Baustein des klinischen Risikomanagements (QM RL vom 17.12.2015, in Kraft getreten 16.11.2016, S.7).

Frühwarnsystem CIRS-Meldungen können ein Frühwarnsystem bilden, um auf Sicherheitsprobleme aufmerksam zu machen, bevor diese zu einem Schadensereignis geführt haben.

Sollten Ereignisse zu einem Schaden des Patienten geführt oder dazu beigetragen haben, erfordern diese eine vom CIRS getrennte Bearbeitung durch den Träger der Einrichtung bzw. die Information an dessen Haftpflichtversicherung. Hierzu ist ein gesondertes Meldeverfahren zu etablieren, da hier die Grundsätze der Anonymität und Sanktionsfreiheit nicht gelten können. Dies bedeutet für die praktische Umsetzung, dass es zwei getrennte Meldesysteme geben muss – ein Meldesystem für »kritische Ereignisse« sowie eines für Schadensfälle. Bei der Einführung eines CIRS-Meldesystems ist darauf zu achten, dass den Mitarbeitern vermittelt wird, welche Ereignisse oder Umstände in ein CIRS berichtet werden sollen, damit Meldungen, für die es andere Meldewege oder -verpflichtungen gibt, z. B. Vorkommnisse im Zusammenhang mit Medizinprodukten oder Schadensfälle, nicht in dieses System gemeldet werden.

Welchen Nutzen hat ein CIRS-Meldesystem?

Ein CIRS-Meldesystem kann einen Beitrag dazu leisten, sicherheitsrelevante Probleme, latente Fehler, unsichere Prozesse, Abläufe, Verfahren und Verbesserungspotenziale zu erkennen, die auf anderem Wege nicht identifizierbar waren. Aufgrund der statistisch höheren Auftretenswahrscheinlichkeit von Vorkommnissen und einer größeren Themenvielfalt ergeben sich mehr Lernmöglichkeiten als bei einem reinen Schadenmeldesystem. Es ermöglicht eine Sensibilisierung der Mitarbeiter durch eine Erhöhung der

Aufmerksamkeit für Risiken und Lösungsmöglichkeiten und unterstützt langfristig die Weiterentwicklung einer Sicherheitskultur. Wiederholte Berichte zu einem Thema können auf ernstzunehmende Probleme hinweisen, aber auch lediglich eine erhöhte Aufmerksamkeit auf bestimmte Prozesse abbilden. Einrichtungsübergreifende Meldesysteme ermöglichen zudem ein Lernen aus Fehlern und Vorkommnissen, die sich bei anderen ereignet haben.

Allerdings hat ein solches Meldesystem auch seine Grenzen. Ein CIRS-Meldesystem kann immer nur ein Baustein eines klinischen Risikomanagementsystems sein. Es ist in der Lage, einen Teil der Risiken und Ereignisse aus der Perspektive der Mitarbeiter zu identifizieren. Zur Identifikation weiterer Risiken und zu deren Analyse und Bewertung müssen weitere Methoden und Instrumente des Risikomanagements ergänzend eingesetzt werden.

Ein CIRS liefert keine repräsentativen Daten und lässt keine Rückschlüsse auf die tatsächliche Häufigkeit aufgetretener Ereignisse zu. Allenfalls erlaubt die Anzahl der Meldungen oder die Differenzierung nach Berufsgruppen oder Bereichen Interpretationen hinsichtlich der Meldebereitschaft oder Akzeptanz des Systems (APS 2016).

Wie gelingen eine erfolgreiche Einführung und Weiterentwicklung des Systems?

Damit ein CIRS-Meldesystem erfolgreich wirken kann, gilt es einige Punkte zu beachten (APS 2016, S.5).

- Entscheidung durch die oberste Leitung über die Einführung und Unterstützung durch alle Führungskräfte
- Förderung einer Kultur zum konstruktiven Umgang mit Fehlern und Risiken
- Schaffung verlässlicher Strukturen und Prozesse für das Meldesystem
- Förderung der Mitarbeiterbeteiligung
- Sichtbare Maßnahmen aufgrund von CIRS-Meldungen
- Regelmäßige Evaluation des CIRS-Systems

Die Einführung eines CIRS ist durch die Leitung der Einrichtung zu veranlassen. Voraussetzung für eine erfolgreiche Implementierung ist ein CIRS-Konzept, das auf die jeweilige Organisation maßgeschneidert sein sollte.

Für einen nachhaltigen Erfolg ist es erforderlich, dass sich alle Führungskräfte dauerhaft und sichtbar für das Meldesystem engagieren und hierbei ihrer Vorbildfunktion nachkommen. Es ist ebenfalls Führungsaufgabe, für CIRS ausreichend personelle und finanzielle Ressourcen bereitzustellen. Mit der einmaligen Anschaffung eines EDV-Systems ist es nicht getan. Insbesondere die Bearbeitung von Meldungen sowie das Ableiten und Umsetzen von Maßnahmen erzeugen Aufwand und benötigen entsprechende Mittel.

Eine offene Sicherheitskultur ist für das Gedeihen eines CIRS-Meldesystems erforderlich. Nun stellt sich möglicherweise folgende Problematik: Wieviel Sicherheitskultur braucht es, bevor mit einem Meldesystem begonnen werden kann bzw. welchen Beitrag leistet das Meldesystem zur Entwicklung einer solchen Sicherheitskultur? Bislang konnten Einrichtungen die Implementierung eines Meldesystems unter Verweis auf die noch nicht genügend entwickelte Kultur zurückstellen, doch mit der nun bestehenden verpflichtenden Einführung ist dies nicht mehr möglich.

Daher ist zu befürchten, dass es Einrichtungen geben wird, die ein Meldesystem einführen, um dieses nachweisen zu können, ohne das die hierzu förderlichen Rahmenbedingungen bestehen. Auf diese Weise wird zwar der Verpflichtung genüge getan, dem Risikomanagement ist allerdings nicht gedient.

Um einen konstruktiven Umgang mit Fehlern und Risiken zu ermöglichen, ist es förderlich, eine offene und wertschätzende Kommunikation zu führen, CIRS-Meldungen nicht negativ zu bewerten oder gar zu sanktionieren sowie einen Lernprozess zu planen und zu unterstützen.

Damit dies gelingt, bedarf es verlässlicher Strukturen und Prozesse für das CIRS. Regelungen hierzu werden im CIRS-Konzept getroffen.

Das CIRS- Konzept sollte Regelungen zu folgenden Aspekten umfassen (APS 2016, S.9):

- Regelung der Vertraulichkeit
- Gewährleistung der Sanktionsfreiheit
- Sicherstellung nötiger Ressourcen
- Beschreibung des Zugangs der CIRS-Verantwortlichen zu Entscheidungsgremien
- Prozess der Fallbearbeitung
- Einbindung in das bestehende Qualitäts- und Risikomanagement

Meldesysteme leben vom Engagement der Führung und der Mitarbeiter. Daher müssen Mitarbeiter motiviert sein, Ereignisse zu melden. Die Motivation wird gefördert durch ein einfach zu handhabendes Meldesystem, aus Meldungen resultierende, sicht- und erfahrbare Verbesserungsmaßnahmen, regelmäßige Informationen über CIRS-Ereignisse, umgesetzte Maßnahmen und Lernerfolge. Dies wird durch ein strukturiertes Berichtswesen unterstützt. Auch ist es förderlich, Mitarbeiter in die Entwicklung und Umsetzung von Maßnahmen einzubinden. Führungskräfte sollten zum Ausdruck bringen, dass sie CIRS-Meldungen wertschätzen. Außerdem sollte das CIRS-System einer regelmäßigen Evaluation hinsichtlich Aufwand und Nutzen und möglichen Verbesserungsbedarf unterzogen werden.

In den letzten Jahren haben zahlreiche Einrichtungen ein CIRS eingeführt, teilweise in der fälschlichen Annahme, damit bereits ein Klinisches Risikomanagementsystem zu betreiben. CIRS ist jedoch nur *ein Instrument* der Risikoidentifikation, demzufolge stellt Charles Vincent fest (2010, S. 94): »Incident Reporting is crucial, but is only one component of the whole safety process« (Ereignismeldung ist äußerst wichtig, aber es ist nur eine Komponente im gesamten Sicherheitsprozess).

Meldesysteme sind immer nur ein Bestandteil einer ganzen Reihe von Aktivitäten und Maßnahmen im Risikomanagement. Ihr wesentlicher Nutzen besteht in der frühzeitigen Entdeckung von Risikoquellen. Sie leisten einen wichtigen Beitrag auf dem Weg zu einer Sicherheitskultur, da sie bei Mitarbeitern Bewusstsein und Aufmerksamkeit für Risiken wecken.

CIRS-Meldebogen **(Meldebogen für kritische Ereignisse)**	*LOGO der Einrichtung* *oder GELTUNGSBEREICH*

Wann ist das Ereignis passiert?
☐ zwischen 6 und 12 Uhr   ☐ zw. 12 und 18 Uhr   ☐ zw. 18 und 24 Uhr   ☐ zw. 24 und 6 Uhr

Altersgruppe des Patienten (falls betroffen):
☐ 0-1 ☐ 2-5 ☐ 6-12 ☐ 13-18 ☐ 19-45 ☐ 46-60 ☐ 61-75 ☐ >76 Jahre

Kam eine Person zu Schaden?   *(Hinweis→ bei einem Personenschaden müssen weitere bzw. separate Meldewege beachtet werden. Hier sollte dann idealerweise auf diese Meldewege verwiesen werden)*

Wo fand das Ereignis statt?
☐ Normalstation   ☐ Intensivstation   ☐ Funktionsbereich   ☐ Psychiatrische Station
☐ Demenzbereich   ☐ sonstiger Bereich:

In welchem Zusammenhang fand das Ereignis statt?

Was genau ist passiert?

Was waren die Folgen des Ereignisses?

Welche Faktoren trugen zum Ereignis bei? (Mehrfachnennungen möglich)
☐ Kommunikation (mündlich, schriftlich)
☐ Ausbildung, Training, Erfahrung von Personal
☐ Teamfaktoren (z.B. Verantwortlichkeiten, Zusammenarbeit)
☐ Organisation (z.B. Personalressourcen, Arbeitsbelastung, Standards)
☐ Persönliche Faktoren des Mitarbeiters (z.B. Gesundheit, Mündigkeit)
☐ Patientenfaktoren (z.B. Sprache, Einschränkungen, Psyche)
☐ Technische Geräte (z.B. Funktionsfähigkeit, Bedienbarkeit)
☐ Medikation (Medikamente beteiligt?)
(Hinweis → bei Beteiligung von Medizinprodukten und Arzneimitteln müssen weitere bzw. separate Meldewege beachtet werden. Z.B. Hinweis auf BfarM-Meldungen und Meldungen an die jeweiligen Experten/Fachabteilungen)

Weitere Erläuterung zu den Faktoren:

Was hätte Ihrer Ansicht nach das Ereignis verhindern/positiv beeinflussen können?

Möchten Sie eine Rückmeldung zu den abgeleiteten Maßnahmen?
Dann bitte Name und Kontaktmöglichkeit angeben.

(Hinweis → Die Angabe von Name/Kontaktdetails muss durch den CIRS-Beauftragten absolut vertraulich behandelt und in der Weiterbearbeitung und Archivierung des Falles stets anonymisiert werden. Hier ist ein Hinweis auf eine Vereinbarung mit Betriebsrat oder Regelung im CIRS-Konzept der Einrichtung sinnvoll).

Erstellt am:	durch:	Dokumentennummer	Version:	Seite:
Freigegeben am:	durch:	oder Dokumentenname	01	1 von 1

Abb. 5.4:
Meldebogen zur Meldung kritischer Ereignisse (CIRS-Meldebogen)

5.6 Meldewesen und systematische Datensammlung

Strukturierung des Meldewesens

Im klinischen Risikomanagement existieren neben CIRS weitere Meldesysteme. Meldungen können eine wichtige Quelle zur Identifikation von Risiken bilden. Es ist die Schaffung eines gut strukturierten Meldewesens erforderlich.

Hierzu zählen verpflichtende Meldesysteme wie das des Bundesinstituts für Arzneimittel und Medizinprodukte (BfArM), an das unerwünschte Arzneimittelwirkungen und Vorkommnisse im Zusammenhang mit Medizinprodukten zu melden sind. Tabelle 5.5 gibt eine Übersicht über die Meldungen, für die es gesetzliche Verpflichtungen gibt. Leistungsabhängig können darüber hinaus weitere Meldepflichten bestehen.

Tab. 5.5: Übersicht über verpflichtende Meldungen nach extern

Externe verpflichtende Meldewege	
Art der Meldung	**Adressat der Meldung**
Unerwünschte Arzneimittelwirkungen (UAW)	BfArM
Vorkommnis im Zusammenhang mit Medizinprodukten	BfArM
Serious adverse events (SAE) bei Studienpatienten	Studienzentrale
Transfusionszwischenfälle	PEI
Meldungen nach Infektionsschutzgesetz	Gesundheitsamt
Unfälle von Mitarbeitern	Gesetzliche Unfallversicherung
Unfälle von Patienten	Gesetzliche Unfallversicherung[23]
Anwendung von Zwangsmaßnahmen	Betreuungsgericht
Missbrauch oder andere strafrechtlich relevante Tatbestände	Polizei
Unnatürlicher oder ungeklärter Todesfall	Polizei

Daneben gibt es noch das einrichtungsinterne Meldewesen, welches die Einrichtung selbst steuert, indem sie zu meldende Ereignisse oder Vorkommnisse definiert und die Art und Weise, wie diese zu melden sind, regelt. Es folgt eine Übersicht über mögliche interne Meldewege, die natürlich einrichtungsspezifisch stark variieren können:

---

23 Siehe auch: https://www.aerzteblatt.de/archiv/54342/Unfallversicherung-Patientenunfaelle-im-Krankenhaus

- Sturz von Patienten/Bewohnern
- Dekubitus
- Critical Incident Reporting System (CIRS)
- Schadensmeldungen
- Patienten-/Bewohner-/Angehörigenbeschwerden
- Fehlermeldesystem für organisationsbedingte Störungen (i. d. R. nicht anonym)

Die Fülle von Meldewegen und zu meldenden Vorkommnissen führt bei vielen Mitarbeitern zu einer Verunsicherung, was in welcher Form an wen zu melden ist – mit der Konsequenz, dass der Mitarbeiter, sofern es sich vermeiden lässt, eher gar nicht meldet, um keinen Fehler zu machen.

Häufig erfolgt die Meldung papiergestützt auf unterschiedlichen Dokumentationsbögen mit unterschiedlichem organisatorischen Bearbeitungsgang, eine systematisierte Datensammlung und koordinierte Auswertung finden oft nicht statt.

Wie sollte gemeldet werden?

Ob die Meldung auf Papier oder elektronischem Wege erfolgt, ist nicht relevant. Wichtig ist bei jedem Meldeverfahren eine Transparenz über die Verantwortlichkeiten und über den Bearbeitungsweg. Also:

- Wer meldet?
- Wann wird gemeldet?
- An wen wird gemeldet?

Wie sollte der Meldebogen aussehen?

Die Gestaltung des verwendeten Meldebogens hat erheblichen Einfluss auf die Meldung der Ereignisse. Sie sollte dem Prinzip »weniger ist mehr« folgen, da zu umfangreiche Formulare erfahrungsgemäß eher zurückhaltend angenommen werden. Eine Möglichkeit, das Meldewesen bei Zwischenfällen bzw. Schadensereignissen zu regeln, beschreibt Abbildung 5.5.

Eine genaue Analyse des Sachverhalts nach einem eingetretenen Schadensereignis kann jedoch nur durch eine sorgfältige und zeitnahe Dokumentation, das Sichern von Beweismaterial, die Einbindung aller relevanten Stellen der Einrichtung (Pflege, Ärzte, Funktionsabteilungen, Schnittstellen etc.) und die zentralisierte Meldung, Sammlung und Auswertung der Ereignisse erfolgen.

Eine reine Erfassung der Meldungen ist nicht zielführend, wenn anschließend keine systematische Analyse und Ableitung von Maßnahmen erfolgen. Weiterhin ist es wenig hilfreich, wenn die Daten nur in den Händen der Experten verbleiben, beispielsweise Infektionsstatistiken bei der Hygiene, Sturz- und Dekubitusstatistiken bei der Pflege.

Einführung eines Berichtswesens

117

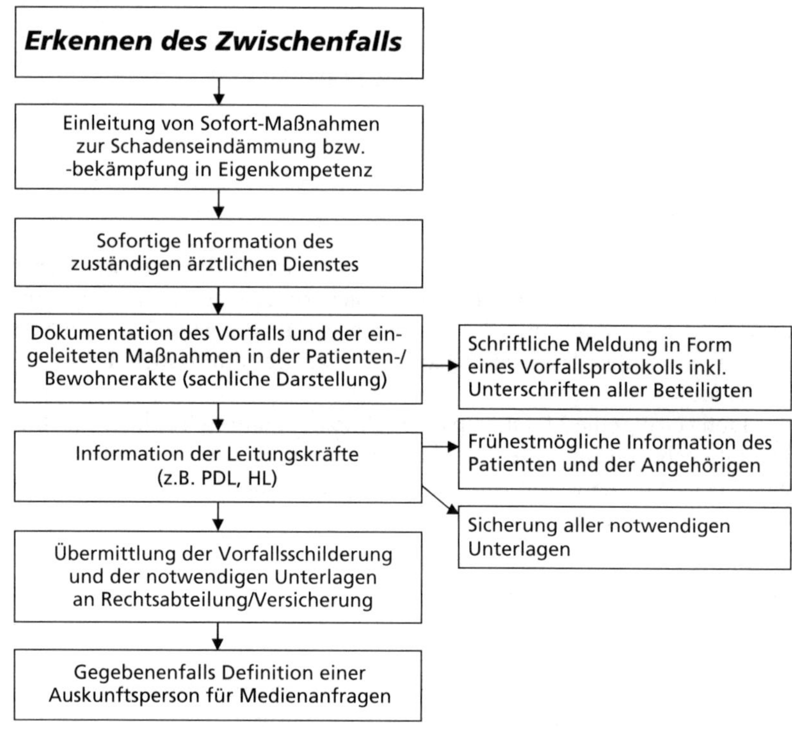

Abb. 5.5: Vorgehensweise bei Zwischenfällen (vgl. Krepler 2002, S. 129)

Ein Weg, um aus den diversen Meldungen zu lernen, ist die Einführung eines gesteuerten und zielgerichteten Berichtswesens. Berichte können auf der einen Seite die Beteiligten den Handlungen zuordnen, auf der anderen Seite fördern sie die notwendigen Informationen hinsichtlich der Systemzusammenhänge.

Die vorhandenen Daten müssen in den Risikomanagementprozess einfließen. Dabei sollten folgende Aspekte berücksichtigt werden:

- **Überprüfung des Inputs:** Sind die gesammelten Daten aussagekräftig? Sind die Daten vollständig und aktuell? Sind sie relevant und wahrheitsgemäß?
- **Bestätigung des Outputs:** Entsprechen die Ergebnisse des Outputs den Erwartungen (falls nicht, warum)? Besteht die Möglichkeit, anhand der Ergebnisse Handlungsanleitungen und Konsequenzen zu generieren? Sind die Ergebnisse plausibel und nachvollziehbar?
- **Mitarbeiterschulungen** hinsichtlich Datenerhebung und -auswertung (Umgang mit den Werkzeugen): Welche Daten sind zu sammeln und warum? Welche Konsequenzen folgen aus den Daten?

Daten aus den diversen Meldesystemen können dann wiederum wertvolle Informationen für Szenariorisikoanalysen oder Prozessrisikoanalysen liefern.

5.7 Instrumente des klinischen Risikomanagements

5.7.1 Brainstorming

Brainstorming ist eine Kreativitätstechnik, die sich insbesondere zur Identifikation von Risiken und bei der Entwicklung von Maßnahmen zur Risikobewältigung eignet. Mehrere Personen treffen sich, beispielsweise Teilnehmer einer Risikomanagementkonferenz oder eine CIRS-Auswertegruppe, um Risiken, die auf die Einrichtung einwirken, zu identifizieren, zu sammeln und zu ordnen, bzw. um Problemlösungen und Maßnahmen zu erarbeiten.

Im Rahmen von Ereignis- oder Schadenfallanalysen, z. B. bei der Ursachenanalyse mit Hilfe des Ursache-Wirkungs-Diagramms (▶ Kap. 5.7.2), kann Brainstorming zur Suche nach den Fehler- oder Problemursachen angewandt werden.

Zielsetzung ist es, möglichst viele und unterschiedliche Ideen zu sammeln und diese erst nach Abschluss der Sammlungsphase zu bewerten und zu analysieren. Brainstorming kann dazu beitragen, neue, bisher unbekannte Risiken zu identifizieren.

5.7.2 Ursache-Wirkungs-Diagramm

Das Ursache-Wirkungs-Diagramm (▶ Abb. 5.6), auch Fischgrätdiagramm oder Ishikawa-Diagramm genannt, ist ein beliebtes Analyseinstrument des Qualitätsmanagements. Doch es kann nicht nur im Qualitätsmanagement, sondern auch im Risikomanagement eingesetzt werden.

Ausgehend von der Prämisse, dass fast alle Probleme oder Fehler mehrere Ursachen haben können, ist eine wirkungsvolle Problemlösung erst dann möglich, wenn man die wichtigsten Ursachen kennt. Je mehr mögliche Ursachen ermittelt werden, desto eher findet man die wesentlichen.

Anhand der Kategorien »Mensch«, »Maschine«, »Arbeits-/Methode«, »Material«, »Milieu bzw. Umwelt«, sowie »Messung« sucht man nach Ursachen, die zu einem Problem geführt haben. Diese übergeordneten Ursachen lassen sich vielfach noch in Unterursachen untergliedern.

Die »klassischen« 6-M-Kategorien kann man je nach Fragestellung auch anpassen. So bietet sich bei der Analyse im Bereich eines Krankenhauses beispielsweise die Aufteilung der Kategorie »Mensch« in die Kategorien »Mitarbeiter«, »Patient« oder auch »Angehörige« an.

Vorgehensweise

Zunächst gilt es, das Problem, den Fehler oder das Ereignis zu beschreiben, um anschließend in der Gruppe im Rahmen eines Brainstormings mögliche

119

Ursachen zu identifizieren. Anschließend werden die ermittelten Ursachen den zuvor definierten Kategorien zugeordnet.

Auf diese Weise erhält man einen guten Überblick darüber, welche Einflussgrößen wohl zu dem Problem führen. Diese gilt es dann noch nach ihrer tatsächlichen Bedeutung zu gewichten, um die wahrscheinlichsten Problemursachen herauszufiltern und dann Maßnahmen ableiten zu können.

Im Risikomanagementprozess eignet sich das Ursache-Wirkungs-Diagramm insbesondere zur Risikoidentifikation und zur Ermittlung von Maßnahmen zur Risikobewältigung.

Es kann beispielsweise zur Analyse von Schadenfällen oder CIRS-Meldungen eingesetzt werden, um aus den Erkenntnissen Maßnahmen abzuleiten, die helfen, in Zukunft einen ähnlichen Schadenfall oder ein ähnliches Vorkommnis zu vermeiden.

Abb. 5.6:
Ursache-Wirkungs-
Diagramm

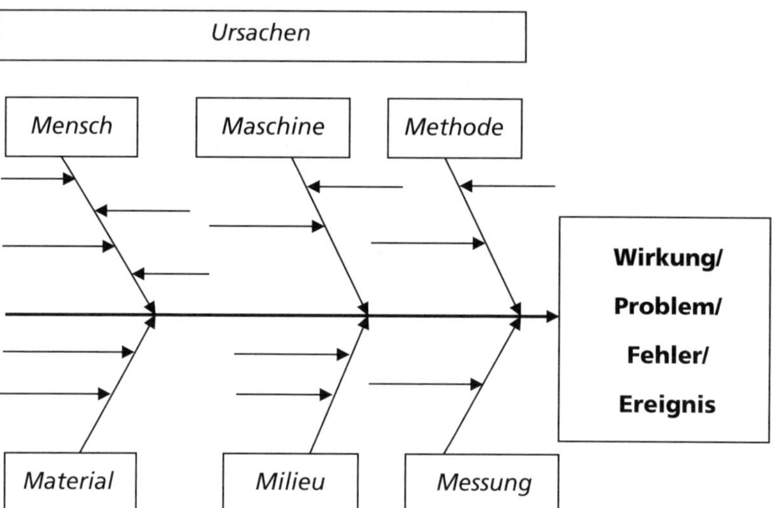

5.7.3 Risikoaudit

In der durch den gemeinsamen Bundesausschuss aktualisierten Qualitätsmanagement-Richtlinie vom 17.12.2015 wird die Durchführung klinischer Risikoaudits empfohlen. Allerdings gibt es zum Begriff Risikoaudit bislang keine einheitliche Definition (siehe GQMG 2017).

Im Allgemeinen versteht man unter einem Audit »einen systematischen, unabhängigen und dokumentierten Prozess zum Erlangen von objektiven Nachweisen und zu deren objektiven Auswertung, um zu bestimmen, inwieweit Auditkriterien erfüllt sind.« (DIN EN ISO 9000:2015, 3.13.1).

Im Speziellen handelt es sich bei einem Audit im klinischen Risikomanagement, auch klinisches Risikoaudit genannt, um ein Audit, »das relevante Risiken mit Auswirkungen auf die Patientensicherheit in Orga-

120

nisationen, Prozessen und Tätigkeiten, sowie Infrastruktur identifiziert. Es kann auch im Verlauf zur Bewertung der Umsetzung eingeleiteter Maßnahmen und deren Wirksamkeit genutzt werden.« (GQMG 2017).

Derzeit gibt es unterschiedliche Varianten von Risikoaudits. So können diese als internes Audit durch die Gesundheitseinrichtung selbst durchgeführt werden oder durch externe Dritte, die entweder im Auftrag der Einrichtung oder durch andere, beispielsweise Versicherungsunternehmen, beauftragt werden.

Je nach dem, auf wessen Veranlassung Risikoaudits durchgeführt werden, können unterschiedliche Intentionen zugrunde liegen. So kann zum einen die Versicherbarkeit bzw. die Höhe der Haftpflichtversicherungsprämie oder die Erfüllung gesetzlicher Anforderungen im Vordergrund stehen oder zum anderen die Verbesserung der Patientensicherheit und Entwicklung einer Sicherheitskultur beabsichtigt sein.

Die Veranlassung und Durchführung von klinischen Risikoaudits sollte immer mit der Risikostrategie der Einrichtung abgestimmt erfolgen, da Risikoaudits durchaus Konsequenzen für die Einrichtung und ihre Führungskräfte haben. Werden Sicherheitsprobleme im Rahmen dieser Audits erkannt, so sind die Verantwortlichen zum Handeln gezwungen. Zwar schützt Nichtwissen vor Strafe nicht, jedoch kann grobe Fahrlässigkeit unterstellt werden, falls auf schwerwiegende Sicherheitsmängel nicht angemessen reagiert wird.

Vor Durchführung eines Risikoaudits sollte daher geklärt werden:

- Welche Zielsetzung soll mit dem Audit verfolgt werden?
- Welche Ressourcen stehen für die Auditdurchführung zur Verfügung?
- Wie sollen die Ergebnisse verwendet und kommuniziert werden?
- Wie soll die Maßnahmenumsetzung erfolgen?

Ein Risikoaudit dient der Erhöhung der Sicherheit für Patienten, Bewohner und Mitarbeiter durch

- Identifikation von Risiken der Organisation, Prozesse, Tätigkeiten und Infrastruktur, die anderweitig nicht erkannt werden können
- Vermeidung von Fehlern und Schäden durch Maßnahmen zur Prävention
- Sensibilisierung der Mitarbeiter für Risiken und Gefahrenquellen
- Unterstützung bei Aufbau und Weiterentwicklung einer Sicherheitskultur

Die Vorgehensweise bei einem Risikoaudit entspricht im Wesentlichen der bei anderen Formen von Audits und Begehungen.

Im Rahmen von Vor-Ort-Begehungen, Inaugenscheinnahme des tatsächlichen Vorgehens und Interviews mit den Mitarbeitern werden die tatsächliche Umsetzung von Standards und Leitlinien, die Qualifikation und Information des Personals sowie die Zusammenarbeit verschiedener Berufsgruppen und Bereiche mit Auswirkung auf die Patientensicherheit beleuchtet.

Das Risikoaudit betrachtet das Hier und Jetzt und entspricht somit einer Ist-Analyse. Dies ist auch der wesentliche Unterschied zu einer Betrachtung von Schadensfällen oder kritischen Ereignissen, welche immer auf Vorkommnissen in der Vergangenheit beruht. Es hat somit einen präventiven Charakter. Da es die Mitwirkung der Führung und der Mitarbeitenden benötigt und Risiken bis auf die Ebene der Prozesse und Tätigkeiten betrachtet, verfolgt das Risikoaudit einen Bottom-up-Ansatz.

Der Nutzen eines Risikoaudits besteht zum einen in der Identifikation von Schwachstellen und Verbesserungspotenzialen, zum anderen unterstützt es bei der Entwicklung eines gemeinsamen Risikoverständnisses innerhalb der Einrichtung. Da im Rahmen des Audits Interviews mit Mitarbeitern geführt werden, sind Risikoaudits auch ein wirkungsvolles Instrument der Risikokommunikation. Im weiteren Verlauf können Risikoaudits eingesetzt werden, um die Umsetzung von Maßnahmen und deren Wirksamkeit zu beurteilen.

6 Interdisziplinäre Zusammenarbeit, Delegation ärztlicher Tätigkeiten, Medikamententherapie und Kommunikation

Eine gut funktionierende multiprofessionelle Zusammenarbeit bildet die Basis für qualitätssichernde und risikovermindernde Maßnahmen. Dies gilt für Krankenhäuser genauso wie für ambulante und stationäre Pflegeeinrichtungen. Folgende Faktoren spielen in diesem Zusammenhang eine immer größere Rolle:

- der steigende Trend zu immer komplexeren Spezialisierungen einzelner Fachbereiche und Einrichtungen,
- die Patientenversorgung durch unterschiedliche Pflegekräfte, Ärzte und medizinisches Personal,
- die Notwendigkeit einer hohen Bettenauslastung und damit verbundenen Fachbereichskombinationen auf einzelnen Stationen (Mischbelegung),
- die zunehmende Verkürzung der Verweildauer in Krankenhäusern und damit zusammenhängend:
- die immer stärkere Vernetzung von ambulanten, teilstationären und stationären Leistungen.

All dies erhöht die Anforderungen an eine lückenlose, eindeutige und zeitnahe Informationsweitergabe über Einrichtungen, Abteilungen und Berufsgruppen hinaus. Jedoch gibt es gerade in diesem Zusammenhang eine Vielzahl von Hindernissen, die einer guten Zusammenarbeit entgegenwirken. Berufsständisches Denken, Hierarchien, unterschiedliche subjektive Standpunkte und Überschneidungen in den Arbeitsabläufen führen zu Unstimmigkeiten und unklaren Kompetenzen. Zwei Ebenen der Problemverteilung können hierbei unterschieden werden (vgl. Pohl 1998):

- die horizontale Aufgabenverteilung
- die vertikale Aufgabenverteilung

6.1 Die horizontale Aufgabenverteilung und mögliche Problemstellungen

»Unter horizontaler Arbeitsverteilung versteht man
das Zusammenwirken verschiedener Fachrichtungen und
gegebenenfalls sonstiger Fachleute in einer Weise,
die durch Gleichordnung und Weisungsfreiheit
gekennzeichnet ist.«
Rumler-Detzel (1994, S. 254)

Geltung des Vertrauensgrundsatzes

Eine horizontale Aufgabenverteilung bedeutet ein gleichwertiges Nebeneinander von Arbeitskräften ohne hierarchische Differenzierung, beispielsweise die Pflegekräfte einer Station (bei gleicher Qualifikation). Grundlage der horizontalen Arbeitsteilung ist das Vertrauen jedes Einzelnen in die Arbeit der Kolleginnen und Kollegen. Das bedeutet, jeder an der Leistungserbringung Beteiligte kann voraussetzen, dass die anderen Mitarbeiter gemäß ihrem Gebiet in eigener Verantwortung und mit der gebotenen Sorgfalt die ihnen zugeordneten Aufgaben erfüllen. Dieser Zusammenhang bildet den Vertrauensgrundsatz, auf den sich jedes Mitglied der horizontalen Ebene verlassen kann, solange keine offensichtlichen Qualifikationsmängel oder Fehlleistungen erkennbar sind (vgl. Pohl 1998). Für die Praxis bedeutet das, dass Mitarbeiter darauf vertrauen können, bei Urlaub, Krankheit oder im Frei durch eine andere Arbeitskraft adäquat ersetzt zu werden, wenn die Arbeitsleistung weiter erbracht werden muss.

Mit dem Vertrauensgrundsatz ist jedoch auch die Verpflichtung jedes Einzelnen verbunden, die übertragenen Aufgaben mit der notwendigen Sorgfalt auszuführen. So ist jede Pflegekraft verpflichtet, die Arbeit nach bestem Wissen und Gewissen sowie dem vorauszusetzenden Kenntnisstand gemäß auszuüben.

Probleme in der horizontalen Aufgabenverteilung ergeben sich bei Lücken in der Kommunikation und Dokumentation und in der Informationsweitergabe. So kann eine Pflegekraft nur dann adäquate Arbeit leisten, wenn klar ist, welche Tätigkeiten notwendig und bisher bereits erfolgt sind. Netzer (1996, S. 83) gibt in diesem Zusammenhang an: »Eine entsprechend gut organisierte Kommunikation zwischen den Schichten muss dafür Sorge tragen, dass beim Wechsel alle anstehenden und zu überwachenden Probleme auf der Station der kommenden Schicht genauso bekannt sind wie der gehenden.« Dies ermöglicht, dass jedem am medizinischen Prozess und an der Patientenversorgung beteiligten Mitarbeiter alle wichtigen Informationen in der notwendigen Klarheit und zum richtigen Zeitpunkt bereitgestellt werden.

Aber nicht nur Informationsmängel bieten Fehlermöglichkeiten, auch unklare Kompetenzregelungen können zu Problemen führen. So kann eine unzureichende Transparenz über die zu betreuenden Patienten und Bewohner dazu beitragen, dass Aufgaben nicht erledigt werden. Klassisch ist in diesem Zusammenhang die unklare Regelung der Zuständigkeiten für Bestellungen und Kontrolle von Verfallsdaten. Dies führt nicht selten zu

124

Engpässen im Bestand von Arznei- und Verbrauchsmaterialien, insbesondere an Wochenenden und Feiertagen, sowie zu einer erhöhten Anzahl abgelaufener Medikamente. Netzer (1996, S. 83) fordert daher: »Die Kompetenzen müssen klar abgegrenzt und absolut verbindlich sein.«

6.2 Die vertikale Arbeitsverteilung und mögliche Problemstellungen

Die vertikale Arbeitsverteilung strukturiert die jeweilige Organisation hierarchisch. Dies bedeutet für den Pflegebereich das Verhältnis von Pflegedienstleitung zu nachgeordneten Stellen des Pflegedienstes, jedoch auch das Weisungsrecht der Ärzte gegenüber den Pflegekräften (▶ Abb. 6.1). Diese haben die medizinischen Vorgaben zu beachten und das Verhältnis ist geprägt »durch ein fachliches Über- und Unterordnungsverhältnis mit Weisungsrechten, Weisungspflichten und Weisungsgebundenheit« (Pohl 1998, S. 46).

> Weisungsrechte beinhalten Kontrollpflichten

Aufgaben der Ärzte = Heilkunde im engeren Sinne: → Zuständigkeit für Diagnose- und Therapieentscheidungen	Aufgaben der Pflegepersonen = Heilkunde im weiteren Sinne: → Pflege (= Grund- und Behandlungspflege) des Patienten sowie Mitwirkung bei ärztlichen Aufgaben
Dem Arzt obliegt die Gesamtverantwortung für die Behandlung und Pflege des Patienten. Nach den von der Rechtsprechung entwickelten Grundsätzen gibt es keinen arztfreien Bereich. Der Arzt muss gegebenenfalls auch für die Grund- und Behandlungspflege Anordnungen treffen (wenn nötig und nützlich).	

Abb. 6.1: Rechtsbeziehungen des Pflegepersonals zum ärztlichen Bereich

Die Weisungsrechte gegenüber dem Pflegepersonal beziehen immer Kontrollpflichten mit ein. So sind grundsätzlich nur Tätigkeiten an das Pflegepersonal zu übergeben, für welche dieses über die notwendigen Kenntnisse, Fähigkeiten, Fertigkeiten und Erfahrungen verfügt. In diesem Bereich liegen typische Fehlerquellen und Risiken.

Sowohl Ärzte als auch die Krankenhausleitung tragen dafür Sorge, dass durch Qualifikationsmängel, Missverständnisse, Informationslücken und Eigenmächtigkeit keine Gefahrenquellen für den Patienten und Bewohner entstehen können (Sorgfaltspflicht). Dies bedeutet jedoch nicht, dass die weisungsberechtigten Personen immer und jederzeit auf Sorgfaltsmängel gefasst sein müssen. Vielmehr liegt nach Einhaltung der Vorgaben für die Weisung die eigentliche Durchführung der jeweiligen Maßnahmen in der

Verantwortung der durchführenden Person. So gilt auch in diesem Zusammenhang der Vertrauensgrundsatz, »der auf die eigene unmittelbare Primärverantwortlichkeit der handelnden Personen bauen darf.« (Pohl 1998, S. 46).

Netzer (1996, S. 88) gibt jedoch zu bedenken: »Der Vertrauensgrundsatz im Straßenverkehr hält dem Kraftfahrer zugute, er dürfe regelmäßig darauf vertrauen, dass sich andere Verkehrsteilnehmer verkehrsgerecht verhalten. Allerdings – so wird dabei zugleich eingeschränkt – muss der Kraftfahrer bei bestimmten Verkehrssituationen mit Verkehrswidrigkeiten anderer Verkehrsteilnehmer rechnen und dementsprechend sein Verhalten darauf einstellen [...] In vergleichbarem Sinne vorsichtig und vor allem je nach Fall stark differenzierend behandeln Richter den Vertrauensgrundsatz in Arzthaftungsprozessen und setzen oft das Prinzip des Lenin-Wortes – wenngleich selbstverständlich unausgesprochen – dagegen: Vertrauen ist gut, Kontrolle ist besser.«

Je mehr sich die vertikale Arbeitsteilung der Delegation nähert, ob im Einzelfall oder als Dauereinrichtung, umso ausgeprägter sind die Kontrollpflichten von Ärzten und Vorgesetzten. In diesem Fall handelt es sich genau genommen nicht um eine arbeitsteilige Schichtung des Betriebs, sondern vielmehr um eine Übertragung von Kompetenzen.

6.3   Die Delegation ärztlicher Tätigkeiten

Delegation:
»Übertragung von Kompetenz
(und Verantwortung) auf
hierarchisch nachgeordnete
organisatorische Einheiten«
Gabler Wirtschaftslexikon online 2017

Die Delegation ärztlicher Tätigkeiten wird bereits seit vielen Jahren recht kontrovers in der Fachwelt diskutiert. Während von Seiten der Bundesärztekammer mehrfach eine Delegation ärztlicher Tätigkeiten befürwortet wurde (siehe hierzu: Bundesärztekammer 2008 und Bundesärztekammer 2012), sieht der Deutsche Berufsverband für Pflegekräfte (DBfK e.V.) die Delegation ärztlicher Tätigkeiten an Pflegepersonal kritisch und warnt vor »einer Aufsplitterung der Versorgungsprozesse in kleinste Schritte« (DBfK e.V. 2010, S. 4). Die Ursachen dieser kontroversen Diskussion liegt sicherlich darin begründet, dass die betroffenen Tätigkeiten häufig in der Schnittmenge von Behandlungspflege und ärztlicher Leistungserbringung liegen. Darüber hinaus schwindet mit steigender Leistungsverdichtung die Bereitschaft der Berufsgruppen, Aufgaben zu übernehmen, die in der Verantwortung des jeweilig anderen Berufsbereiches gesehen werden.

Den Versuch einer weiteren Klärung unternahm im März 2012 der Gesetzgeber durch die Richtlinie des Gemeinsamen Bundesausschusses über die »Festlegung ärztlicher Tätigkeiten zur Übertragung auf Berufsangehörige der Alten- und Krankenpflege zur selbständigen Ausübung von Heilkunde im Rahmen von Modellvorhaben nach § 63 Abs. 3c SGB V«. Hier wurden in Form eines Kataloges Leistungen und Leistungsbereiche definiert, welche unter bestimmten Voraussetzungen an Pflegekräfte delegiert werden können. Diese reichen bspw. vom Diabetesmanagement über die Versorgung chronischer Wunden und der Demenz- und Bluthochdruckversorgung bis hin zu Einzelprozeduren wie Injektionen, Infusionen und Sondenversorgung.

Ziel des Gesetzgebers liegt hierbei sicherlich in der Substitution ärztlicher Leistungen durch Fachpflegekräfte insbesondere für den ambulanten Sektor. Dennoch wird in diesem Papier unter § 2 Absatz 3 eingeschränkt: »Die Verantwortlichkeit der Ärztin/des Arztes für eigene Entscheidungen und Handlungen bleibt unberührt.« Darüber hinaus wird unter § 3 Absatz 3 angegeben: »Sofern die Berufsangehörigen nach § 1 Abs. 1 zu Erkenntnissen kommen, die einer Vornahme der ihnen auf der Grundlage dieser Richtlinie übertragenen ärztlichen Tätigkeiten entgegenstehen oder die die ärztliche Diagnose und Indikationsstellung betreffen, ist umgehend der behandelnde Arzt bzw. die behandelnde Ärztin dokumentiert zu informieren.«

Neben diesem Regelungsversuch des Gesetzgebers existieren ebenfalls zwei Papiere von Seiten der Bundesärztekammer, welche zum einen die »Erbringung ärztlich angeordneter Hilfeleistungen in der Häuslichkeit der Patienten, in Alten- oder Pflegeheimen oder in anderen beschützenden Einrichtungen gem. § 87 Abs. 2b Satz 5 SGB V oder in hausärztlichen Praxen« (Bundesärztekammer 2015) sowie die »Delegation ärztlicher Leistungen an nichtärztliches Personal in der ambulanten vertragsärztlichen Versorgung gemäß § 28 Abs. 1 S. 3 SGB V« (Kassenärztliche Bundesvereinigung und GKV-Spitzenverband 2015) qualitativ regeln sollen. Beide fokussieren hierbei Personal, welches in direkter Linienhierarchie zum behandelnden Arzt steht (nicht-ärztliches Assistenzpersonal). Dies trifft in überwiegendem Maße für Pflegekräfte in Alten-/Pflegeheimen, ambulanten Pflegediensten oder Krankenhäusern nicht zu.

Trotz all dieser Regelungsversuche bietet die Delegation ärztlicher Tätigkeiten auch für die öffentliche Hand weiterhin zu viel Interpretationsspielraum. So richten bspw. die Teilnehmer der 89. Gesundheitsministerkonferenz vom 29. und 30. Juni 2016 in Rostock-Warnemünde unter dem Tagesordnungspunkt 6.7 mehrheitlich die Bitte an das Bundesministerium für Gesundheit »zu prüfen, ob durch eine Änderung der Ausbildungs- und Prüfungsverordnung der Gesundheitsfachberufe erweiterte Delegationsmöglichkeiten ärztlicher Leistungen eröffnet werden können« (Gesundheitsministerkonferenz 2016, S. 45). So bleibt nun abzuwarten, ob ggf. auf diesem Weg eine Konkretisierung der Kompetenzen und der Delegationsfähigkeit von Tätigkeiten erfolgt. Bis dahin muss sich die Delegation weiterhin auf die Abwägung einer Vielzahl unterschiedlicher Faktoren stützen.

6.3.1 Unterscheidung der Delegationsfähigkeit ärztlicher Tätigkeiten

Drei Kategorien der Delegierbarkeit

Um die Delegierbarkeit einer Tätigkeit zu beurteilen, gilt grundsätzlich der Leitsatz: »Je komplexer und gefährlicher die Durchführung einer Tätigkeit ist und je umfangreicher die notwendigen theoretischen Anforderungen sind, desto höher muss der Ausbildungsstand des Adressaten einer ärztlichen Delegation sein. Im Zweifelsfall sind die Leistungen durch den Arzt selbst zu erbringen« (Thöne 2005, S. 4).

Bei der Delegation ärztlicher Aufgaben an nichtärztliches Personal gilt laut Tönnies (2000, S. 1): »Grundsätzlich ist die Delegation von ärztlichen Aufgaben an nichtärztliche Mitarbeiter nur insoweit zulässig, als sie nicht dem ärztlichen Personal vorbehalten sind. Die Grenze ist dort zu ziehen, wo die betreffende Tätigkeit gerade dem Arzt eigene Fähigkeiten und Kenntnisse voraussetzt und somit persönlich zu erbringen ist.«

Die Delegierbarkeit von Aufgaben und Tätigkeiten untergliedert sich in drei Kategorien (vgl. Roßbruch 2003):

- **Ärztliche Tätigkeiten, die grundsätzlich delegationsfähig sind.** Diese Aufgaben erfordern nicht das persönliche ärztliche Handeln. Es reicht aus, dass der Arzt oder die Ärztin die spezifische Qualifikation des Pflegepersonals feststellt und in regelmäßigen Zeitabständen kontrolliert. Hierzu gehören: subkutane Injektionen, die orale oder anale Verabreichung von Medikamenten, der aseptische Verbandswechsel oder das Legen eines Dauerkatheters.
- **Ärztliche Tätigkeiten, die grundsätzlich nicht bzw. nur im Einzelfall delegationsfähig sind.** Für diese Aufgaben ist im Einzelfall vom Arzt zu entscheiden, ob eine Delegation an nicht ärztliches Personal möglich ist. Hierzu gehören: i. v. Injektionen, Infusionen und Blutentnahmen.
- **Nicht delegationsfähige ärztliche Leistungen.** Diese Leistungen sind durch den Arzt selbst zu erbringen, da aufgrund der besonderen Schwierigkeit und des hohen Risikos ärztliches Fachwissen notwendig ist. Zu diesen Tätigkeiten gehören alle operativen Eingriffe, die ärztliche Untersuchung sowie Aufklärung, invasive diagnostische Maßnahmen und Therapieentscheidungen.

6.3.2 Delegation von Injektionen und Infusionen

Maßgeblich: Qualifikation und Gefährlichkeit

Die Entscheidung, ob die Applikation von Injektionen und Infusionen delegationsfähig ist, ergibt sich einerseits aus der Qualifikation der jeweiligen Pflegekraft, andererseits aus der Gefährlichkeit der zu verrichtenden Tätigkeit. Maßstab für die Gefährlichkeit ist (vgl. Roßbruch 2003):

- die Auswahl des Medikaments
- der Krankheitsgrad des Patienten/Bewohners
- die anzuwendende Injektionstechnik

128

So gibt es Medikamente, die grundsätzlich nicht durch Pflegepersonal verabreicht werden dürfen, unabhängig von der Injektionstechnik. Hierzu gehören:

- Kontrastmittel
- Zytostatika
- Blut und Blutprodukte
- Herzmedikamente

Einschränkend ist zu sagen, dass bei vorhandener Zusatzqualifikation der Pflegekraft, zum Beispiel Fachweiterbildung in der Anästhesie, Intensivmedizin oder Onkologie, eine Delegation einzelner der oben genannten Medikamentengruppen möglich ist. Es ist jedoch zu gewährleisten, dass die Anwesenheit und Erreichbarkeit eines Arztes jederzeit gegeben ist.

Ist das zu verabreichende Medikament in der pharmakologischen Wirkungsweise durch Pflegepersonal beherrschbar, gelten als Einflussfaktoren für die Delegierbarkeit der Zusammenhang zwischen Injektionstechnik und Qualifikation des Pflegepersonals. So sind

- subkutane und intrakutane Injektionen von der Technik her einfach und weisen eine geringe Komplikationsrate auf. Aus diesem Grund kann regelmäßig davon ausgegangen werden, dass diese Injektionsarten durch Pflegepersonal beherrschbar sind. Daher sind sie auf Kranken- und Altenpflegepersonal sowie ggf. auf Pflegehelfer regelhaft delegierbar.
- Intramuskuläre Injektionen weisen eine höhere Anzahl an Komplikationen auf und sind aufgrund ihrer notwendigen Injektionstechnik komplex. Aus diesem Grund sind sie nicht regelhaft an Pflegepersonal delegierbar. Für Krankenpflegepersonal ist das Erlernen der notwendigen Injektionstechnik Bestandteil der Ausbildung. Aus diesem Grund kann die Durchführung der i. m. Injektion an diese delegiert werden. Eine Delegation an Altenpflegekräfte ist nur nach Vorlage einer entsprechenden Befähigung möglich. Eine Delegation an Pflegehelfer ist jedoch regelhaft auszuschließen.
- Intravenöse Injektionen sind weniger aufgrund der Applikationstechnik (tatsächlich besitzt die i. v. Injektion gegenüber der i. m. Injektion vom technischen Vorgehen her eine niedrigere Komplikationsrate), sondern vielmehr aufgrund des schnellen Wirkeintritts des Injektionsmittels gefährlich. Eine Übertragung kommt nur auf speziell fortgebildetes, examiniertes Pflegepersonal in Betracht.

6.3.3 Grundvoraussetzungen für eine Delegation

Bevor eine ärztliche Tätigkeit an eine Pflegekraft delegiert werden kann – dies gilt im Grunde für jede Delegation, auch für Delegationen von examinierter Pflegekraft an eine Pflegehilfskraft –, müssen verschiedene Voraussetzungen erfüllt sein. Diese werden im Folgenden näher erläutert.

Einwilligung des Patienten

Jedes ärztliche, aber auch jedes pflegerische Handeln bedarf der Einwilligung des Patienten. Grundsätzlich ist hierbei die mutmaßliche von der ausdrücklichen Einwilligung zu unterscheiden (vgl. Roßbruch 2003).

Ausdrückliche Einwilligung des Patienten/Bewohners:

- Das Selbstbestimmungsrecht und die Privatsphäre des Patienten/Bewohners müssen in vollem Umfang gewährleistet sein. Das bedeutet: Der Patient/Bewohner darf nicht unter Druck gesetzt werden (= Nötigung) und muss sich frei entscheiden können (keine Beeinflussung). In diesem Zusammenhang ist anzumerken, dass die Einwilligung nicht unter Zeitdruck erfolgen darf. So ist eine Aufklärung über eine Maßnahme rechtzeitig vor dem Eingriff zu erbringen. Es gilt: Je gefährlicher und komplexer ein Eingriff ist, umso frühzeitiger muss die Aufklärung erfolgen. Nur so kann der Patient/Bewohner ausreichend das Für und Wider einer Maßnahme überdenken und darin einwilligen. Grundsätzlich ist zu beachten, dass einmal getroffene Entscheidungen durch den Patienten/Bewohner jederzeit widerrufen oder eingeschränkt werden können, auch wenn die Maßnahme kurz vor der Durchführung steht.
- Die Einwilligung ist durch den Inhaber des Rechtsguts selbst (Patient/Bewohner) oder einen über das Rechtsgut befugten Vertreter (gesetzlicher Betreuer/sorgeberechtigte Eltern) vor dem Eingriff zu erteilen.
- Der Zustimmende muss nach seiner geistigen und sittlichen Reife imstande dazu sein, die Bedeutung und Tragweite seiner Einwilligung zu erkennen und sachgerecht zu beurteilen.
- Die Einwilligung ist ausdrücklich zu äußern. Dies kann entweder schriftlich, mündlich oder durch entsprechendes Handeln (konkludent) erfolgen (konkludentes Handeln liegt immer dann vor, wenn der Bewohner/Patient durch sein Handeln eine Einwilligung erkennen lässt. Dies ist beispielsweise dann der Fall, wenn der Patient in Erwartung einer subkutanen Injektion bereits die Bauchdecke entblößt).
- Die Einwilligung darf nicht auf falschen Tatsachen oder Wissensdefiziten beruhen, beispielsweise auf einer fehlenden oder unzureichenden Aufklärung über Risiken und Nebenwirkungen.

Mutmaßliche Einwilligung des Patienten/Bewohners:

- Die mutmaßliche Einwilligung findet nur dort Anwendung, wo das Erteilen einer ausdrücklichen Einwilligung nicht möglich ist. Dies ist beispielsweise der Fall, wenn ein Patient/Bewohner aufgrund Bewusstlosigkeit eine ausdrückliche Einwilligung nicht erteilen kann, aufgrund notwendigen sofortigen Handelns ein Abwarten jedoch nicht möglich ist (Notfallsituation).
- Sie findet keine Anwendung, wenn ein rechtswirksamer entgegenstehender Wille bekannt ist (z. B. aufgrund einer Patientenverfügung).

Schriftliche Anordnung durch den Arzt

Jede Delegation bedarf einer schriftlichen Anordnung durch den Arzt. Dort ist zu dokumentieren, für welchen Patienten/Bewohner welche Tätigkeit zu welcher Tageszeit und mit welcher Technik vorzunehmen ist. Diese schriftliche Anordnung ist lediglich für risikoarme und grundsätzlich delegationsfähige Tätigkeiten (▶ Kap. 6.3.1) in einer allgemeinen Form (also als generelle Delegation) möglich. Alle weiteren Delegationen sind lediglich auf den Einzelfall beschränkt.

Frage der generellen Delegation

Eine besondere Problematik der generellen Delegation stellt die Bedarfsmedikation dar. Diese medikamentöse Anordnung unterliegt nur in begrenztem Maße der ärztlichen Kontrolle und hängt häufig von der realistischen Einschätzung der Situation durch die jeweilige Pflegekraft ab (beeinflusst von Kenntnisstand und Erfahrung). Aus diesem Grund sind Bedarfsmedikationen nur mit äußerster Vorsicht und unter Einhaltung spezieller Regeln zulässig. So hat der anordnende Arzt

- die Bedarfsdiagnose,
- das Medikament,
- die Dosis,
- die Art der Verabreichung,
- den Zeitpunkt der Applikation (bzw. die möglichen Intervalle) sowie
- die tägliche Höchstdosismenge

genau zu dokumentieren.

Qualifikation des Pflegepersonals im Zusammenhang mit Injektionen und Infusionen

Die Delegationsfähigkeit von Injektionen auf examiniertes Pflegepersonal wurde bereits 2005 durch die Arbeitsgemeinschaft der Deutschen Schwesternverbände (ADS) und des Deutschen Berufsverbandes für Krankenpflege (DBfK) in einer entsprechenden Dienstanweisung konkretisiert (Bachstein 2005, S. 546). Dort heißt es: »Subkutane und intramuskuläre Injektionen können generell auf Assistenzpersonal übertragen werden, wenn die zur Durchführung dieser Eingriffe erforderliche Qualifikation gewährleistet ist. Dieses ist in der Regel anzunehmen bei Mitarbeitern der Gesundheits- und Krankenpflegeberufe bzw. Gesundheits- und Kinderkrankenpflegeberufe.«

Entscheidend: Qualifikation

Zur Übernahme von intravenösen Injektionen, Infusionen und Blutentnahmen heißt es weiter (Bachstein 2005, S. 546): »Diese Tätigkeiten können nur direkt an einzelne Pflegepersonen übertragen werden, wenn sich der Arzt oder die Ärztin zuvor von den Kenntnissen und Fertigkeiten der angewiesenen Pflegefachkraft überzeugt hat. Die Qualifikation muss durch einen Arzt festgestellt und durch den leitenden Abteilungsarzt schriftlich bestätigt worden sein; die Anerkennung einer erfolgreich durchlaufenen

Weiterbildung in der Intensivpflege ersetzt diese Bestätigung, wobei allgemeine Überwachungs- und Beaufsichtigungspflichten unberührt bleiben.«

Im Rahmen der Richtlinie des Gemeinsamen Bundesausschusses (März 2012) wurde nun der Versuch unternommen, bspw. die Gabe von Infusionen und Kurzinfusionen, aber auch von Zytostatika durch das Pflegepersonal neu zu regeln. Nach dieser Vorgabe ist u. a. die intravenöse Applikation von Zytostatika (S. 29) durch Pflegekräfte mit Qualifikation nach § 4 Krankenpflegegesetz bzw. Altenpflegegesetz (in der Regel über liegenden Portkatheter) erlaubt, wenn eine entsprechende Positivliste nach festgelegtem Schema vorliegt und die Pflegekräfte u. a. Kenntnisse zu Indikationen, Kontraindikationen und Komplikationen von Zytostatika besitzen. Vergleichbares findet sich ebenfalls zum Anhängen von Antibiose (S. 28). Für weitere Tätigkeiten wie Flüssigkeitssubstitution durch Infusionstherapie (S. 27), parenterale Ernährung (S. 28) oder Magensondenpflege (S. 31) wird auf notwendige Standards oder SOPs hingewiesen.

Die Richtlinie lässt offen, wie die Übertragung der Tätigkeiten vom Arzt auf die dafür qualifizierte Pflegefachkraft in der Praxis erfolgen soll. Dies wurde auch durch eine Stellungnahme der Bundesärztekammer 16.05.2011 kritisiert. Hier wird angegeben: »Nach Ansicht der Bundesärztekammer bestehen Spielräume bei der Ausgestaltung der Richtlinie. Der Gesetzgeber spricht im § 63 Abs. 3c SGB V von Übertragung und weder von Delegation noch von Substitution. Aus dem Wortlaut des § 63 Abs. 3c SGB V lässt sich somit nicht ableiten, worauf auch in den tragenden Gründen hingewiesen wird, ›welche Intention der selbständigen Ausübung von Heilkunde zugrunde liegt‹«.

Übernahmeverantwortung der Pflegekraft

Entscheidend: tatsächliches Wissen und Können

Jede Pflegekraft hat im Einzelfall eine Einschätzung ihrer erforderlichen Fähigkeiten und Kenntnisse für die durchzuführende Maßnahme vorzunehmen. Hierbei ist weniger der Ausbildungsabschluss entscheidend, sondern vielmehr das tatsächliche Wissen und Können. Dies wird auch (wie bereits erwähnt) durch § 3 der G-BA Richtlinie unterstützt: Wenn Pflegekräfte »zu Erkenntnissen kommen, die einer Vornahme der ihnen auf der Grundlage dieser Richtlinie übertragenen ärztlichen Tätigkeiten entgegenstehen [...], ist umgehend der behandelnde Arzt bzw. die behandelnde Ärztin dokumentiert zu informieren« (§ 3, Abs. 3, S. 4).

Hintergrund ist hierfür der automatische Übergang der Durchführungsverantwortung an die Pflegekraft bei der Übernahme der Tätigkeit. Das bedeutet: Fühlt sich eine Pflegekraft im konkreten Fall der Tätigkeit nicht gewachsen und erkennt, dass sie zur Ausführung nicht in der Lage ist, muss sie die Durchführung ablehnen. Diese Ablehnung ist dem Arzt und/oder der jeweiligen Leitungskraft mitzuteilen, die dann über das weitere Vorgehen entscheiden (z. B. Eigenübernahme, Delegation an eine andere Pflegekraft, Anleitung und Schulung).

132

Die Ablehnung von Tätigkeiten ist allerdings nur mit Einschränkungen anwendbar. Verfügt eine Pflegeperson beispielsweise über die notwendigen Kenntnisse und Fertigkeiten zur Durchführung einer Injektion, Infusion oder Blutentnahme (z. B. nach einer Weiterbildung) und ist eine besondere Gefährdung des Patienten nicht erkennbar, ist eine Verweigerung der Verrichtung nicht oder nur unter besonderen Umständen möglich. Diese Umstände können jedoch nur situativ begründbar sein, etwa bei einer ungewissen Gesamtsituation des Patienten/Bewohners (instabiler Zustand) oder aufgrund von Krankheit und Unwohlsein der Pflegekraft (sie fühlt sich zur Ausführung in dieser Situation körperlich nicht in der Lage).

Spritzenschein

Im Zusammenhang mit der Delegation von Injektionen und Infusionen ist der »Spritzenschein« das wahrscheinlich umstrittenste Dokument. Dies hängt damit zusammen, dass nach KrPflG[24] und KrPflAPrV[25] einige Verrichtungen erlernt werden müssen, nämlich intrakutane, subkutane und intramuskuläre Injektionen, während andere Tätigkeiten, z. B. intravenöse Injektionen, lediglich erlernt werden können und somit nicht standardisiert von examinierten Pflegekräften zu erwarten sind. Darüber hinaus finden sich bei vielen Pflegeassistenzberufen (Krankenpflegehilfe, Pflegehilfe) subkutane, intrakutane und intramuskuläre Injektionen nicht zwangsläufig im Ausbildungskatalog und können von diesen auch nicht regelhaft ausgeführt werden. Aus diesem Grund finden sich heute viele Anbieter auf dem Markt, welche in Form von Seminaren einen Erwerb von »Spritzenscheinen«, insbesondere für die Pflegehilfskräfte und Pflegekräfte mit Basisqualifikation, anbieten.

Bei der Einhaltung von grundlegenden Voraussetzungen kann der Spritzenschein tatsächlich ein wirksames Dokumentationsmittel für den Nachweis der Befähigung einer Pflegekraft sein. Es ist jedoch zu sagen, dass ein Spritzenschein niemals als Generalvollmacht dienen darf. Das bedeutet, der Spritzenschein ist als schriftliche Delegation immer personengebunden. Es ist also nicht erlaubt, dass ein Arzt den Spritzenschein unterschreibt und ein anderer diesen als Grundlage für seine Delegation annimmt. Gerade in Altenpflegeeinrichtungen mit mehreren Hausärzten hat somit immer der jeweilige Arzt die Befähigung der Pflegekraft zu prüfen. Für Krankenhäuser kann ein dienstvorgesetzter Arzt eine generelle Delegation für die ihm nachgeordneten Ärzte übernehmen und dies dokumentieren. Einzuhalten ist jedoch immer die Regel, dass die Delegation bewohner-, patienten-, applikationstechnik- und medikamentengebunden sein muss.
Somit sind folgende Angaben zu vermerken:

---

24 Krankenpflegegesetz
25 Krankenpflegeausbildungs- und -prüfungsverordnung

- Name des delegierenden Arztes (bei mehreren Ärzten, die eine Aufgabe auf eine Pflegeperson übertragen möchten, muss jeder einzelne genannt sein)
- Name des Delegaten
- Beschreibung der Tätigkeit, die delegiert wird
- etwaige Einschränkungen der Delegation
- Bestätigung der fachlichen Überprüfung durch den delegierenden Arzt
- Ort, Datum und Unterschrift der Delegationspartner (wenn mehrere Ärzte eine Aufgabe auf eine Pflegeperson übertragen möchten, muss jeder einzelne unterschreiben)

Eine allgemeine Schulung wie eingangs erwähnt kann somit lediglich dem Qualifikationserwerb dienen, die Delegation des Arztes an die jeweilige Kraft mit Einhaltung der beschriebenen Kriterien bleibt davon unberührt. Darüber hinaus entbindet die Delegation nicht von der allgemeinen Verpflichtung, Schäden am Patienten/Bewohner zu vermeiden. Dies bedeutet: Erkennt die Pflegekraft, dass eine getroffene Anordnung (z. B. die Auswahl eines Medikamentes) fachlich nicht korrekt ist, hat sie ihre Bedenken zu äußern und ggf. diensthöhere Stellen einzuschalten. Gleiches gilt, wenn aufgrund mangelnder personeller Besetzung die notwendige Überwachung nach einer Medikamentengabe nicht gewährleistet werden kann (▶ Abb. 2.1 Überlastungs-/Gefährdungsanzeige).

6.4 Allgemeine Problemstellung der interdisziplinären Arbeit am Beispiel Medikamententherapie

Ein typisches Beispiel für Probleme der vertikalen und horizontalen Arbeitsteilung ist die Medikamententherapie. Gerade in diesem Bereich sind häufig viele unterschiedliche Personen oder Personengruppen beteiligt, beispielsweise:

- der ärztliche Dienst: durch die Auswahl, Festlegung und Anordnung der Therapie
- die Krankenpflege bzw. ggf. die Apotheke (bei Mischinfusionen oder Chemotherapie): durch die Ausarbeitung, Vorbereitung und Bereitstellung der angeordneten Medikamente
- der ärztliche und/oder pflegerische Dienst: durch die Verabreichung der Medikamente und die Überwachung möglicher Nebenwirkungen und Komplikationen

Die Kombination von Arbeitsteilung, Schichtdiensten, unterschiedlichen Methoden der Medikamentenapplikation und Behandlungsstrukturen ergibt potenzielle Risiken und Fehlerquellen. Nach einer internationalen Expertentagung, organisiert vom Zentrum für Krankenhausmanagement an der Universität Münster im April 2003, kamen auf 3.846 Patienten ein Medikamentenirrtum, der zu einem klagefähigen Ereignis geführt hat (vgl. von Eiff 2003). Laut WHO (Data und Statistics, 2016) geben 11 % aller EU-Bürger an, bereits ein falsches Medikament verschrieben bekommen zu haben. In der Jahresstatistik 2015 zur Behandlungsfehler-Begutachtung der MDK-Gemeinschaft (S. 18) stehen 6 % der Behandlungsfehlervorwürfe im Zusammenhang mit der Medikamentösen Therapie – was sich in etwa mit dem Ergebnis der Statistischen Erhebung der Gutachterkommissionen und Schlichtungsstellen für das Statistikjahr 2015 (S. 4) deckt, welche hier auf eine Quote von 5,4 % kommt. Zu bedenken bleibt hierbei, dass dies ausschließlich die Fälle repräsentiert, welche zu einem Schaden *und* einer offiziellen Untersuchung geführt haben.

Medikamentenfehler sind oft vermeidbar. Um die Fehlerquote massiv zu senken, sind viele Interventionen/Maßnahmen notwendig. In einer Studie (vgl. Kohn et al. 1999) traten die häufigsten Fehler im Zusammenhang mit folgenden Faktoren auf:

Vermeidbarkeit von Medikamentenfehlern

- der Leber- oder Nierenfunktion, welche eine Veränderung der Medikamententherapie/-dosierung notwendig gemacht hätte (13,9 %)
- Allergien in der Vergangenheit des Patienten gegen dieselbe Medikamentenklasse (12,1 %)
- der Verwendung eines falschen Medikamentennamens, einer falschen Dosierform oder der Verwendung von Abkürzungen (11,4 % für Handels- und Alternativpräparatenamen)
- falscher Dosisberechnung (11,1 %)
- atypischer sowie unüblicher Auswahl der Einnahmehäufigkeit (Dosisfrequenz) (10,8 %)

Kohn et al. konnten hierbei feststellen, dass die häufigsten fehlerbegünstigenden Faktoren in folgendem Zusammenhang zu sehen sind:

- der Wissensstand und die Anwendung des Wissens in der Medikamententherapie (30 %),
- das Wissen und der Gebrauch des Wissens hinsichtlich der Beachtung von Patientenfaktoren, welche die Medikamententherapie beeinflussen (29,2 %),
- die Verwendung von Berechnung, Dezimalzahlen oder Ausdrucksfaktoren im Hinblick auf Einheiten und Ziffern (17,5 %),
- die Nomenklatur, z. B. falsche Wirkstoffnamen, Dosierformen oder Abkürzungen (13,4 %) sowie
- Ausstattungsfehler (7 %).

Gerade die intravenöse Medikamentenvergabe hat sich hierbei als höchst risikoreich erwiesen. Eine britische Studie über Fehler in der intravenösen Medikamententherapie (vgl. Taxis und Barber 2003) stellte fest, dass 212 von 430 intravenösen Therapien (49 %) fehlerhaft waren. Eine aktuellere Studie von Valentin et al. aus 2009 an 1328 Patienten auf Intensivstationen stellte eine etwas geringere, aber dennoch besorgniserregende Rate von 861 Fehlern fest, welche 441 Patienten (33 %) betrafen. Von diesen 441 Patienten waren 250 Patienten (57 %) lediglich von einem Fehler, 191 Patienten hingegen (43 %) von zwei oder mehr Fehlern betroffen. Die Mehrheit der dokumentierten Fehler ergab sich in Relation zum Vergabezeitpunkt. So standen 75 % der Fehler in Zusammenhang mit einem falschen Zeitpunkt der Vergabe (45 %) oder aber das Medikament wurde versehentlich gar nicht verabreicht (30 %). Die restlichen 25 % der Fehler bezogen sich auf eine falsche Dosierung (14 %), die Auswahl eines falschen Medikaments (7 %) oder aber auch auf die Vergabe des Medikaments über einen falschen Applikationsweg (4 %) (▶ Tab. 6.1).

Tab. 6.1: Beobachtete Rate von Fehlern bei der parenteralen Arzneimitteltherapie auf Intensivstationen, übersetzt nach Valentin et al. 2009

	Anzahl der Fehler	Anzahl der Fehler pro 100 Patiententage*
Insgesamt	861	74,5
Falscher Zeitpunkt	386	33,4
Medikation nicht gegeben	259	22,4
Falsche Dosierung	118	10,2
Falsches Medikament	61	5,3
Falscher Applikationsweg	37	3,2

*Als Patiententage wurde hierbei die gesamte Liegedauer aller Patienten (in Stunden) durch 24 Stunden dividiert.

Die Auswirkungen der Fehler waren in 71 % mit keinerlei negativen Konsequenzen für den Patienten verbunden, wohingegen 12 Patienten (0,9 % der Studiengruppe) einen bleibenden Schaden (n = 7) durch den Fehler erlitten oder dieser sogar zum Tode des Patienten führte (n = 5).

Valentin et al. weisen darauf hin, dass die Ergebnisse dieser Studie in hohem Maße auf die Eigenauskunft der teilnehmenden Häuser/Stationen beruhen und somit ggf. kein vollständiges Bild der tatsächlichen Problematik geben. Rechnet man diese Zahlen jedoch auf die 2.150.568 Behandlungsfälle (www.gbe-bund.de[26]) in den Intensivstationen für Deutschland im Jahr 2015 um, ergeben sich in über 19.300 Fällen schwerwiegende gesundheitliche Konsequenzen für die Patienten, nur aufgrund von Fehlern in der parenteralen Arzneimitteltherapie.

---

26 Gesundheitsberichterstattung des Bundes: »Intensivmedizinische Versorgung in Krankenhäusern (Betten) sowie Aufenthalte (Behandlungsfälle und Berechnungs-/Belegungstage« für das Jahr 2015

6.4.1 Möglichkeiten zur Prävention medikamentenbedingter Fehler

Die International Pharmaceutical Federation (FIP) hat bereits 1999 im Zusammenhang mit Medikationsfehlern eine Erklärung herausgegeben, welche sich an den Empfehlungen des National Coordination Council für Medication Error Reporting and Prevention (NCCMERP) orientiert und auch heute noch auf den klinischen Alltag übertragbar ist.

Empfehlung zur Medikamentenverordnung:

- Alle Rezepte müssen leserlich und in deutlicher Sprache verfasst sein.
- Zur Vermeidung von Kommafehlern sollte bei Mengenangaben unter eins immer eine Null vorangehen und die letzte Null weggelassen werden (z. B. 0,5 g und **nicht** .5 g oder 0.50 g).
- Abkürzungen für Bezeichnungen von Medikamenten, lateinische Abkürzungen und die Verwendung von römischen Zahlen ist zu vermeiden (▶ Kap. 6.5.1).

Empfehlung zu Abgabe und Verabreichung von Medikamenten:

- Nur ordnungsgemäß gekennzeichnete und gelagerte medizinische Produkte sind zu verwenden.
- Fachpersonal sollte das Etikett während der Auswahl oder Zubereitung des Medikaments lesen.
- Fachpersonal sollte über tatsächliche und potenzielle Medikationsfehler im Rahmen der entsprechenden Meldeprogramme vertraulich Mitteilung machen.
- Wo Berechnungen bei der Verabreichung bzw. Abgabe von Medikamenten erforderlich sind, muss ein Kontrollsystem (z. B. Vier-Augen-Prinzip) integriert sein.

Empfehlung für Organisationen, die medizinische Versorgung bieten:

- In der Organisation sollte eine Umgebung implementiert sein, welche die Verbesserung des Medikationsprozesses sowie die Nutzung interner Meldesysteme für tatsächliche und potenzielle Fehler fördert.
- Ein systematisches Vorgehen innerhalb der Organisation zur Identifizierung und Bewertung konkreter und potenzieller Fehlerursachen ist zu etablieren.
- Ausbildungs- und Schulungsprogramme für Pharmazeuten und anderes Fachpersonal im Gesundheitswesen sollten eingerichtet sein.

6.4.2 Einrichtungsstandard Medikamententherapie

Nachfolgend wird ein Beispiel für einen möglichen Standard zur Medikamententherapie gezeigt (▶ Abb. 6.2). Er erhebt keinen Anspruch auf Voll-

Erklärung der FIP

Beispiel eines Standards

ständigkeit, sondern bietet lediglich eine Grundlage für die Erstellung eines haus-/einrichtungsspezifischen Standards.

Abb. 6.2:
Beispiel für einen Pflegestandard Medikamententherapie

<table>
<tr><td>Sichere Medikamententherapie</td><td>LOGO der Einrichtung oder GELTUNGSBEREICH</td></tr>
</table>

Ziele des Standards:
- Die fachlich korrekte Durchführung der Medikamententherapie.
- Gefährdungen und Komplikationen für den Patienten/Bewohner aufgrund von Fehlmedikation vermeiden.
- Zuständigkeiten im Medikationsprozess verbindlich festlegen.

Generell gilt:
- Medikamente sind in einem verschließbaren Schrank aufzubewahren!

und

- Es werden grundsätzlich nur Medikamente nach schriftlicher, ärztlicher Anordnung gerichtet. Eine Ausnahme im Ablauf findet sich für den Bereich der Notfallmedikation (weiter unten dargestellt).

Die ärztliche Anordnung mit folgenden Angaben:
- Das Medikament (Präparatename)
- Die Konzentration (Wirkstoffmenge z. B. X,x %, X mg/ml) bzw. die Dosierung (z.B. X mg) mit Angabe der Maßeinheit (ml, mg, x Tropfen), wenn notwendig in gewichtsadaptierter Form.
- Die Darreichungsform (Tabletten, Tropfen, Suppositorium etc.)
- Die Applikationsform (oral, i. v., i. m. …)
- Zeitpunkt der Verabreichung (Uhrzeit) bzw. die Häufigkeit der Einnahmefrequenz (morgens, mittags, abends, nachts)
- Eine evtl. vorzunehmende Befristung der Gabe (für 5 Tage, nur montags)
- Bei Bedarfsmedikation zusätzlich: die Festlegung der Indikation und die maximale Tagesdosierung.

Grundregeln für das Richten der Medikamente:
Medikamente sollten zu einer möglichst ruhigen Zeit an einem möglichst ruhigen Ort gerichtet werden, da sich die Pflegekraft konzentrieren muss, um Fehler zu vermeiden.
Bei dem Richten der Medikamente gilt grundsätzlich die **5-R-Regel**:
- **R**ichtiger Patient
- **R**ichtiges Medikament
- **R**ichtige Dosierung
- **R**ichtige Applikationsart
- **R**ichtiger Zeitpunkt.

Qualifikationsanforderungen Pflege:
Medikamente dürfen nur von Pflegefachkräften oder von ausdrücklich dafür eingewiesenen Pflegehilfskräften gestellt werden.
Injektionen sind nur durch Pflegefachkräfte durchzuführen, die während ihrer Ausbildung entsprechend geschult wurden und/oder die fachliche Qualifikation dafür besitzen (etwa in Form eines Spritzenscheins).

Ablauf für das Richten der Medikamente:
- Hygienevorgaben beim Richten der Medikamente beachten.
- Medikamente bevorzugt aus bereits angebrochenen Packungen entnehmen bzw. die Packung mit dem kürzesten Verfallsdatum wählen.
- Medikamente dreimal auf ihre Richtigkeit kontrollieren:
  - beim Herausholen aus dem Schrank
  - bei der Entnahme der Tablette
  - beim Wegstellen
- Medikamente sind auf das Verfallsdatum sowie auf Aussehen, Ausflockungen und Farbveränderungen zu überprüfen.

<table>
<tr><td>Erstellt am:</td><td>durch:</td><td rowspan="2">Dokumentennummer</td><td>Version:</td><td>Seite:</td></tr>
<tr><td>Freigegeben am:</td><td>durch:</td><td>01</td><td>1 von 2</td></tr>
</table>

<table>
<tr><td>Sichere Medikamententherapie</td><td>LOGO der Einrichtung oder
GELTUNGSBEREICH</td></tr>
</table>

Spezielle Hinweise:

Tagesdispenser: Der Patient erhält seinen gesamten Tagesbedarf in einem Tagesdispenser, wenn eine zuverlässige und eigenständige Medikamenten-Einnahme durch den Patienten gewährleistet ist und andere Patientensicherheitsaspekte (besondere Lager- oder Einnahmebedingungen, möglicher Zugriff durch Mitpatienten) diesem Vorgehen nicht entgegenstehen. Ist dies nicht möglich, z.B. bei Verwirrtheit, Demenz, Suizidalität oder körperlicher Beeinträchtigung (auch von Mitpatienten), werden die Medikamente dem Patienten persönlich, jeweils kurz vor der Einnahme (z. B. zu den Mahlzeiten) gegeben und ggf. die Einnahme überwacht (**Einzeldosissystem**).

Tropfen, Brausetabletten und Arzneimittel mit kurzer Haltbarkeit: Tropfen, Brausetabletten und Arzneimittel mit kurzer Haltbarkeit nach Verpackungs-Entnahme werden maximal ½ Stunde vor der Einnahme/Gabe gerichtet und verteilt (Einzeldosissystem).

Infusionen/Medikamentengabe über PEG/PEJ/Naso-Gastral-Sonde: Medikamente zur parenteralen Verabreichung, z. B. Antibiotikainfusionen, werden unmittelbar vor der Verabreichung zubereitet. Gleiches gilt für Medikamente, die über eine PEG/PEJ/Naso-Gastral-Sonde verabreicht werden.

<u>**Notfallmedikation:**</u> Im Notfall ist eine telefonische Medikamentenverordnung durch den zuständigen Arzt möglich, wenn dieser den Bereich, die Station nicht sofort aufsuchen kann (bspw. im Nachtdienst). Die ärztliche Medikamentenanordnung ist von Seiten der Pflegekraft in all ihren Bestandteilen (siehe Seite 1) zu wiederholen und vom Arzt erneut verbal zu bestätigen, um Missverständnisse zu vermeiden. In der Patientendokumentation werden die übermittelte Medikation, der Name des anordnenden Arztes sowie das Datum und die Uhrzeit der telefonischen Anordnung dokumentiert. Die Anordnung ist zeitnah (vor Dienstschluss des Arztes, bei Nachtdiensten spätestens am Folgemorgen) mit Handzeichen abzuzeichnen.

<u>**Weiteres:**</u>
- Jeder, der Medikamente stellt, ist für die korrekte Durchführung verantwortlich. Diese umfasst insbesondere auch die Pflichten zur Dokumentation und Kontrolle.
- Alle Medikamentenschälchen müssen lesbar einem Patienten/Bewohner zugeordnet werden können, z.B. durch das Anbringen eines Patientenetiketts mit Angabe von Name, Vorname, Geburtsdatum, Zimmernummer.
- Infusionen und Injektionen sind zusätzlich mit den Inhaltsstoffen und der Dosierung – insbesondere bei aufgezogenen Spritzen oder bei Mischinfusionen – zu versehen.
- Verweigert ein Patient/Bewohner trotz eindringlicher Ermahnung die Medikamenteneinnahme, so ist dies ausführlich zu dokumentieren. Darüber hinaus ist der zuständige Arzt (und/oder die zuständige Leitungskraft – bei Altenpflegeeinrichtungen und ambulanten Diensten) darüber zu informieren.
- Reaktionen und Komplikationen des Patienten/Bewohners auf ein Medikament sind umgehend an den zuständigen Arzt (und/oder der zuständigen Leitungskraft – bei Altenpflegeeinrichtungen und ambulanten Diensten) zu melden und zu dokumentieren. In akuten Notfällen ist der vorgegebene Alarmierungsweg einzuhalten.

<table>
<tr><td>Erstellt am:</td><td>durch:</td><td rowspan="2">Dokumentennummer</td><td>Version:</td><td>Seite:</td></tr>
<tr><td>Freigegeben am:</td><td>durch:</td><td>01</td><td>2 von 2</td></tr>
</table>

Abb. 6.2:
Beispiel für einen Pflegestandard Medikamententherapie – Fortsetzung

6.5 Allgemeine Problemstellung der interdisziplinären Arbeit am Beispiel Kommunikation

Die Kommunikation und der Kommunikationsprozess sind komplex und durch die Individuen, welche an der Kommunikation partizipieren, beeinflusst. Um dieses Phänomen zu verstehen und Handlungsanleitungen abzuleiten, haben sich bereits viele Fachrichtungen, von der Psychologie über die Soziologie bis hin zur Philosophie, mit dem Phänomen der menschlichen Kommunikation und den damit verbundenen Problemen beschäftigt. Am häufigsten zitiert und auch gelehrt ist wohl die Kommunikationstheorie von Schulz von Thun mit seinem »Vier-Schnäbel – Vier-Ohren Modell« (siehe hierzu auch www.schulz-von-thun.de).

Da an komplexen Versorgungsprozessen häufig viele unterschiedliche Akteure neben dem Patienten/Bewohner und dessen Angehörigen beteiligt sind, kommen hier schnell unzählige Ohren und Schnäbel zusammen, welche nur noch durch Grundregeln der Kommunikation zu steuern sind.

6.5.1 Die Problematik der schriftlichen Kommunikation

Die schriftliche Kommunikation, insbesondere die handschriftliche, birgt erhebliche Risiken. Diese können sein:

- Schlechte Lesbarkeit von Eintragungen und Anordnungen aufgrund »unleserlicher« Handschrift
- Fehlende oder inkomplette Eintragungen
- Verwendung von missverständlichen Abkürzungen oder Zeichen
- Mangelnde Rückverfolgbarkeit von Aufzeichnungen aufgrund fehlender Unterschrift/Handzeichen oder deren Nicht-Zuordenbarkeit (fehlende Unterschrift- und Handzeichenliste)
- Fehlerhafte Eintragungen (z. B. falsche Medikamentennamen, falsche Datumsangabe, falsche Parameter)

Durch die arbeitsteilige Organisation und die Interdisziplinarität der Leistungserbringung sind vielfältige Berufsgruppen mit unterschiedlichen Dokumentationsinteressen an der Behandlung der Patienten beteiligt. Die Einzelleistung dieser Fachkräfte besitzt jedoch oft eine Wechselwirkung auf andere therapeutische Bereiche. So hat die Art des operativen Eingriffs oder auch die Art der implantierten Endoprothese Konsequenzen für die Mobilisationsfähigkeit des Patienten durch die Physiotherapie. Die Mobilisationsfortschritte durch die Physiotherapie wiederum geben eine Aussage darüber, wann und wohin der Patient entlassen werden kann oder muss. In diesem Zusammenhang fällt in der Praxis immer wieder auf, wie wenig die einzelnen Dokumentationssysteme aufeinander abgestimmt sind. So erfolgt die Pflegeanamnese nicht selten parallel und in Teilen redundant zu den Inhalten der ärztlichen Anamnese. Auch der zur Verfügung stehende Raum für Eintragungen variiert von Berufsgruppe zu Berufsgruppe deutlich und begrenzt insbesondere Fachtherapeuten auf nur wenige Spalten. Dies führt in der Folge zu oberflächlichen Einträgen und der Verwendung von Abkürzungen wie »KG erfolgt«.

Gerade die Verwendung von Abkürzungen wird in der Literatur immer wieder kontrovers diskutiert. So kann ein und dieselbe Abkürzung, je nach medizinischer Fachrichtung oder Abteilung, unterschiedliche Bedeutungen erhalten. Ein bekanntes Beispiel ist die Abkürzung »HWI«. Im allgemeinmedizinischen Bereich wird diese Abkürzung häufig mit »Harnwegsinfektion« übersetzt. Im Rahmen der Kardiologie kann dies jedoch auch »Hinterwandinfarkt« und im Bereich der Infektiologie oder Sozialmedizin ggf. »häufig wechselnde Intimpartner« bedeuten. Im Online-Lexikon der Medizinischen Abkürzungen (http://www.medizinische-abkuerzungen.¬de/) finden sich zu »HWI« zusätzlich noch die Bedeutungen »Hakenwurminfektion« und »Halswirbelimmobilisation«.

Bei einer internen Bestandsaufnahme von Abkürzungen und Zeichnungen in einem Haus der Maximalversorgung mit 1200 Betten konnten wir insgesamt 687 verwendete Abkürzungen identifizieren. Auch wenn vor dem Hintergrund der Online-Plattformen mit teilweise mehr als 200.000 Abkürzungen und Symbolen davon ausgegangen werden kann, dass diese Liste nicht vollständig ist, wurden bereits in dieser 31 Abkürzungen mit mehr als einer Bedeutung identifiziert. Auch wenn einige Kombinationen wie »VD« für »Verwaltungsdirektion« oder »Ventrikel Drainage« keine Probleme in der direkten Patientendokumentation erwarten lassen, waren andere durchaus problematisch. Die Verwendung der Abkürzung »TK« für »Tumorkonferenz«, »Trachealkanüle« oder »Thrombozytenkonzentrat« birgt durchaus die Möglichkeit von schwerwiegenden Verwechslungen.

Ähnlich, wenn auch ungleich schwieriger, ist die Sammlung von Zeichen und Symbolen. Da hier häufig auf recht einfache, von jedem durchführbare Grafiken zurückgegriffen wird, sind Überschneidungen nicht selten. So kann ein gezackter Blitz sowohl die Bedeutung »Strahlentherapie« als auch »Krampfanfall« oder auch »Defibrillieren/Kardioversion« erhalten, eine Schlangenlinie sowohl »Durchfall« als auch »Erbrechen« bedeuten.

Die Probleme bei der Verwendung von medizinischen Abkürzungen wurden bereits 2004 von der Joint Commission aufgenommen und 2004 (The Joint Commission; Update 3.5.2009) in eine Liste von Abkürzungen übertragen, welche im Gesundheitswesen **keine Anwendung** finden sollten – eine sogenannte »**Do not use list**« (übersetzter Auszug: ▶ Tab. 6.2).

Verwendung von Abkürzungen

Verwendung von Zeichen und Symbolen

Tab. 6.2:
Übersetzter und
angepasster Auszug
aus der »Do not Use
List« der Joint Com-
mission (2009)

Die offizielle »Do Not Use«-Liste[1]		
Nicht zu verwenden	**Mögliches Problem**	**Stattdessen zu verwenden**
IU (internationale Unit/ Einheit)	Kann mit IV (intravenös) oder der Nummer 10 (Zehn) verwechselt werden.	Schreibe stattdessen »Internationale Einheit/Unit«
> (größer als) < (kleiner als)	Kann mit der Zahl 7 (Sieben) oder dem Buchstaben L verwechselt werden.	Schreibe stattdessen »größer als« und »kleiner als«
Abkürzungen der Arzneimittelnamen/ Wirkstoffnamen	Können missinterpretiert werden, da es ähnliche Arzneimittelabkürzungen für vielfältige Präparate gibt	Schreibe den Arzneimittel-/ Wirkstoffnamen voll aus.
µg	Kann mit mg (Milligramm) verwechselt werden.	Schreibe stattdessen »Mikrogramm«

[1]Findet Anwendung für alle Anordnungen und Arzneimitteldokumentationen, welche handgeschrieben (inklusive digitaler Freitext) oder in Vordrucke eingefügt werden.

Darauf aufbauend entwickelte das Institute for Safe Medication Practices eine weiterführende Liste, welche ebenfalls um Symbole ergänzt wurde (ISMP 2015).

Tab. 6.3:
Übersetzter und
angepasster Auszug
aus der Liste der
fehleranfälligen
Abkürzungen, Sym-
bole und Dosisan-
gaben des Institute
for Safe Medication
Practices (ISMP
2015)

ISMP's Liste der fehleranfälligen Abkürzungen, Symbole und Dosierangaben			
Abkürzung	**Beabsichtigte Bedeutung**	**Fehlinterpretation**	**Verbesserung**
µg	Mikrogramm	Verwechslung mit Milligramm	Verwende »mcg«
IN	intranasal	Verwechslung mit »i.m.« oder »i.v.«	Verwende »intranasal«
Dosisangaben oder andere Information	**Beabsichtigte Bedeutung**	**Fehlinterpretation**	**Verbesserung**
Anwendung eines Kommas nach einem Dezimalpunkt (z. B. 1,0 mg)	1 mg	Verwechslung mit 10mg wenn das Komma übersehen wird	Keine Anwendung von Kommas für Dosierungen in voller Einheit
»Nacktes« Dezimalkomma (z. B. ,5mg)	0,5mg	Verwechslung mit 5mg wenn das Komma übersehen wird.	Verwende eine Null vor einem Dezimalkomma wenn die Dosierung eine volle Einheit unterschreitet

ISMP's Liste der fehleranfälligen Abkürzungen, Symbole und Dosierangaben			
Symbole	**Beabsichtigte Bedeutung**	**Fehlinterpretation**	**Verbesserung**
&	Und	Verwechslung mit 2	Verwende »und«
Ø	Keines, »Null«	Verwechslung mit den Zahlen 4, 6, 8 und 9	Verwende 0 oder »Null« oder beschreibe die Aussage in Worten

Tab. 6.3: Übersetzter und angepasster Auszug aus der Liste der fehleranfälligen Abkürzungen, Symbole und Dosisangaben des Institute for Safe Medication Practices (ISMP 2015) – Fortsetzung

Auch die Sprachwissenschaftlerin Dr. Anna-Katharina Hüging sieht die Verwendung von Abkürzungen kritisch, insbesondere »wenn für einen Terminus mehrere abgekürzte Formen existieren« (Mörtelbauer 2013, S. 110). Für den deutschsprachigen Raum findet sich bislang nur wenig kritische Literatur über die Verwendung von Abkürzungen in Medizin und Pflege. Vielmehr verweisen Artikel wie »Missverständnisse durch Abkürzungen« (Dr. A. Siggelkow 2014) oder »Medizinische Missverständnisse – Gefährliches Ärzte-Latein« (Bartens 2010) auf wissenschaftliche Artikel und Studien aus dem US-amerikanischen Raum. Darüber hinaus bieten unzählige Internetplattformen die Verwendung von angelegten Datenbanken zu medizinischen Abkürzungen an. Der fehlende Diskurs zu diesem Thema ist insbesondere vor dem Hintergrund interessant, dass es auch bei uns bereits Fälle von Fehlern aufgrund von Fehldeutungen gegeben hat. So berichtet das Krankenhaus-CIRS-Netz-Deutschland im Fall des Monats »Mai 2014« von einer unterschiedlichen Deutung der Abkürzung »HWI« in einem stationären Bereich.

6.5.2 Die Problematik der mündlichen Kommunikation

Auch wenn das Patientenrechtegesetz laut BGB § 630f festlegt »Der Behandelnde ist verpflichtet, zum Zweck der Dokumentation in unmittelbarem zeitlichen Zusammenhang mit der Behandlung eine Patientenakte in Papierform oder elektronisch zu führen«, erfolgt im Behandlungsprozess ein Hauptteil der Kommunikation verbal.

Die mündliche Kommunikation wird nicht nur durch die Individualität von Sender und Empfänger beeinflusst, sondern auch durch weitere Faktoren (siehe hierzu: Solet et al. 2005, S. 1094–1099) wie:

- Umgebungsbedingungen: z. B. Geräuschpegel, Art der Umgebungsgeräusche, Akustik, räumliche Distanz, Anzahl der Unterbrechungen, Zeitdruck
- Sozialfaktoren: z. B. Bildung, Status, Hierarchie, kulturelle Bedingungen (auch Teil der Organisationskultur)

- Sprachliche Voraussetzungen: z. B. Sprachverständnis, sprachliche Ausdrucksfähigkeit, Hörfähigkeit
- Auswahl der Kommunikationsmedien: direkte Kommunikation, Nutzung von Funksprechern oder Telefon, Nutzung von Kurznachrichtendiensten (als eine Schnittstelle zu schriftlicher Kommunikation)

Gerade bei der Übergabe von Patienten oder Bewohnern, bspw. vom Krankenhaus in die Einrichtung, von der Einrichtung zum Notarzt, von der Intensivstation auf die Normalstation, vom OP in die Überwachung etc., ist eine schnelle und gezielte Informationsweitergabe aller relevanten Inhalte Grundvoraussetzung einer reibungslosen Weiterversorgung. Studien haben ergeben, dass diese Übergabeprozesse von Einrichtung zu Einrichtung, aber auch von Fachbereich zu Fachbereich erheblich variieren können (vgl. Manser und Foster 2011, S. 182). Insgesamt wurden dennoch vier Phasen des Übergabeprozesses identifiziert:

- Die Phase vor dem eigentlichen Übergabeprozess
- Die Phase der direkten Ankunft im weiterversorgenden Bereich
- Die Phase der direkten Übergabe von Fachkraft zu Fachkraft
- Die Phase direkt nach der Übergabe

Laut Manser war insbesondere für die gleichzeitige Übergabe von mehreren Patienten eine sorgfältige Vorbereitung des Übergabeprozesses wichtig. Diese wurde jedoch oft nicht sorgfältig oder lückenlos durchgeführt.

6.5.3 Hilfsmittel zur gezielten und gesteuerten Informationsweitergabe

Laut GQMG (Pilz et al. 2015, S. 3) ist die Verwendung von Kommunikationswerkzeugen (Tools) zur fokussierten Informationsweitergabe in angloamerikanischen Krankenhäusern weiter verbreitet als in Deutschland. Dabei sind ca. 80 % (vgl. Pilz et al. 2015, S. 3 und Joint Commission 2012, S. 1) aller schwerwiegenden Fehler im Behandlungsverlauf auf eine fehlerhafte Kommunikation zurückzuführen.

Die Verwendung von Hilfsmitteln zur gezielten und gesteuerten Informationsweitergabe hat sich in Studien als durchaus wirksam erwiesen (Pilz et al. 2015, S. 3). Aus diesem Grund sollen an dieser Stelle zwei Werkzeuge exemplarisch vorgestellt werden.

Das SHARE-Tool der Joint Commission

Das Werkzeug der Joint Commission stellt weniger ein Hilfsmittel zur Kommunikation, sondern vielmehr einen systemischen Ansatz zur Implementierung einer gezielten Informationsweitergabe in einer Organisation dar. Aus diesem Grund schaut das Werkzeug weniger auf das *» Was und Wie?«* im Sinne des Informationsinhaltes und dessen Weitergabe, sondern mehr auf das »*Wer und Warum?*« im Sinne eines organisatorischen Grundgerüstes. Nach Angaben der Joint Commission konnten im Zeitraum der Implementierung bei den teilnehmenden Krankenhäusern die Quote der Wiederaufnahme von Patienten um 50 % sowie die beanspruchte Zeit für eine Übergabe von Patienten aus der Notaufnahme auf die Normalstation um über 30 % reduziert werden (vgl. Joint Commission 2012, S. 2). Das Werkzeug der Joint Commission basiert auf folgenden 5 Schritten (**SHARE**):

Standardize critical content: Die Standardisierung von wichtigen Inhalten. Die Standardisierung umfasst die Krankengeschichte des Patienten, das Herausheben von Schlüsselinformationen über den Zustand des Patienten und die Zusammenführung verschiedener Informationen, bevor diese an den Empfänger weitergegeben werden.

Hardwire within your system: Die Implementierung innerhalb der eigenen Organisation.
Dies umfasst die Entwicklung von standardisierten Formularen, Checklisten und Methoden, die Identifikation von neuen, aber auch schon bestehenden Hilfsmitteln, um den Übergabeprozess erfolgreich zu gestalten (z. B. digitale Unterstützung) sowie die Festlegung der Erwartungen an einen erfolgreichen Übergabeprozess.

Allow opportunity to ask questions: Die Möglichkeit, Fragen zu stellen. Hierzu gehört sowohl der kritische Diskurs über den Behandlungsfall als auch der interdisziplinäre Austausch von Informationen. Wichtig ist in diesem Zusammenhang nicht nur das kritische Hinterfragen von Informationen, sondern auch der Austausch von Kontaktinformationen für den Fall, dass noch Fragen aufkommen.

Reinforce quality and measurement: Unterstützung der Qualität und der Qualitätsmessung.
Die Leitung der Einrichtung muss sich zum fokussierten Übergabeprozess bekennen und auch das Personal zur Einhaltung auffordern. Die Einhaltung der Übergabekriterien sollte anhand von Formularen und durch eine gezielte Datenauswertung überwacht und ständig verbessert werden.

Educate and coach: Schulung und Training des Personals in den Grundlagen, Methoden und Werkzeugen der gezielten Informationsweitergabe.

Das SBAR – TOOL der GQMG (Gesellschaft für Qualitätsmanagement in der Gesundheitsversorgung e.V.)

Ein im Gegensatz zum Vorgehen der Joint Commission recht praktisch orientiertes Hilfsmittel zum gezielten Aufbau von Informationsinhalten stellt das SBAR-Tool dar, welches durch die GQMG im Rahmen einer praktischen Arbeitshilfe aufgearbeitet wurde und durch eine Pocketversion für den täglichen Einsatz unterstützt wird.

Das **SBAR** gliedert sich in die Abschnitte

- Situation,
- Hintergrund (Background),
- Einschätzung der Situation (Assessment) und
- Empfehlung (Recommendation).

Durch die einzelnen Stufen sollen alle relevanten Informationen über den Patienten oder Bewohner von der übergebenden Person an die übernehmende Stelle fokussiert weitergegeben werden, um Informationslücken oder Missverständnisse zu vermeiden.

Auch wenn insbesondere in der Implementierungs- bzw. Übungsphase die SBAR sicherlich mit einem gewissen zeitlichen Mehraufwand verbunden ist, lässt das einfache Vorgehen eine schnelle Implementierung erwarten.

Die Stufen der SBAR gestalten sich wie folgt:

Situation: Nach einer kurzen Vorstellung des Informationsgebers (»Hallo, hier ist…«) wird der Patient identifiziert (»Es geht um [Patientennamen, Alter, Aufenthaltsort]«) und die momentane Situation (»die Situation ist folgende…«) mit einigen gesundheitsrelevanten Daten beschrieben (»Pat. ist [Bewusstseinszustand, Vitalzeichen]«).

Background (Hintergrund): Es folgt eine kurze Zusammenfassung zum Grund des aktuellen Aufenthaltes (»Der Patient ist seit… weil«), mit wesentlichen Vorerkrankungen (»Besonderheiten dazu sind…«) und wichtigen Daten im zwischenzeitlichen Verlauf.

Assessment (Einschätzung der Situation): Hier wird durch den Informationsgeber eine kurze Einschätzung der Situation (»Ich bin mir nicht sicher, aber der Patient verschlechtert sich.«) und soweit möglich eine Verdachtsdiagnose (»Ich glaube, es handelt sich um…«) geäußert.

Recommendation (Empfehlung): Hier wird die Erwartungshaltung des Informationsgebers an den Informationsempfänger geäußert (»Mein Wunsch ist, dass Sie…«). Diese kann sich zum einen darauf beziehen, was der Informationsempfänger als nächstes tun sollte (»sofort vorbeikommen«, »mit den Angehörigen sprechen«), kann aber auch die Frage nach der Einschätzung und Empfehlung beinhalten, was aus Sicht des Informationsempfängers als nächstes getan werden sollte (»Was soll ich Ihrer Meinung nach jetzt durchführen?«, »Soll ich bereits etwas vorbereiten?«).

Grundsätzlich sollten Wege zur fokussierten Kommunikationssteuerung, wie alle neuen Instrumente, immer behutsam und schrittweise in der Organisation implementiert werden, um eine fachliche Begleitung der beteiligten Personen bspw. durch das Qualitätsmanagement zu ermöglichen.

Eine Pilotphase bietet sich in Bereichen mit hohem Patientendurchlauf an, z. B. bei der Verlegung von der Zentralen Notaufnahme auf die Normalstation, oder aber auch in Bereichen mit kritischen Fallkonstellationen (z. B. im Nachtdienst) oder engen Übergabefenstern (z. B. OP an Transportdienst/Station), da hier die Vorteile einer fokussierten Informationsweitergabe am schnellsten deutlich werden.

6.6 Allgemeine Problemstellung der interdisziplinären Arbeit am Beispiel korrekte Patientenidentifikation

In einer Patienten-Befragung des Asklepios Konzerns (Asklepios Studie 2015) gaben 27 % der Befragten an, Angst vor einer Verwechslung im Krankenhaus zu haben. Dass es sich in diesem Zusammenhang nicht um eine irrationale Angst handelt, zeigen Studien aus den USA. So kommen Kwaan (2006) und, auf diese Studie aufbauend, Seiden (2006) zu einer Verwechslungsprävalenz allein in der Chirurgie von 1/52.000 bis 1/130.000 Operationen. Nimmt man diese Rate auch für Deutschland an, käme man für das Jahr 2013, mit knapp 15,8 Millionen chirurgischen Eingriffen (www.destatis.de), auf 121 bis 303 Verwechslungsfälle allein für operative Eingriffe und unter Berücksichtigung, dass einzelne chirurgische Bereiche am »wachen« (lediglich unter Lokal- oder Spinalanästhesie) und somit kognitiv auffassungsfähigen Patienten arbeiten.

Die Verwechslungen in der Chirurgie, im Englischen auch »wrong site surgery« genannt, sind sowohl für den Patienten als auch für die betroffenen Mitarbeiter dramatisch und haben häufig schwerwiegende Konsequenzen. Diese reichen von unnötigen Schmerzen und Revisionseingriffen bis hin zum Tod, wenn bspw. das gesunde anstelle des kranken Partnerorgans entfernt wird. Verwechslungen gelten hierbei immer als voll vermeidbare Risiken. So fatal eine Verwechslung für den Patienten ist, so kritisch ist sie häufig auch für die verantwortlichen Mitarbeiter. Selbst wenn bei Betrachtung der Einzelfälle klar wird, dass es im Vorfeld des Fehlers bereits zu vielen kleinen Unstimmigkeiten, Ungenauigkeiten und Kommunikationsdefiziten gekommen ist, wird in letzter Konsequenz nicht selten einer Einzelperson die Gesamtverantwortung zugewiesen. So schildert Bergmann (2007) zu einem Fall:

> »Einem Mann sollte wegen eines Tumors der linke Lungenflügel entfernt werden, tatsächlich schnitt ihm der Oberarzt aber den rechten heraus. Der Patient starb ein Jahr nach der Operation. Der Mediziner wurde wegen fahrlässiger Körperverletzung zu einer Geldstrafe ver-

urteilt und entlassen. Doch auch er war nur das letzte Glied in einer Kette von Nachlässigkeiten. Die Witwe des verstorbenen Patienten sagte nach dem Prozess, der Oberarzt habe ›für viele den Kopf hinhalten müssen‹. So war er eigentlich nicht als Operateur vorgesehen und erfuhr erst am Tag vor dem Eingriff, dass er auf dem Operationsplan stand. Den Patienten sah er sich nicht mehr an. Außerdem notierte der Stationsarzt auf dem vorläufigen OP-Plan, den die Sekretärin ins Reine tippte und den der Oberarzt absegnete: »rechts«. Dass der Tumor auf den Röntgenbildern deutlich in der linken Lungenhälfte zu erkennen war, fiel im OP-Team niemandem auf – bis es zu spät war.«

Bereits 2007 wurde durch die Weltgesundheitsorganisation (WHO) im Rahmen des High 5s-Projekts[27] die Patientensicherheit in fünf Themengebieten fokussiert. Zu diesen gehörte ebenfalls die Vermeidung von Eingriffsverwechslungen. Fast parallel hierzu gab das 2005 gegründete Aktionsbündnis für Patientensicherheit (APS) eine Handlungsempfehlung zur Vermeidung von Eingriffsverwechslungen in der Chirurgie heraus (APS, 2006), welches 2007 um Praxistipps zur Implementierung erweitert wurde. Waren diese Empfehlungen bis dahin für die Krankenhäuser und ambulanten Operationszentren freiwillig, ist seit Ende 2016 durch die Neufassung der Qualitätsmanagement-Richtlinie (QM-RL) für Vertragsärzte und Krankenhäuser (veröffentlicht im Bundesanzeiger am 15. November 2016) die Anwendung von Checklisten zur Prävention von Eingriffsverwechslungen durch die Vertragspartner zwingend zu implementieren. Nach Empfehlungen des Aktionsbündnisses Patientensicherheit basieren die Hauptbausteine der korrekten Patientenidentifikation auf vier Schritten (APS 2006, S. 3):

- der Aufklärung und Identifikation des Patienten
- der Markierung des Eingriffsortes
- der Identifikation des richtigen Patienten für den richtigen Saal
- dem »Team-Time-Out«

---

27 Das »Action on Patient-Safety-High 5s«-Projekt wurde 2007 durch die Weltgesundheitsorganisation (WHO) gestartet, um insgesamt fünf schwere Patientensicherheitsprobleme in fünf Ländern über fünf Jahre zu reduzieren (siehe hierzu WHO 2014). Von den ursprünglich festgelegten fünf Prioritätsfeldern Vermeidung von Eingriffsverwechslungen, Sicherstellung der richtigen Medikation bei Übergängen im Behandlungsprozess (Medication Reconciliation – MedRec), Management von konzentrierten injizierbaren Medikamenten, Kommunikation bei Übergängen im Behandlungsprozess und Verbesserte Handhygiene zur Vermeidung von krankenhaus-assoziierten Infektionen, sind nur noch die zwei ersten Themengebiete weiter bearbeitet worden. Ursache hierfür waren laut WHO Ressourcenprobleme.

Doch nicht nur im Zuge operativer Eingriffe kommt es zu Verwechslungen von Patienten. So fanden Hennemann et al. (2010) in einer simulierten Studie vielfältige Verwechslungen durch unterschiedliche, am Behandlungsprozess beteiligte Berufsgruppen. Henneman et al. kreierten für diese Studie unterschiedliche Patientenszenarien und involvierten unterschiedliche, am Behandlungsprozess beteiligte Berufsgruppen. So wurden Pflegekräfte mit der Vergabe von IV-Medikation, medizinisch-technische Assistenzkräfte mit der Etikettierung von Blutprobenröhrchen und Mitarbeiter der Administration mit dem Anlegen von Identifikationsarmbändern betraut. Die zugewiesenen Tätigkeiten an drei vorgegebenen Test-Patienten wurden beobachtet und darüber hinaus die Augenbewegungen per Spezialbrille aufgezeichnet. Bei einem der Test-Patienten wurde durch die Untersucher absichtlich eine Abweichung zwischen den vorgefertigten Patientenetiketten (welche für die jeweilige Aufgabe der untersuchten Fachkräfte angefertigt wurden) und dem tatsächlichen Geburtsdatum und der Aufnahmenummer des Patienten eingebaut. Die untersuchten Fachkräfte wurden im Vorfeld der Studie nicht über den Fokus »Patientenidentifikation« informiert.

Die Ergebnisse der Studie zeigten, dass 39 % der untersuchten Fachkräfte die absichtlich implementierte Diskrepanz zwischen den Daten des Patienten und den Daten auf dem Patientenetikett nicht erkannten und in der Folge ihre zugewiesene Aufgabe am falschen Patienten durchführten. Aber selbst wenn Fachkräfte einen vom Ablauf her korrekten Abgleich der Patientendaten im Vorfeld durchführten, fielen ihnen in 15 % der Fälle vorhandene Unstimmigkeiten überhaupt nicht auf. Auch wenn im Rahmen dieser Studie den untersuchten Mitarbeitern bewusst eine »Falle« gelegt wurde, macht insbesondere die 15 %ige Fehlerquote stutzig, weist diese Zahl doch darauf hin, dass trotz implementierter Prozesse und standardisierter Vorgehen relevante Informationen durch die jeweilige Fachkraft nicht oder nur unzureichend, bspw. aufgrund von Konzentrationsmangel oder fehlender Aufmerksamkeit, kognitiv aufgenommen wurden.

In diesem Zusammenhang zeigt sich ein Dilemma der standardisierten Vorgänge. Je häufiger diese durchgeführt werden, je weniger Priorität die Inhalte für den Durchführenden haben und je weniger direkte Konsequenzen bspw. eine »schludrige« Abarbeitung besitzt, umso weniger werden die Inhalte als relevant empfunden. Dies hat sicherlich zum einen etwas mit Fehlerbewusstsein und Fehlerkultur zu tun (► Kap. 4), zum anderen ist dies aber auch im Sinne des organisatorischen Lernens kritisch zu berücksichtigen.

Checklisten und Standards alleine erhöhen somit noch keine Patientensicherheit. Insbesondere dann nicht, wenn vorgesehene Eintragungen als lästiges Übel empfunden werden und diese schlimmstenfalls schon einmal vorsorglich vor der Durchführung der Aufgabe erfolgen, um sich bspw. Zeit für ein späteres Dokumentieren zu sparen. Werden standardisierte Vorgänge unter diesen Umständen erfüllt, richten sie im schlechtmöglich-

Checklisten und Standards alleine wirken nicht!

sten Fall sogar mehr Schaden als Nutzen an, insbesondere dann, wenn sich nachgeordnete Stellen darauf verlassen, dass vorgeschaltete Prüfungen und Kontrollen bereits positiv umgesetzt wurden. Die Brisanz dieser trügerischen Sicherheit zeigt sich immer wieder, auch in Bereichen, welche bereits sehr vielfältigen und strengen Vorgaben unterliegen. So kommt es bspw. im Bereich der Transfusionsmedizin immer wieder zu fatalen Verwechslungen[28], obwohl dieser unzähligen Vorgaben, vom Transfusionsgesetz bis hin zu zahlreichen Richtlinien und Leitlinien, von der Bestellung von beauftragten Personen (bspw. Transfusionsverantwortliche, Qualitätsbeauftragte Transfusionsmedizin, Transfusionsbeauftragte) bis hin zur lückenlosen Nachvollziehbarkeit der Vergabe, unterworfen ist. Hier zeigt sich, dass jede Regelung nur dann Sicherheit bringt, wenn sie durch die zuständigen Mitarbeiter verstanden und eingehalten wird. Das Vorhandensein von Standards und Protokollen alleine macht Prozesse nicht stabiler oder sicherer. Sie können und dürfen lediglich ein Werkzeug sein und müssen durch weitere Aktivitäten wie Schulung, Überwachung oder Stichprobenkontrollen flankiert werden.

Mitarbeiter einbeziehen! Insbesondere in die Erstellung und Erprobung dieser Werkzeuge sind die relevanten Fachkräfte frühzeitig miteinzubeziehen und mitzunehmen. Wie oft werden Standards am »grünen Tisch« erstellt, nur damit behördlichen oder regulativen Vorgaben entsprochen wird, ohne die Mitarbeiter, welche dann mit der Umsetzung betraut sind, zu befragen. Hier lohnt es sich immer, einen höheren Zeitaufwand während der Erstellung und Implementierung einzuplanen, um eine bessere Durchdringung zu erreichen.

Sichere Patientenidentifikation Die korrekte Identifikation des Patienten ist ein kritischer Punkt, welcher an vielen Stellen des Behandlungsprozesses über Wohl und Wehe jeglicher diagnostischen und therapeutischen Intervention bestimmt. So kann die Verwechslung von Blutröhrchen oder Röntgenbildern zu falschen Therapieentscheidungen führen, die Verwechslung von Arzneimitteln zu kritischen Arzneimittelwirkungen oder die Verwechslung von Patientenkurven zu Fehlbehandlungen. Hier gilt es, lieber einmal mehr die Identität des Patienten zu erfragen als einmal zu wenig. Daher empfiehlt auch das APS (2006, S. 4): »Vor jeder Maßnahme versichern sich alle Beteiligten, dass die geplante Maßnahme beim richtigen Patienten durchgeführt wird.«

Wichtig ist hierbei noch einmal zu betonen »**Vor jeder Maßnahme**«!

Um bei der Identitätskontrolle eine korrekte Antwort von Seiten des Patienten zu erhalten und ihn nicht durch zu häufiges Fragen zu verunsichern, sind einige Regeln zu beachten:

- Informieren Sie den Patienten während des gesamten Aufenthalts, bereits bei der Aufnahme, aber auch immer wieder danach, **warum** vor

---

28 Siehe hierzu bspw. www.n-tv.de: »Frau Stirbt in Krankenhaus – Führte falsche Blutkonserve zu Tod nach OP?« vom 30.12.2015 (http://www.n-tv.de/panora¬ma/Fuehrte-falsche-Blutkonserve-zu-Tod-nach-OP-article16669951.html, abgerufen am 08.05.2017)

allen Maßnahmen seine Identität erfragt wird. Hier kann eine Patienteninformation in schriftlicher Form unterstützend hilfreich sein. Diese Information dient der Akzeptanz des Patienten und vermeidet Unsicherheiten. So wird der Patient bereits mit den Identitätsfragen rechnen und sie nicht als schlechte Kommunikation und Informationsweitergabe zwischen den Berufsgruppen oder Fachbereichen werten.

- Erfragen Sie die Identität des Patienten in offenen Fragen. Geschlossene Fragen, also Fragen, auf die mit einem einfachen Ja oder Nein geantwortet werden kann, sind unbedingt zu vermeiden, da auch der Patient die Information nicht immer komplett aufnehmen kann, gerade vor wichtigen Untersuchungen oder schwerwiegenden Eingriffen oder aufgrund von Angst und Schmerzen. Fragen Sie somit »Wie ist ihr Name?« und »Wann haben Sie Geburtstag?« um eindeutige Antworten zu erhalten.
- Wiederholen Sie die Antworten des Patienten noch einmal mit eigenen Worten. Dies vermeidet Fehlinterpretationen oder Missverständnisse.

Gerade das Wiederholen von weitergegebenen Informationen beschränkt sich nicht nur auf die Identitätskontrolle, sondern ist vielmehr für alle relevanten und insbesondere verbalen Anordnungen oder Informationen empfehlenswert. Dieses »Hear Back/Read Back«-Verfahren, das Wiederholen von verbal übermittelten und notierten Informationen, kommt ursprünglich aus der Luft- und Raumfahrt und dient der Vermeidung von Missverständnissen und Fehlinterpretationen von Informationen. Für das Gesundheitswesen wird dieses Vorgehen von Seiten der Joint Commission International empfohlen (siehe hierzu Joint Commission 2007).

Auch wenn dieses System bereits an einigen Stellen selbstverständlich umgesetzt wird, bspw. bei der Zählkontrolle im OP oder im Rahmen von Vier-Augen-Prinzipien, empfiehlt sich die Implementierung ebenfalls für weitere Tätigkeiten, wie bspw. die telefonische Anordnung von Arzneimitteln durch den Dienstarzt, die Weitergabe relevanter Blutwerte durch das Zentrallabor oder aber die Übermittlung von vorläufigen Befunden durch diagnostische Bereiche.

»Hear Back/Read Back«-Verfahren

7 Spezifische Risikobereiche der Pflege

Als eigenständige Berufsgruppe im Gesundheitswesen erbringt die Pflege nicht nur Leistungen im Rahmen der Assistenz des ärztlichen Dienstes, sondern führt insbesondere im Rahmen der grundpflegerischen Versorgung und im Rahmen von Vorsorge und Prophylaxe auch fachlich autonome und somit eigenverantwortliche Tätigkeiten durch. Einige dieser Aufgabengebiete und mit diesen verbundenen Risiken möchten wir im Folgenden detailliert betrachten.

7.1 Allgemeine Pflegedokumentation

Die pflegerische Dokumentation hat bei der Frage, ob und inwieweit Pflegemängel oder Pflegefehler vorliegen, eine wichtige forensische Bedeutung. Analog zur ärztlichen Dokumentation bildet die Pflegedokumentation die Grundlage zur Nachweisführung geleisteter Tätigkeiten. Seit langem gilt hier die Aussage »was nicht dokumentiert ist, ist nicht geleistet«. Hierbei ist die Pflegedokumentation zum einen ein Nachweis dahingehend, dass ärztliche Anordnungen (bspw. Injektionen, Medikamentenvergabe, Verbandswechsel) wie angeordnet durchgeführt, zum anderen, dass eigenständige Pflegeplanungs- und Leistungsprozesse strukturiert vorgenommen wurden. Aus juristischer Sicht sollte die Pflegedokumentation hierbei folgende Bestandteile umfassen, welche sich am Pflegeprozess orientieren (siehe Oberhauser 2013, S. 1):

- Pflegeanamnese
- Pflegeplanung
- Pflegebericht
- Pflegehilfsmittelplanung und -einsatz
- Leistungsnachweise (Nachweis der durchgeführten Einzelleistungen)

Wichtig in diesem Zusammenhang ist, dass alle schriftlichen Einträge in der Patientenakte personenbezogen nachvollziehbar sein müssen. »Wer aus seiner Dokumentation den Handelnden nicht mehr erkennen lässt, bringt sich in die Gefahr, dass ihm ein Gericht im Haftungsprozess allein deshalb eine Beweislastumkehr zuschreibt.« (ebenda, S.1)

Im Krankenhaus kommt vor dem Hintergrund der zunehmenden Leistungsverdichtung immer mehr die Frage auf, wie diese Dokumentation noch möglich sein soll, da die Zeit am Dokument von der Zeit am Patienten abgerechnet werden muss. Dies ist sicherlich ein Dilemma, welches nur durch ein strategisch ausgerichtetes Pflegemanagement, bspw. mit vermehrtem Einsatz von Standardplanungen für häufige Diagnosen aufgefangen werden kann. Juristisch unkritisch ist ebenfalls, wenn Leistungen durch die verantwortliche Pflegekraft am Ende einer Schicht rückwirkend eingetragen werden. Diese Eintragungen sind jedoch im Sinne einer Urkunde wahrheitsgemäß, nicht korrigierbar und nachvollziehbar vorzunehmen.

Nicht nur im Hinblick auf mögliche Behandlungsfehler und damit verbundene Haftungsfälle besitzt die Dokumentation eine wichtige Bedeutung, sondern zunehmend auch aus monetären Gründen. So bildet bspw. im Rahmen der ambulanten Pflege die Aufführung sämtlicher Einzelleistungen die Grundlage für deren Abrechnung.

Diese dezidierte Dokumentation wurde in Teilen auch für die stationäre Pflege übernommen, da im Rahmen des DRG Systems (und insbesondere der OPS-Kodierung[29]), die Dokumentation von »Ergänzenden Maßnahmen« bspw. für die »Pflege und Versorgung von Patienten« im Rahmen einer »Hochaufwändige Pflege« vorgesehen ist (OPS Version 2017, S. 583 ff.). Diese Kodierung basiert auf Kriterien, welche 2010 durch eine Expertengruppe des Deutschen Pflegerates entwickelt und anhand eines Pflegekomplexmaßnahmen-Scores (PKMS) abgebildet wurde (Deutsches Institut für Medizinische Dokumentation und Information – DIMDI, OPS Version 2017, S. 585). Der PKMS-Score bildet sich anhand von Aufwandspunkten in einem der Leistungsbereiche:

Pflegekomplexmaßnahmen (PKMS)

- Allgemeine Pflege
  - Körperpflege
  - Ernährung
  - Ausscheidung
  - Bewegen/Lagern/Mobilisation/Sicherheit
  - Kommunizieren/Beschäftigen
- Spezielle Pflege
  - Kreislauf für Patienten mit Hemi-, Para- oder Tetraplegie
  - Wundmanagement
  - Atmung

Die PKMS Kodierung erfolgt hierbei, wenn in der Versorgung von einem wesentlich erhöhten Pflegeaufwand ausgegangen werden kann und sich die

---

29 Der Operationen- und Prozedurenschlüssel (OPS) ist die Klassifikation zum Verschlüsseln von Operationen, Prozeduren und allgemein medizinischen Maßnahmen im Krankenhausbereich und im Rahmen des ambulanten Operierens. Der OPS Katalog wird jährlich überarbeitet und ist immer in seiner gültigen Form zu verwenden.

Patienten auf Normalstation befinden. Die Einstufung unterscheidet sich je nach Altersgruppe. Diese wird in Erwachsene, Kinder und Jugendliche, Kleinkinder sowie Frühgeborene, Neugeborene und Säuglinge untergliedert.

Der wesentlich erhöhte Pflegeaufwand definiert sich im PKMS analog zur Definition der PPR-Stufe[30] A3: »Patienten brauchen in allen Leistungsbereichen ein hohes Maß an Unterstützung, Aktivierung, Motivation und Zuwendung, denn sie sind durch Immobilität, eingeschränkte Körperfunktionen oder durch ihre Erkrankung an der eigenständigen Erfüllung ihrer Grundbedürfnisse behindert.« (Dimdi; OPS Version 2017, S. 586).

Damit ein Leistungsmerkmal der PKMS zutrifft, müssen die in den entsprechenden Leistungsbereichen dargestellten Gründe für eine hochaufwändige Pflege vorliegen sowie ein entsprechendes Pflegeinterventionsprofil geführt werden. Dieser Nachweis ist nur mit einer strukturierten und sauber geführten Pflegedokumentation zu erbringen.

In diesem Zusammenhang ist aus Risikomanagementgesichtspunkten darauf hinzuweisen, dass eine nicht ausreichende Dokumentation zwar zunächst zu einem finanziellen Verlust für die jeweilige Einrichtung führt, da der PKMS Zuschlag ggf. nicht geltend gemacht werden kann. Das Anlegen eines Komplexbogens führt jedoch gleichsam zu der Schlussfolgerung, dass die Versorgung des Patienten mit einem erhöhten Pflegeaufwand verbunden ist. Dieser erhöhte Pflegeaufwand spielt sicherlich, bei Auftreten eines Dekubitus oder eines anderen nosokomialen Problems, eine Rolle bei der Beurteilung von Versorgungsleistungen und deren Nachweisführung.

Pflegedokumentation in der Altenhilfe Lange wurden die Dokumentationsanforderungen aus dem akutmedizinischen Bereich auch für die stationäre Altenpflege übernommen. Diese Ansprüche führten dazu, dass in den Pflegeeinrichtungen der Dokumentationsaufwand mit nur wenig Nutzen für den Bewohner verbunden war, da sich hier über den Zeitverlauf nur wenige Änderungen im Versorgungsbedarf ergaben und eine tägliche »Dito«-Dokumentation lediglich von der Zeit am Bewohner abgerechnet werden musste. Auf diese Diskrepanz reagierte 2013 das Bundesgesundheitsministerium auf die Empfehlung der Ombudsfrau zur Entbürokratisierung der Pflege mit einem Praxistest zur »Effizienzsteigerung in der Pflegedokumentation«.

Mit diesem Praxistest war die Anwendung eines Strukturmodells in der ambulanten und stationären Langzeitpflege (Beikirch et al. 2014, S. 7) verbunden, welches auf einem vierstufigen Vorgehen beruht:

- die strukturierte Informationssammlung mit rationalem Verfahren zur Risikoeinschätzung pflegesensitiver Phänomene

---

30 Die Pflegepersonal-Regelung (PPR) wurde als Teil des Gesundheitsstrukturgesetzes von 1992 eingeführt und diente der täglichen Bestimmung des Pflegeaufwandes stationärer Patienten. Auch wenn die Anwendung der PPR 1997 bereits wieder ausgesetzt wurde, dient sie weiterhin als internes Steuerungsinstrument in Krankenhäusern.

- die individuelle Maßnahmenplanung
- der Pflegebericht mit Fokus auf Abweichungen von der Planung
- die Evaluation

Gerade die veränderte Dokumentation im Pflegebericht ist erwähnenswert und wurde im Projekt juristisch begleitet. Eine wesentliche Neuerung in der Dokumentation liegt in dem Verzicht auf das Abzeichnen von Maßnahmen der Grundpflege, welche zur täglichen Routine gehören und im Rahmen der Pflegeplanung in Art und Häufigkeit vorgegeben sind. So wird bspw. nicht mehr täglich dokumentiert, dass der Bewohner am Waschbecken gewaschen wurde, wenn die Pflegeplanung diese Tätigkeit regelmäßig vorsieht. Vielmehr wird erst dann dokumentiert, wenn es zu einem Abweichen von der Planung kommt und bspw. der Bewohner nicht am Waschbecken gewaschen werden konnte, da es ihm an diesem Tag nicht gut ging oder er dies verweigerte. Dieses Vorgehen stellt eine »Rückbesinnung auf deren [der Dokumentation] ursprüngliche Primärzwecke, die in den §§ 113 Abs. 1 Satz 4 SGB XI festgelegt sind« dar (Beikirch et al. 2014, S. 13).

Von dieser Dokumentationserleichterung ist allerdings lediglich der Bereich der Grundpflege betroffen. Für den Bereich der Behandlungspflege gilt nach wie vor, dass jegliche Einzelleistung (bspw. Verbandswechsel oder Injektionen) dokumentiert werden muss. Dies gilt auch für wesentliche Verlaufsdaten oder diagnostische Maßnahmen.

7.2 Expertenstandards in der Pflege

Im Jahr 1998 wurde durch die DNQP (Deutsches Netzwerk für Qualitätsentwicklung in der Pflege) der erste Expertenstandard entwickelt und im Rahmen eines Pilotprojektes bis 2001 implementiert (siehe hierzu www.¬ dnqp.de). Dies war der Expertenstandard Dekubitusprophylaxe. Ihm folgten die Expertenstandards Entlassungsmanagement (2001–2003), Schmerzmanagement (2002–2004), Sturzprophylaxe (2003–2005), Förderung der Harnkontinenz (2004–2006), Pflege von Menschen mit chronischen Wunden (2006–2008), Ernährungsmanagement (2007–2009), Förderung der physiologischen Geburt (2011–2013) und Schmerzmanagement bei chronischen Schmerzen (2012–2014).

In den Anfangsjahren herrschten in der Fachwelt noch Diskussionen darüber, inwieweit die Expertenstandards für die Pflege eine rechtsverbindliche Stellung einnehmen würden. Diese kontroverse Auseinandersetzung wurde spätestens mit dem Inkrafttreten des Pflege-Weiterentwicklungsgesetzes (PfWG) zum 1. Juli 2008, insbesondere für die stationäre Alten- und Langzeitpflege, abgeschlossen. Mit dem PfWG wurden durch den Gesetzgeber die Expertenstandards im Sozialleistungsrecht verbindlich verankert (vgl. hierzu Bölike 2009). So heißt es nun über das PfWG im § 72

SGB XI Abs. 3 Satz 4: »Versorgungsverträge dürfen nur mit Pflegeeinrichtungen abgeschlossen werden, die [...] sich verpflichten, alle Expertenstandards nach § 113a anzuwenden.« Auch wenn zunächst befürchtet wurde, dass die Expertenstandards nach § 113a SGB XI ggf. parallel, wenn nicht sogar widersprüchlich zu den Expertenstandards des DNQP entwickelt werden könnten, erging 2013 explizit der Auftrag an die DNQP, den ersten Expertenstandard nach § 113a SGB XI zur Erhaltung und Förderung der Mobilität in der Pflege (2013–2014) auszuarbeiten. Die bis zu diesem Zeitpunkt von Seiten der DNQP erarbeiteten Pflegestandards wurden nach und nach, in Bezug auf die von Seiten des Gesetzgebers festgelegten Verfahrensordnung (2008) zur methodischen und pflegefachlichen Qualität, adaptiert. Diese Verfahrensordnung wiederum orientierte sich in ihrer Ausgestaltung an den bereits durch den DNQP (2007) festgelegten methodischen Kriterien. Die gegenseitige Zuarbeit von pflegewissenschaftlicher und sozialgesetzgeberischer Seite macht deutlich, dass den Expertenstandards zunehmend der Stellenwert einer Leitlinie als Grundlage für ein »evidence based nursing« zukommt. Diese werden somit langfristig, analog zu den Leitlinien im medizinischen Bereich, als fachlicher Standard herangezogen, um die Qualität der Versorgung, aber auch die Ursachen für etwaige Schäden an Patienten und Bewohnern zu beurteilen. In diesem Zusammenhang ist hervorzuheben, dass Expertenstandards grundsätzlich einen orientierenden Anspruch besitzen und für die Arbeit in der Praxis auf die jeweilige Einrichtung und auf das jeweilige Bewohner- und Patientenklientel adaptiert werden müssen. Eine Eins-zu-eins-Umsetzung der Expertenstandards ist somit nicht möglich.

Im Folgenden werden die Bereiche Dekubitus- und Sturzprophylaxe als Kerngebiete der präventiven Pflege näher erläutert.

7.3 Dekubitus

Definition und Risikofaktoren

Dekubitus (lat. decumbere, decubitum – sich niederlegen) wird im Expertenstandard Dekubitusprophylaxe (Konsultationsfassung 2017, S. 8) wie folgt definiert: »Ein Dekubitus ist eine lokal begrenzte Schädigung der Haut und/oder des darunter liegenden Gewebes, typischerweise über knöchernen Vorsprüngen, infolge von Druck oder Druck in Verbindung mit Scherkräften.« Das Krankheitsbild Dekubitus entwickelt sich folglich, wenn der Auflagerungsdruck betroffener Hautareale längerfristig den Blutdruck in den kleinsten Blutgefäßen überschreitet bzw. wenn Scherkräfte eine Verschiebung des Gewebes parallel zueinander in entgegengesetzte Richtungen bewirken. Ursprünglich wurde hierbei in der Literatur eine Frist von zwei Stunden als kritisch eingeschätzt. Diese Frist wurde durch den Expertenstandard, mit Verweis auf Leitlinien, relativiert; vielmehr weist der Expertenstandard auf den Bedarf einer patientenindividuellen Einschätzung hin. Haupt-Leitlinie in diesem Zusammenhang ist die der European Pressure Ulcer Advisory Panel and National Pressure Ulcer Advisory Panel (EPUAP/NPUAP). In dieser heißt es (2009, S. 17): »Die Häufigkeit der Wechsellagerung hängt von individuellen Faktoren sowie der verwendeten Unterlage ab.« »Hoher Druck, der für kurze Zeit auf Knochenvorsprüngen wirkt und niedriger Druck, der für längere Zeit auf Knochenvorsprünge wirkt, sind gleichermaßen schädlich. Um das Dekubitusrisiko zu vermindern, ist es wichtig, die Dauer und das Ausmaß von Druck, dem der Patient/ die Patientin ausgesetzt ist, zu reduzieren.«

Risikofaktoren sind (vgl. Großkopf 2002, S. 870 und DNQP, 2017, S. 11):

- Beeinträchtigung der Mobilität z. B. durch Bewegungseinschränkungen, langes, postoperatives Liegen oder Rückenmarksverletzungen
- Störungen der Durchblutung
- eine gestörte Nervensensibilität (z. B. bei Polyneuropathie)
- Beeinträchtigungen des Hautzustandes durch bestehende dermatologische Problemstellungen, aber auch aufgrund von wiederkehrender Hautreizung z. B. durch Urin- und Stuhlinkontinenz
- bereits vorhandener Dekubitus

Das Lebensalter, aber auch das Vorhandensein von Über- bzw. Untergewicht wird in der Literatur nicht mehr automatisch mit einem erhöhten Risiko für Dekubitalgeschwüre assoziiert. Sie müssen jedoch bei der Risikoeinschätzung mitberücksichtigt werden.

Ein Dekubitus wird gemäß EPUAP und NPUAP (2009, S. 9) sowie gemäß der ICD-Klassifizierung L89 (ICD-10-GM Version 2014) in die folgenden klinischen Stadien klassifiziert:

Kategorie/Stufe/Grad I: Nicht wegdrückbare, umschriebene Rötung, bei intakter Haut. Diese befindet sich in der Regel über einem knöchernen Vorsprung.

Kategorie/Stufe/Grad II: Teilverlust bzw. Teilzerstörung der Haut mit Einbezug von Epidermis und/oder Dermis. Dies kann sich sowohl als Blase als auch als flache, offene Wunde mit rotem bis rosafarbenem Wundbett präsentieren. Hinweis der EPUAP/NPUAP hierbei: »Diese Kategorie sollte nicht benutzt werden, um Skin Tears (Gewebezerreißungen), verbands- oder pflasterbedingte Hautschädigungen, feuchtigkeitsbedingte Läsionen, Mazerationen oder Abschürfungen zu beschreiben.«

Kategorie/Stufe/Grad III: Zerstörung aller Hautschichten mit Schädigung oder Nekrose des subkutanen Gewebes, die bis auf die darunterliegende Faszie reichen kann. Das Unterhautfettgewebe kann hierbei sichtbar sein, jedoch noch keine Knochen, Muskeln oder Sehnen.

Kategorie/Stufe/Grad IV: Totaler Gewebsverlust mit Nekrose von Muskeln, Knochen oder stützenden Strukturen (z. B. Sehnen oder Gelenkkapseln).

Jeder Dekubitus stellt für die betroffenen Patienten und Bewohner eine große Belastung dar. Der Betroffene leidet unter starken Schmerzen, die in

Klassifizierung

erheblichem Maße die Lebensqualität beeinträchtigen. Oft dauert eine Dekubitus-Therapie mehrere Wochen, manchmal sogar Monate und macht in schwerwiegenden Fällen auch operative Interventionen notwendig, welche für sich wiederum mit weiteren Komplikationsrisiken verbunden sind.

Ob und inwieweit ein Dekubitus immer vermeidbar ist, wird durchaus kontrovers diskutiert. Aus medizinischer Sicht wird hierbei häufig die Meinung vertreten (vgl. Großkopf 2000), dass:

- ein Dekubitus nicht immer auf eine mangelnde oder fehlerhafte Pflege zurückzuführen ist
- gerade durch die Schwere der Krankheit auch bei sehr sorgfältiger Pflege des Patienten und durch die Verwendung von Hilfsmitteln das Entstehen von Druckgeschwüren nicht immer vermeidbar ist

Gerichtsurteile zu einzelnen Dekubitusfällen stellen diese allgemeine Auffassung jedoch durchaus in Frage.

7.3.1 Juristische Aspekte

Dekubitus ist vermeidbar. Prophylaxe und Behandlung sind zu dokumentieren.

Eine Klägerin erlitt im Alter von 65 Jahren einen Schlaganfall mit vollständiger schlaffer Halbseitenlähmung sowie zusätzlichen Komplikationen (Lungen-Ödem, erhöhter Hirndruck sowie eine Magen-Darm-Blutung). Infolge ihrer Krankheit lag die Klägerin bewegungslos und apathisch im Bett. Es entwickelte sich ein Dekubitus am Steißbein, das schließlich ungefähr die Größe einer Männerfaust erreichte. Obwohl nicht zweifelsfrei festgestellt werden konnte, dass die Prophylaxemaßnahmen für die Entstehung eines Dekubitus unzureichend waren und dass vermehrte Anstrengungen (z. B. eine Wechseldruckmatratze) ein Druckgeschwür verhindert hätten, entschied das Gericht zugunsten der Klägerin. Der Bundesgerichtshof gab in einem Urteil aus dem Jahr 1986 (BGH Urteil vom 18.03.1986 – VI ZR 215/84) der Klägerin in vollem Umfang Recht, obwohl diese das Vorliegen eines Pflegefehlers nicht beweisen konnte. Entscheidend für die Urteilsbegründung war die unzureichende Dokumentation der pflegerischen Maßnahmen und somit die mangelnde Nachvollziehbarkeit. Dies führte zu einer Beweislastumkehr zugunsten der Klägerin.

Das Oberlandesgericht Köln fügte dieser Auffassung mit einem Urteil aus dem Jahr 1999 (OLG Köln, Urteil vom 04.08.1999 – 5 U 19/99) noch einen weiteren Aspekt hinzu. Hier hieß es in der Urteilsbegründung: »Tritt ein erhebliches Druckgeschwür (präsakraler Dekubitus 4. Grades) auf, kann man auch bei einem Schwerstkranken regelmäßig auf grobe Pflege- und/oder Lagerungsmängel schließen«. Das Gericht stützte sich in seiner Urteilsbegründung auf ein Sachverständigen-Gutachten, welches feststellte, dass selbst bei schwerkranken Menschen das Auftreten von Dekubitalgeschwüren immer vermeidbar ist und ein Auftreten auf grobe Pflegeversäumnisse und Lagerungsmängel schließen lässt. Diese Ansicht wurde durch ein weiteres Urteil, gesprochen vom Oberlandesgericht Oldenburg (OLG Oldenburg Urteil vom 14.10.1999 – 1 U 121/98) im Jahr 1999 sowie durch ein Urteil vom LG Bonn, vom 23.12.2011 (9 O 364/08) weiter erhärtet. Darüber hinaus bekräftigte das BGH in seinem Urteil vom 18.3.1986 (VI ZR 215/84), dass dekubituspräventive Maßnahmen ärztlicherseits angeordnet und überwacht werden müssen. Diese sind vollumfänglich zu dokumentieren.

Zusammenfassend gelten für die Dekubitusprophylaxe und -therapie:

1. Ein Dekubitus ist primär als vermeidbar anzusehen.
2. Prophylaxe- und Behandlungsmaßnahmen sind nachvollziehbar zu dokumentieren.
3. Sind keine Prophylaxemaßnahmen durchführbar, z. B. da der Patient/ Bewohner diese verweigert, ist dies sowie die Aufklärung über mögliche Folgen nachvollziehbar darzulegen.
4. Ist ein Dekubitus bereits vorhanden, sind dieser und die weitere Behandlung zu belegen.

7.3.2 Die Häufigkeit des Dekubitus in Deutschland

Bereits mit der Einführung des DRG-Systems in deutschen Krankenhäusern ist der Dekubitus als pflegerelevante Nebendiagnose im Behandlungsverlauf zu kodieren. Seit 2007 ist die Dekubitusprophylaxe ein Indikator in der gesetzlichen externen Qualitätssicherung für deutsche Krankenhäuser, welcher seit dem Erfassungsjahr 2013 flächendeckend für alle Krankenhäuser, unter Nutzung von stationären Abrechnungsdaten, zu kategorisieren und zu dokumentieren ist. Die Fallauslösung und somit eine Dokumentationspflicht erfolgt bei allen Fällen mit den Diagnosen L89.1*, L89.2*, L89.3* und L89.9* (nach ICD-10-GM) und entsprechen einem Dekubitus Grad 2 bis 4. Unterschieden wird hierbei, ob ein Dekubitus bereits bei Aufnahme vorhanden war oder ob dieser erst im Rahmen der stationären Behandlung entstanden ist. Für die Qualitätssicherung sind hierbei ausschließlich die Dekubiti von Bedeutung, welche im Rahmen des stationären Aufenthalts neu aufgetreten sind. Diese Dekubitusinzidenz wird pro Einrichtung ausgewiesen und mit den Ergebnissen der anderen Einrichtungen im jeweiligen Bundesland verglichen. Laut Aqua Institut (2015, S. 3) ist die Dekubitusinzidenz als: »international [...] ergebnisorientierter Qualitätsindikator in Bezug auf die Patientensicherheit« zu sehen, »weil sie auch Rückschlüsse über im Krankenhaus angewendete Vorbeuge- und ggf. rechtzeitig eingeleitete Behandlungsmaßnahmen ermöglicht.« Eine Erfassung von Dekubitus Grad 1 erfolgt bei der externen Qualitätssicherung nicht, »da in der Praxis oft Unsicherheit bezüglich der Abgrenzung eines Dekubitus Grad 1 von einer Hautrötung besteht«.

In den von Seiten der Krankenhäuser gelieferten Daten wurden im Zeitraum von drei Jahren 768.061 Dekubitusfälle gemeldet (Aqua Institut

2016, S.16). »Bei einer hochgerechneten Fallzahl von 47.294.361 entspricht dies einer Prävalenz von 1,6 %.« Diese Ergebnisse stellen hierbei einen Durchschnittswert dar und schwanken von Fachbereich zu Fachbereich recht stark. Für die Alten- und Langzeitpflege liegen die Zahlen zwischen 4 und 7,3 Prozent (Schröder und Kottner 2012, S. 47). Eine Übersicht der aktuellen Prävalenzstudien findet sich im Literaturrechercheteil zum Expertenstandard der DNQP (2017, S. 10). In diesen variiert die Dekubitusprävalenz je nach untersuchtem Pflegebereich von 2 % bis 4 % (▶ Tab. 7.1).

Tab. 7.1:
Dekubitusprävalenz nach Art der Pflegeeinrichtung

Bereich	Studie	Prävalenz
Pflegeheim	Dassen et. Al (2014)	2,7 %
	Medizinischer Dienst der Krankenkassen (Brüggemann 2014)	3,8 %
	Klingelhöfer et al. (2015)	3,9 %
	Wingenfeld et al. (2015)	1,7 %
Krankenhaus	AQUA-Institut (2015)	0,4 %
	Dassen et al. (2014)	3,9 %
	Eberlein-Gonska et al. (2013)	0,78 % und 1,21 %
Ambulante Pflege	Klingelhöfer et al. (2015)	2,3 %
	Medizinischer Dienst der Krankenkassen (Brüggemann 2014)	3,2 %

7.3.3 Finanzielle Auswirkungen

Hälfte der Kosten wäre einzusparen

Eine genaue Ermittlung des aufgrund Dekubitus entstehenden finanziellen Schadens ist schwierig. Zu berücksichtigen sind neben den direkten Behandlungskosten (z. B. für die Wundversorgung) die Verlängerung der Verweildauer sowie die Aufwendungen für ambulante und stationäre Weiterbehandlung und Rehabilitation. Wie bei jeder offenen Wunde reichen die Risiken für Folgeerkrankungen durch einen Dekubitus von akuten bis chronischen Schmerzen über lokale Wundinfektion bis hin zur Streuung der Infektionsherde über die Blutbahn, mit anschließender Lungenentzündung oder Sepsis. Die Folgekosten sind nicht immer eindeutig dem Dekubitalgeschwür als Verursacher anzurechnen und beruhen häufig auf Schätzungen. Nach Angaben des Robert-Koch-Instituts (vgl. Leffmann et al. 2003) sind die Ausgaben auf ca. 700 Millionen bis ca. zwei Milliarden Euro zu schätzen. Das Institut geht davon aus, dass sich je nach Schweregrad und Art und Weise der Wundversorgung die stationäre Krankenhausbehandlung durch einen Dekubitus um durchschnittlich 5,3 Tage verlängert. Bei einem durchschnittlichen Tagessatz von ca. 160 € ergeben sich hierbei zusätzliche Kosten von 848 € pro Patient, in denen weder die medikamentöse und therapeutische Versorgung im Krankenhaus noch die notwendige Weiterbehandlung durch ambulante Dienste, Hausärzte oder stationäre Pflege- und Rehabilitationseinrichtungen enthalten sind. Darüber hinaus ist bislang unklar, ob über die gesetzliche Qualitätssicherung langfristig, zumindest für den Krankenhausbereich, Qualitätssicherungsabschläge bzw. Vergütungsabschläge für nosokomiale Dekubiti zu erwarten sind.

7.3.4 Dokumentationsanforderungen

»Die komplexen Zusammenhänge
von Dekubitusrisiko, -prävention und -therapie
machen eine systematische, schriftliche Dokumentation
aller Aspekte und Handlungsschritte erforderlich.
Im Rahmen professionellen Handelns und rechtlicher Absicherung
besteht darüber hinaus eine Dokumentationspflicht.«
(Leffmann et al. 2003, S. 14)

Erfassung des Dekubitusrisikos

Gesunde Menschen sind Tag und Nacht durch unbewusste Bewegungen vor der Entstehung eines Druckgeschwürs geschützt. Dieser Selbstschutzmechanismus ist bei kranken, pflegebedürftigen und sedierten Menschen weitestgehend aufgehoben. Das Pflegepersonal ist für das rechtzeitige Erkennen von Risikofaktoren und die daraus abzuleitende Prophylaxe verantwortlich. Aus diesem Grund ist zu Beginn einer pflegerischen Behandlung eine systematische Einschätzung des Dekubitusrisikos notwendig, um bereits vor einem Entstehen geeignete Gegenmaßnahmen einleiten zu können. Hilfestellung zur umfassenden und nach Möglichkeit zeitsparenden Erfassung bestehender Risiken bieten standardisierte Erfassungsmethoden. Diese sind meist in Form einer Checkliste aufgebaut. Für einzelne Risikofaktoren werden Punkte vergeben und die Gesamtpunktzahl gibt Aufschluss über das Vorliegen eines Risikos bzw. über die Risikohöhe. Fanden bis vor wenigen Jahren in Deutschland vielfach die Norton-, die Braden- und die Waterlow Skala Anwendung, besteht in der neueren wissenschaftlichen Literatur Zweifel am evidenzbasierten Nutzen dieser Skalen. So schreibt der Dekubitusstandard (DNQP 2017, S. 17): »Die Anwendung eines spezifischen standardisierten Assessmentinstruments für die Erfassung des Dekubitusrisikos wird sowohl bei Kindern als auch bei Erwachsenen nicht empfohlen, da vorliegende wissenschaftliche Erkenntnisse keine Belege für patienten-/bewohner-relevante Vorteile durch die Anwendung eines solchen Instrumentes für die Dekubitusrisikoeinschätzung enthalten.« Auch Blanck-Köster (2015, S. 1) gibt hierzu an: »Nach derzeitigem Forschungsstand gewährleistet allerdings keine auf Güte hin getestete Risikoskala eine stets zuverlässige und fehlerfreie Bestimmung des Dekubitusrisikos.« Nichtsdestotrotz wird in den nationalen wie interna-

Standardisierte Erfassungsmethoden

161

tionalen Standards stets darauf hingewiesen, dass patientenindividuell »mittels klinischer Einschätzung durch die Pflegefachkraft« (S. 14) das Dekubitusrisiko differenziert ermittelt werden muss. Die EPUAP als auch das NPUAP empfehlen hierbei die strukturierte Risikoeinschätzung mit Hilfe einer Risikoskala in Kombination mit Hautinspektion und klinischer Beurteilung. Auch der Expertenstandard rät nicht komplett von der Nutzung der Risikoskalen ab, vielmehr betont er im Literaturrechercheteil zum Standard (2017, S. 29) »Es wird ausdrücklich darauf hingewiesen, dass die Einschätzung des individuellen Risikos mit Hilfe einer Risikoskala allein nicht ausreichend ist. Ein umfassendes klinisches Assessment muss durchgeführt werden. Eine Risikoskala sollte dabei nur unterstützend wirken.«

Umsetzung in der Praxis

Wie ist dies für die Praxis nun konkret zu werten?

Grundsätzlich ist in allen Standards unstrittig, dass im Rahmen einer pflegerischen Erstanamnese durch die Pflegefachkraft eine Einschätzung des möglichen Dekubitusrisikos erfolgen muss. Wie diese Einschätzung jedoch methodisch unterstützt wird, ob mit Hilfe einer standardisierten Risikoskala, mit einem selbstentwickelten Dokumentationsbogen oder einer hausinternen Checkliste, bleibt der Einrichtung bzw. dem jeweiligen Fachbereich selbst überlassen. Wichtig ist jedoch, dass die Inhalte eines solchen Instrumentes auf die durchschnittliche Häufigkeit und den Verlauf des Dekubitusrisikos angepasst werden.

Sollten Bereiche oder Einrichtungen weiterhin Risikoskalen zur Ermittlung des Dekubitusrisikos anwenden, dürfen diese nicht die alleinige Grundlage für eine Risikoanamnese bilden. Vielmehr müssen noch weitere Einschätzungskriterien für eine Bewertung hinzugezogen werden. Diese können und müssen von Patientenklientel zu Patientenklientel variieren und in ihrem Umfang adaptiert sein. Die Aussage des Expertenstandards, sich nicht auf eine bestimmte Skala festzulegen, darf jedoch in keinem Fall dazu führen, komplett auf ein strukturiertes und dokumentiertes Vorgehen zu verzichten.

Die Dokumentation eines bestehenden Dekubitus

> »Die Häufigkeit des Auftretens von Dekubitus in einer Institution
> wird als Qualitätsindikator angesehen [...].
> Es wird unterschieden zwischen der Neuentstehung eines Dekubitus
> und der Verschlimmerung eines bestehenden Dekubitus [...].
> Eine Verschlechterung des Zustandes bei bereits
> bestehendem Dekubitus wiegt deshalb
> im Sinne einer Verfehlung schwerer«
> (Leffmann et al. 2003, S. 15)

Pflicht zur ordnungsgemäß geführten Dokumentation

Wenn es trotz prophylaktischer Maßnahmen zu einem Dekubitus kommt oder wenn ein Patient oder Bewohner bereits bei der Aufnahme in die pflegerische Betreuung einen Dekubitus aufweist, sind eine genaue Dokumentation von Lokalisation, Größe und Wundbeschaffenheit sowie die Information des Arztes notwendig. Spätestens seit dem Grundsatzurteil des

BGH vom 18.03.1986 (BGH 1986a) ergibt sich für die Pflege die Pflicht zu einer ordnungsgemäß geführten Dokumentation. Kernaussagen des Urteils sind:

- In der Dokumentation eines Patienten/Bewohners, bei dem die ernste Gefahr eines Dekubitus besteht, sind sowohl die Gefahrenlage als auch die ärztlich angeordneten Vorbeugungsmaßnahmen zu dokumentieren.
- Zugunsten eines Patienten/Bewohners kommt Beweiserleichterung dann in Betracht, wenn die gebotene ärztliche Dokumentation lückenhaft bzw. unzulänglich ist und deshalb im Falle einer Schädigung die Aufklärung des Sachverhalts unzumutbar erschwert wird. Dasselbe gilt, wenn erforderliche Aufzeichnungen über Maßnahmen der Krankenpflege fehlen. Ebenso, wie die vom Arzt angeordnete Medikation in das Krankenblatt aufzunehmen ist, sind auch ein derartiges besonderes Pflegebedürfnis und die aus diesem Anlass sich ergebenen, erforderlichen Maßnahmen zu dokumentieren.

Zur rechtlichen Absicherung und Nachvollziehbarkeit der Dokumentation müssen folgende Anforderungen erfüllt sein (vgl. Graf et al. 2003):

- Erfassung von Hinweiszeichen für das Entstehen eines Dekubitus (z. B. Rötung) bzw. Aussehen, Größe und Lage bei bereits bestehendem Dekubitus (günstig: fotografische Dokumentation),
- Erstellung eines Behandlungsplans gemäß Absprache mit den zuständigen Ärzten und
- Dokumentation geplanter und durchgeführter Maßnahmen mit
  - Datum,
  - Uhrzeit,
  - Handzeichen oder Unterschrift.

Die häufigsten Probleme der Dokumentation liegen in der mangelnden Kontinuität und inhaltlichen Unvollständigkeit der Eintragungen. Gerade Zeitmangel ist häufig ein Grund unzureichender oder lückenhafter Dokumentation. Hier können optimierte Dokumentationssysteme helfen (▶ Abb. 7.1: Beispiel eines Wunddokumentationssystems).

Fotografische Wunddokumentation

Gerade die fotografische Dokumentation bietet zusätzlich zum medizinischen Nutzen den praktischen »Nebeneffekt«, dass sie die Einrichtung ggf. gegen unberechtigte Schadensersatzansprüche absichert. So bietet die fotografische Dokumentation des Dekubitus, aber auch anderer problematischer Wunden, eine schnelle und möglichst präzise Erfassung des Ist-Zustands. Unter Zuhilfenahme von Messskalen (Millimeter-Skalen), Digitalkamera mit Datumsangabe sowie PC, Drucker und Patientenetikett bzw. Beschriftung ist eine nachvollziehbare Dokumentation über einzelne

Abb. 7.1:
Beispiel für ein
Formular zur
Wunddokumentation

Wunddokumentationsbogen	*LOGO der Einrichtung oder GELTUNGSBEREICH*

Patient (Vor-/Nachname): _______________________ Geb. Datum: _______________

Versorgender Bereich: _______________ Aktuelle Wunde besteht seit: _______________

Datum des Assessments: _______________ durch: _________ (Name) _________ (HZ)

Ort der Wundentstehung: ☐ zu Hause ☐ im Pflegeheim ☐ im Krankenhaus ☐ nicht bekannt

Wundart: ☐ Ulcus Cruris: ☐ venosum (Widmer 3b) ☐ arteriosum ☐ mixum

☐ Dekubitus: ☐ Grad 1 ☐ Grad 2 ☐ Grad 3 ☐ Grad 4

☐ Diabetischer Fuß ☐ sekundär heilende OP-Wunde

☐ Sonstiges: _______________________________________

Schmerzen: ☐ unbekannt ob Schmerzen

```
0   1   2   3   4   5   6   7   8   9   10
|   |   |   |   |   |   |   |   |   |   |
Keine                        stärkste vorstellbare
Schmerzen                           Schmerzen
```

Wundheilungsstörungen: ☐ Diabetes Mellitus ☐ Mangelernährung ☐ Gefäßerkrankung

☐ Immunschwäche ☐ Sonstiges: _____________________

Begleitfaktoren: ☐ Allergie _________________ ☐ Adipositas

☐ Inkontinenz: (Stuhl ☐ Urin ☐) ☐ Immobilität ☐ Sonstiges: _______________

Wundinfektionszeichen: ☐ Rötung (Rubor) ☐ Überwärmung (Calor) ☐ Schmerzen (Dolor)

☐ Funktionseinschränkung (Functio laesa) ☐ Schwellung (Tumor)

Wundexsudat: ☐ kein Exsudat ☐ wenig Exsudat ☐ viel Exsudat

☐ klar ☐ blutig ☐ eitrig

Wundgeruch: ☐ kein Geruch ☐ übel riechend

Wundzustand: ☐ weich ☐ fest

Wundrand: ☐ intakt ☐ Gerötet ☐ Mazeriert

☐ Hyperkeratös ☐ Livide ☐ Ödematös/Wulstig

☐ Epithelisierung (25% ☐ 50% ☐ 75% ☐) ☐ Sonstiges: _________

Wundfarbe: ☐ rosa ☐ rot ☐ gelb ☐ schwarz

Nekrose: ☐ feucht ☐ trocken

Wundumgebung: ☐ Intakt ☐ Trocken/Schuppig ☐ Gerötet

☐ Ödematös ☐ Risse/Kratzspuren ☐ Pergamenthaut

☐ Spannungsblasen ☐ Sonstiges: _______________________

Liegt eine Einwilligung des Patienten/Bewohners zur Fotodokumentation vor? ☐ JA ☐ NEIN

Erstellt am:	durch:	*Dokumentennummer*	*Version:*	*Seite:*
Freigegeben am:	durch:	*oder Dokumentenname*	01	1 von 2

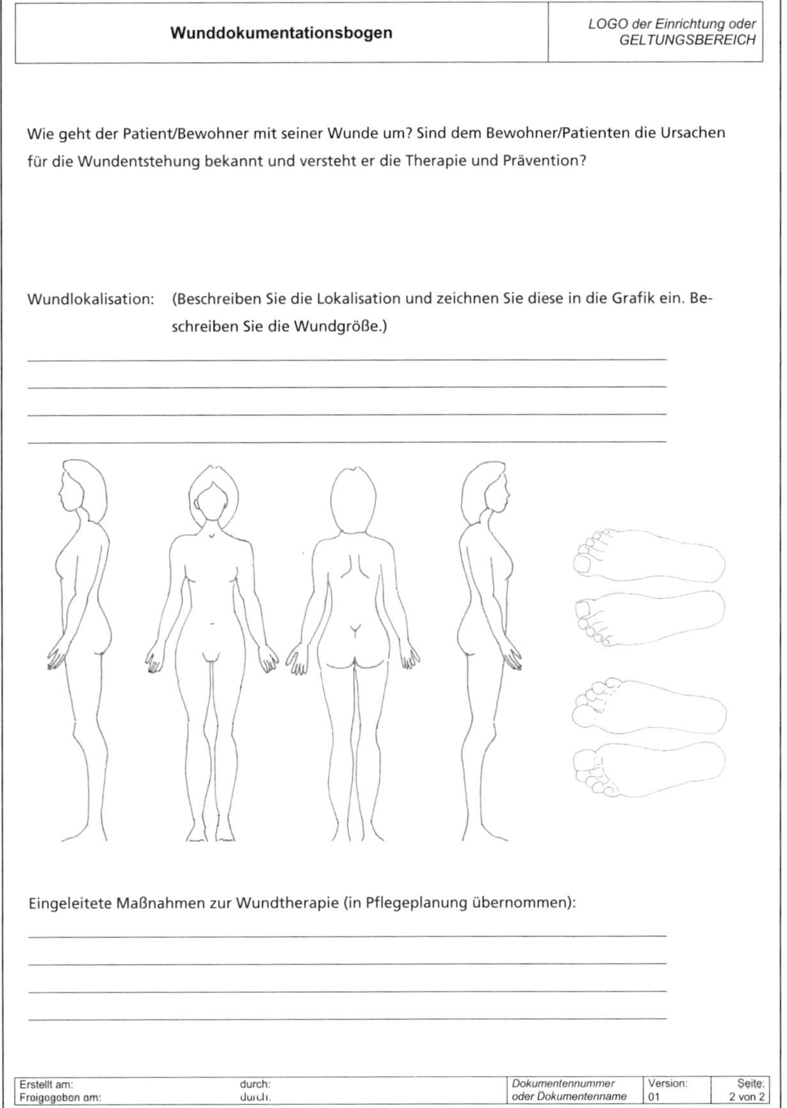

Abb. 7.1:
Beispiel für ein Formular zur Wunddokumentation – Fortsetzung

Schichten, Tage und Wochen hinaus möglich und bietet eine Vergleichbarkeit des Wundzustands im Behandlungsverlauf.

Fotografische Aufnahmen dürfen jedoch niemals ohne die Einwilligung des Bewohners/Patienten erfolgen. Hierfür sollte eine schriftliche Einverständniserklärung erfolgen. Die folgende Vorlage kann eine Grundlage für einen Nachweis bieten (▶ Abb. 7.2).

Digitale Wunddokumentation Information und Einverständniserklärung	LOGO der Einrichtung oder GELTUNGSBEREICH

Sehr geehrter Bewohner, sehr geehrte Bewohnerin,

Sehr geehrter Patient / sehr geehrte Patientin,

Sehr geehrte Angehörige,

das Wohlergehen und die Förderung der Gesundheit unserer Patienten/Bewohner stehen für uns an erster Stelle. Aus diesem Grund versuchen wir Sie vor möglichen Verletzungen zu bewahren. Ein wichtiger Aspekt dieser Vorsorge ist der Schutz vor chronischen Wunden sowie die Unterstützung einer optimalen Wundheilung.

Wir haben bei Ihnen/bei Ihrem Angehörigen eine Hautveränderung oder Hautverletzung festgestellt. Aus diesem Grund möchten wir gerne weitere Vorbeuge- und Behandlungsmaßnahmen einleiten. Begleitend zu unseren pflegerischen Maßnahmen würden wir gerne die betroffene Stelle im zeitlichen Verlauf beobachten. Zentraler Bestandteil hierfür ist die Fotodokumentation. Dies bedeutet: Wir fotografieren in festgelegten zeitlichen Abständen den/die betroffenen Hautbereich/e, welche bereits eine Veränderung oder einen Hautdefekt aufweisen. Mit Hilfe dieser Aufnahmen können wir den aktuellen Zustand des betroffenen Bereichs objektiv festhalten, die Information zwischen unseren Fachkräften (Arzt, Pflege, Therapie) visuell unterstützen sowie die Wirksamkeit unserer Vorsorge- und Behandlungsmaßnahmen überprüfen.

Die Fotos und alle weiteren Daten werden streng vertraulich behandelt und niemals an Personen weitergegeben, welche nicht an ihrer Behandlung/an der Behandlung ihres Angehörigen beteiligt sind. Sie können diese Aufnahmen auf Wunsch jederzeit einsehen.

Für die Erstellung dieser Aufnahmen benötigen wir Ihre Zustimmung. Bitte füllen Sie hierzu die unten stehende Einverständniserklärung aus. Wenn Sie weitere Fragen haben, stehen Ihnen unsere Pflegekräfte, aber auch unsere Pflegedienstleitung/Heimleitung jederzeit zur Verfügung.

Sie können die erteilte Zustimmung jederzeit widerrufen.

Einverständniserklärung

Hiermit erkläre ich mich einverstanden, dass eine Fotodokumentation geschädigter oder gefährdeter Hautbereiche erstellt wird. Ich weiß, dass ich jederzeit Einsicht verlangen und diese Erklärung widerrufen kann. Das Informationsschreiben zur Fotodokumentation habe ich gelesen und verstanden.

___________________________   ___________________________

Name des Patienten/Bewohners   ggf. Name des Betreuers

Erstellt am: durch: Freigegeben am: durch:	Dokumentennummer oder Dokumentenname	Version: 01	Seite: 1 von 1

Pflegestandard Dekubitus

Der folgende Pflegestandard stellt lediglich ein Beispiel dar und ist an die Gegebenheiten der jeweiligen Einrichtung anzupassen. Es wird keine Gewährleistung auf Vollständigkeit gegeben (▶ Abb. 7.3).

<table>
<tr><td colspan="2">Pflegestandard Dekubitusprophylaxe und Dokumentation</td><td>LOGO der Einrichtung oder GELTUNGSBEREICH</td></tr>
</table>

Ziele des Standards:
- Vermeidung des Auftretens von Dekubitalgeschwüren durch Anwenden der Prophylaxemaßnahmen
- Optimierung der Wundheilung bei bestehendem Dekubitus.
- Transparente Darstellung sämtlicher für den Patienten/Bewohner notwendigen Pflegemaßnahmen.
- Hohe Patienten-/Bewohnerzufriedenheit.
- Hohe Pflegequalität.
- Lückenlose Dokumentation zur Gewährleistung des Durchführungsnachweises.

Generell gilt:
Sämtliche Dokumente sind mit Vornamen, Nachnamen und Geburtsdatum des Patienten/Bewohners sowie dem Vermerk des Wohnbereichs/der Station zu versehen. Die fortlaufende Seitenzahl ist auf jedem Dokumentenblatt zu vermerken.

Definition des Dekubitus (nach DNQP 2017):
„Ein Dekubitus ist eine lokal begrenzte Schädigung der Haut und/oder des darunter liegenden Gewebes, typischerweise über knöchernen Vorsprüngen, infolge von Druck oder Druck in Verbindung mit Scherkräften."

Erfassung eines Dekubitusrisikos:
- Eine Ersteinschätzung eines Dekubitusrisikos erfolgt bei jeder Neuaufnahme eines Patienten/Bewohners im Rahmen des Erstgespräches (Pflegeanamnese/strukturierte Informationssammlung SIS). Hierbei erfolgt auch eine Begutachtung des Hautzustandes, insbesondere über knöchernen Vorsprüngen.
- Eine Evaluation des Risikos erfolgt nach im Rahmen der Pflegeplanung festgelegten Intervallen sowie bei Veränderungen und Verlegungen innerhalb der Einrichtung/in externe Einrichtungen bzw. 24 h vor Entlassung.
- Der Patient/Bewohner und/oder seine Angehörigen/Betreuer werden über das individuelle Dekubitusrisiko und die damit verbundenen notwendigen Prophylaxemaßnahmen aufgeklärt und beraten.

Die Risikofaktoren für eine Dekubitusentstehung sind:
- Beeinträchtigung der Mobilität z. B. durch Bewegungseinschränkungen, langes, postoperatives Liegen oder Rückenmarksverletzungen.
- Störungen der Durchblutung.
- Eine gestörte Nervensensibilität (z.B. bei Polyneuropathie).
- Beeinträchtigungen des Hautzustandes durch bestehende dermatologische Problemstellungen, aber auch aufgrund von wiederkehrenden Hautreizungen z.B. durch Urin- und Stuhlinkontinenz.
- Bereits vorhandener Dekubitus.

Gradeinteilung:
Kategorie/Stufe/Grad I: Nicht wegdrückbare, umschriebene Rötung, bei intakter Haut. Diese befindet sich in der Regel über einem knöchernen Vorsprung.
Kategorie/Stufe/Grad II: Teilverlust bzw. Teilzerstörung der Haut mit Einbezug von Epidermis und/oder Dermis.
Kategorie/Stufe/Grad III: Zerstörung aller Hautschichten mit Schädigung oder Nekrose des subkutanen Gewebes, die bis auf die darunterliegende Faszie reichen kann. Das Unterhautfettgewebe kann hierbei sichtbar sein, jedoch noch keine Knochen, Muskeln oder Sehnen.
Kategorie/Stufe/Grad IV: Totaler Gewebsverlust mit Nekrose von Muskeln, Knochen oder stützenden Strukturen (z.B. Sehnen oder Gelenkkapseln).

<table>
<tr><td>Erstellt am:</td><td>durch:</td><td rowspan="2">Dokumentennummer oder Dokumentenname</td><td>Version:</td><td>Seite:</td></tr>
<tr><td>Freigegeben am:</td><td>durch:</td><td>01</td><td>1 von 2</td></tr>
</table>

Abb. 7.3:
Beispiel für einen Pflegestandard Dekubitusprophylaxe und -dokumentation

Pflegestandard Dekubitusprophylaxe und Dokumentation	*LOGO der Einrichtung oder GELTUNGSBEREICH*

Allgemeine Maßnahmen bei dekubitusgefährdeten Patienten/Bewohnern:

- Anwendung von gewebeschonenden Hebe- und Tragetechniken, wie etwa das Kinästhetik-konzept.
- Der Patient/Bewohner erhält Informationsmaterial über die Dekubitusentstehung und -prophylaxe (sofern er in der Lage ist, dieses zu verstehen – ggf. Angehörige/Betreuer). Das Material sollte folgende Informationen enthalten:
  - o Risikofaktoren der Dekubitusentstehung
  - o Methoden zur Risikoeinschätzung
  - o Beurteilung des Hautzustandes
  - o Hilfe bei der Umsetzung einer individuellen Hautpflege
  - o Auswahl von geeigneten Sitzunterlagen
  - o Einübung bestimmter Lagerungstechniken
  - o ggf. Information an Dritte (Pflegeüberleitungsbogen) über die Dekubitusgefährdung, z. B. an das Personal von Krankentransporten und Krankenhäusern.

Die Dekubitusdokumentation:

- Patienten/Bewohner mit bestehendem Dekubitus werden auf dem vorgesehenen Dekubitus-dokumentationsbogen erfasst und der Bogen wird in ausgedruckter Version in der Akte hinterlegt.
- Bestehende Dekubitalgeschwüre werden nach Möglichkeit (CAVE: Einverständniserklärung) fotografiert (Bilddokumentation). Digitale Dateien werden eindeutig dem Patienten zugeordnet archiviert.
- Veränderungen werden sofort nach Auftreten dokumentiert und fotografiert (Verlaufskontrolle).
- Die Evaluation bei bestehendem Dekubitus (bei Nicht-Auftreten akuter Veränderungen) erfolgt wöchentlich.
- Eine abschließende Erfassung des Dekubitus erfolgt vor der Entlassung bzw. Verlegung des Patienten/Bewohners in einen anderen Bereich/eine andere Einrichtung. Bestehende Dekubiti sind hierbei generell noch einmal per Foto und Beschreibung zu dokumentieren.

Durchführung von Prophylaxemaßnahmen:

- Die Prophylaxemaßnahmen werden analog zu den identifizierten Risikofaktoren und Pflegeproblemen des Patienten/Bewohners im Rahmen der Pflegeplanung festgelegt.
- Können Pflegemaßnahmen nicht wie geplant durchgeführt werden, ist diese Abweichung von der Planung im Rahmen der Pflegedokumentation mit Art der Abweichung und Ursache zu erfassen.
- Wiederkehrende Problemstellungen bei der Durchführung notwendiger Prophylaxemaßnahmen (bspw. bei Verweigerung durch den Bewohner/Patienten) sind im Rahmen der Teamsitzungen ggf. unter Einbezug anderer therapeutischer Bereiche und/oder des ärztlichen Dienstes zu thematisieren und gemeinsam Lösungsmöglichkeiten abzuleiten.
- In der täglichen Pflege leitet die zuständige Pflegefachkraft den Patienten/Bewohner, soweit dies möglich ist, an, notwendige Prophylaxemaßnahmen selbständig und kontinuierlich durchzuführen.
- Die zuständige Pflegekraft arbeitet, soweit möglich, zusammen mit dem Patienten/Bewohner neben den anderen Prophylaxemaßnahmen einen individuellen Bewegungsförderungsplan aus. Dies ist zu dokumentieren und die notwendigen Hilfsmittel sind zu beschaffen.
- In der täglichen Pflege erfolgt eine regelmäßige Hautinspektion an den gefährdeten Stellen. Auf Veränderungen wird umgehend reagiert und diese werden dokumentiert.

Erstellt am:	durch:	*Dokumentennummer*	Version:	Seite:
Freigegeben am:	durch:	*oder Dokumentenname*	01	2 von 2

7.4 Sturz

Die WHO definiert den Sturz als ein unbeabsichtigtes Herabsinken auf den Erd- oder Fußboden bzw. auf eine tiefergelegene Ebene. Von diesem sind beabsichtigte Positionswechsel abzugrenzen (vgl. WHO 2007, S. 6).

Analog dazu definiert der Expertenstandard Sturzprophylaxe des DNQP: »Ein Sturz ist ein Ereignis, bei dem der Betroffene unbeabsichtigt auf dem Boden oder auf einer anderen tieferen Ebene aufkommt.« (DNQP 2013, S. 10).

Stürze können mehrere Ursachen haben (vgl. Morse 2009, S. 10 ff.):

- **unfallbedingt:** Diese Stürze passieren in der Regel plötzlich und infolge von unzureichenden oder sich plötzlich verändernden Umgebungsbedingungen (Stolperfallen, Glatteis, plötzlich auftauchende Hindernisse, nicht stabile Sicherungsmaßnahmen bspw. nicht festgestellte Bremsen, defekte Haltegriffe etc.)
- **vorhersehbar:** Diese Stürze sind in der Regel vor ihrem Eintreten erkennbar, da der Patient bereits nachvollziehbare Risikofaktoren mitbringt, welche einen Sturz wahrscheinlich werden lassen (bspw. Gebrechlichkeit, Gangunsicherheiten, Schwindel etc.).
- **unerwartet:** Diese Stürze treten plötzlich auf und begründen sich bspw. in einer plötzlichen Verschlechterung des Gesundheitszustands der Person, welche bislang nicht bekannt und somit nicht erkennbar waren (z. B. Krampfanfall bei unbekannter Tumorerkrankung).

7.4.1 Juristische Aspekte

Ein Sturz ist in der Sprache der Unfallmediziner ein »Bagatelltrauma« (Koch 2001, S. 101), aus Sicht der Pflegekräfte ist ein Sturz häufig mit einer erhöhten Belastung für die Versorgung des Patienten/Bewohners verbunden. Neben den körperlichen Folgen, die ein Sturz haben kann (z. B. Frakturen, Prellungen, Verstauchungen), kommt die Angst des Patienten/Bewohners hinzu, dass diese Situation sich nochmals ereignen könnte.

Ob ein Sturz vermeidbar gewesen wäre und somit ein Verschulden von Seiten der Pflegekraft vorliegt, ist laut Rechtsprechung nicht immer einfach zu beurteilen. Häufig sind mehrere Faktoren zu berücksichtigen:

- die Verkehrssicherheit (z. B. Kennzeichnung rutschnasser Untergründe, Beseitigung von Stolperfallen)
- die Aufsichtspflicht (war z. B. ein erhöhtes Risiko durch den geistigen oder körperlichen Zustand des Patienten erkennbar?)
- eingeleitete Präventionsmaßnahmen (z. B. Vorhandensein von Bettgittern, Begleitung des Patienten zur Toilette, Hinweis auf ein bestehendes Risiko und damit verbundene Verhaltens- oder Sicherheitsmaßnahmen)

169

Je nach Hergang der Ereignisse kommt die Rechtsprechung zu unterschiedlichen Urteilen. So verurteilte das Landgericht Mainz (Urteil vom 23.06.1994 – 1 U 210/92) neben dem Krankenhausträger auch die beiden beteiligten Pflegekräfte zur Zahlung von Schadensersatz und Schmerzensgeld an eine Patientin, die infolge einer Operation im Aufwachraum aus dem Bett stürzte. Das Gericht sah die Verletzung der Aufsichtspflicht für die zum Teil narkotisierte Frau als erwiesen an. Wörtlich heißt es in dem Urteil: »Im vorliegenden Fall ist eine Verletzung der allgemeinen Verkehrssicherungspflicht gemäß § 823 Abs. 1 BGB durch das Krankenhaus gegeben, indem es schuldhaft unterlassen hat, durch geeignete Maßnahmen dafür zu sorgen, dass der im Aufwachraum liegende, frisch operierte und noch narkotisierte Patient unter keinen Umständen aus dem Bett fallen kann«.

Die Schuld des Krankenhauses lag hierbei im Versäumnis der Sicherstellung notwendiger Maßnahmen zur Überwachung der Patientin. Die Schuld der beiden Pflegekräfte lag in der mangelnden Beobachtung und Überwachung. Die Pflegekräfte hatten nicht berücksichtigt, dass sich die narkotisierte Patientin vor etwaigen Gefahren nicht selbst schützen konnte, sondern in diesem Fall auf eine Überwachung angewiesen war.

In einem anderen Fall, in dem eine Patientin beim Umlagern vom Patientenbett auf den Operationstisch stürzte, kam das Oberlandesgericht Düsseldorf (Urteil vom 17.11.1988 – 8 U 101/87) nach Prüfung der Sachlage zu einem abweichenden Ergebnis. Die Patientin war von der Krankenschwester angehalten worden, ruhig liegen zu bleiben, während sie das Krankenbett zur Seite rückte. Durch ein plötzliches Umdrehen der Patientin verlor diese den Halt und rutschte vom Operationstisch. Das Gericht sah es in diesem Zusammenhang als erwiesen an, »dass die Krankenschwester darauf vertrauen musste, die Klägerin werde sich auch während der wenigen Sekunden, die das Beiseiteschieben des Bettes und die Fixierung der Befestigungsmittel in Anspruch nahmen, weisungsgemäß ruhig verhalten«. Unterstützend für dieses Urteil war folgende Tatsache: »Weder das Körpergewicht der Klägerin noch ihre körperliche und geistige Verfassung ergaben die Notwendigkeit, bei der Umlagerung weiteres Pflegepersonal hinzuzuziehen«.

Jedoch stellen Stürze nicht nur für Krankenhäuser und die dort tätigen Mitarbeiter ein ernstzunehmendes Ereignis dar. Auch in Pflegeeinrichtungen und in der ambulanten Pflege bedeuten Stürze häufig eine notwendige Rechtfertigung vor Gericht. Dies zeigt ein Urteil des Oberlandesgerichts Dresden (Urteil vom 21.07.1999 – 6 U 882/996 U 882/99). Eine unter Fallsucht leidende, körperlich und geistig behinderte Bewohnerin eines Pflegeheims stürzte auf dem Weg zur Toilette und verletzte sich. Die Versicherung, die für die medizinische Behandlung aufzukommen hatte, verklagte das Heim auf Schadensersatz. Nach dem Urteil des OLG Dresden musste der Träger des Pflegeheims der Versicherung die Kosten ersetzen. Ohne Hilfe habe die Patientin überhaupt nicht mehr gehen können. Pflicht der Betreuer im Heim wäre es gewesen, die Patientin vor Stürzen zu schützen. Da sich der Unfall im Verantwortungsbereich des Pflegeheims ereignet hat, hätte der Träger des Pflegeheims zu seiner Entlastung darlegen müssen, dass der Sturz nicht auf Fehler des Pflegepersonals oder organisatorische Versäumnisse im Heim zurückzuführen war. Stattdessen habe er kurz und bündig mitgeteilt, die Patientin sei »unerwartet« über ihre Füße gestolpert und hätte wegen ihres Übergewichts ohnehin nicht gehalten werden können. Diese Behauptung konnte jedoch nicht belegt werden. Offenkundig wurde in der vorliegenden Situation versäumt, der Patientin eine oder zwei Begleitpersonen an die Seite zu stellen, die physisch und nach ihrem Ausbildungsstand in der Lage gewesen wären, sie aufzufangen. Eben das wäre jedoch nötig gewesen. Heimleitung und Heimträger konnten dem Gericht nicht einmal die Umstände darlegen, die zu dem Unfall geführt haben.

Diese Urteile verdeutlichen, dass die Frage nach Schuld und Haftung nur durch eine genaue Überprüfung der jeweiligen Sachlage erfolgen kann. In der Rechtsprechung ist jedoch anerkannt, dass die Behandlungsweise – die Organisation von Diagnostik, Therapie und Pflege – so zu planen ist, dass jede vermeidbare Gefährdung der Patienten und Bewohner ausgeschlossen werden kann. Dies beinhaltet auch die Verpflichtung, den Patienten/ Bewohner vor etwaigen Fremd- und Selbstgefährdungen zu schützen, soweit dieser erkennbar zu einer eigenen vernünftigen Einsicht und zu entsprechendem Verhalten nicht in der Lage ist (BGH NJW 1976, 1145). Dennoch müssen Vorkehrungen zur Sturzprophylaxe einem gewissen Wirtschaftlichkeitsgebot unterliegen. So fordert das BGH in einem Urteil vom 28.04.2005 (Aktenzeichen III ZR 399/04) »die in Pflegeheimen üblichen Maßnahmen, die mit einem vernünftigen finanziellen und personellen Aufwand realisierbar sind [...]. Maßstab müssen das Erforderliche und das für die Heimbewohner und das Pflegepersonal Zumutbare sein«.

7.4.2 Die Sturzhäufigkeit in Krankenhäusern und Pflegeheimen

Die Angaben der Literatur über Stürze und sturzbedingte Folgen variieren je nach Erhebungsmethode, Krankenhaus, Pflegeheim und Patienten-/ Bewohnerklientel. Nach US-amerikanischen Studien liegt die Sturzhäufigkeit im Krankenhaus bei 0,6 bis 3,6 Stürzen pro Bett und Jahr (vgl. Schwendimann 2000) bzw. bei 7 % (Schwendimann et al. 2007). Das Sturzrisiko variiert hierbei von Fachabteilung zu Fachabteilung sehr stark und ist insbesondere in geriatrischen Abteilungen höher.

Eine retrospektive Langzeitstudie in den USA an jüngeren Personen[31] ergab, dass von den befragten 1.497 Teilnehmern 26 % in den letzten zwei Jahren mindestens 1x gestürzt sind. Hierbei waren 18,5 % der Teilnehmerinnen zwischen 20 und 45 Jahren, während die Teilnehmerinnen in der Altersgruppe über 65 zu 35 % stürzten. Während diese Sturzereignisse bei

---

31 An dieser Studie nahmen 1497 Personen teil, welche bereits an der prospektiven Längsschnittstudie zum Altern in Baltimore (Baltimore longitudinal Study of Aging – BLSA) eingeschrieben waren.

32 % der jüngeren Teilnehmerinnen zu einer Verletzung führten, lag dieser Anteil bei den älteren Teilnehmerinnen bei 42 % (Talbot et al. 2005 S. 4 und 5). Dies deckt sich in etwa mit den Ergebnissen von Garms-Homolová und Roth (2004 S. 81), welche davon ausgehen, dass »etwa ein Drittel« aller alten »Menschen, die in der Gemeinde leben, einen Sturz erleben. Davon fällt die Hälfte häufiger als einmal pro Jahr. In den Heimen rechnet man damit, dass 40 % der Bewohner pro Jahr stürzen.« Diese Ergebnisse werden durch schwedische Studien (Eriksson et. al 2008, Pellfolk et al. 2009) bestätigt. Nach diesen erleiden ebenfalls ca. 40 % der Pflegeheimbewohner mindestens einen Sturz im Jahr. Für Bewohner mit Demenz steigt dieses Risiko sogar auf bis zu 62 %. Aber nicht nur das Sturzrisiko steigt mit zunehmendem Alter, sondern ebenfalls die damit verbundene Morbidität und Mortalität. »Bis zu 5 % der Stürze haben eine Fraktur zur Folge. Die ernsthafteste davon ist die Oberschenkelhalsfraktur. Signifikante Gewebeverletzungen treten als Folge von etwa 10 % der Stürze auf« (Homolová und Roth 2004, S. 81).

7.4.3 Finanzielle Auswirkungen

Kosten häufig zu Lasten der Kostenträger

Je nach Lebensalter variieren die Sturzfolgen sehr stark. So fallen Kinder und junge Menschen häufig ohne ernstzunehmende Verletzungen. Bei älteren Menschen jedoch führt ein Sturz aufgrund der weniger stabilen Knochensubstanz, des beeinträchtigten Seh- und Gleichgewichtsvermögens und der verlangsamten Reflexe durchaus zu schweren bis schwersten Verletzungen. Diese Annahme wird durch die Studie von Talbot et al. (2005, S. 6) gestützt, in welcher in der Gruppe jüngerer Personen (zw. 20 und 45 Jahren) nach einem Sturz deutlich weniger Frakturen (7,7 %) oder weitere Verletzungen wie Schädel-Hirn-Trauma (2,6 %) festgestellt wurden als in der Gruppe der Personen über 65 Jahren. Bei dieser betrug der Anteil der Frakturen 21,3 % und der Anteil weiterer Verletzungen 17,9 %. Neben den direkten Folgen der Verletzung, wie Schmerzen und Mobilitätseinschränkung, welche sich bei einer notwendigen chirurgischen Intervention noch einmal verstärken, erhöht sich bei älteren Menschen oft auch die Zeit für Maßnahmen der Anschlussheilbehandlung und Rehabilitation. So haben Stürze und Sturzfolgen gerade in der Gruppe alter Menschen ernstzunehmende Konsequenzen. Diese lassen sich jedoch nur sehr schlecht in ihrem finanziellen Ausmaß schätzen, da die Kosten, abhängig von der notwendigen Folgebehandlung, recht stark variieren. Das Statistische Bundesamt ging 1998 noch davon aus, dass jährlich 10.000 Deutsche eine Schenkelhalsfraktur erleiden, und errechnete hierbei Kosten für die stationäre Behandlung und Anschlussversorgung von 5 – 50.000 €. Dass die Schätzung der Fallzahlen noch recht optimistisch war, zeigte sich in den Folgejahren deutlich. So kommt das Statistische Bundesamt für Deutschland bereits im Jahr 2000[32] auf 61.885 Fälle. Diese Fallzahl steigerte sich

---

32 Statistisches Bundesamt: Datenbank ist zu finden unter www.gbe-bund.de

über die Jahre stetig und lag 2015 bereits bei 76.099 Schenkelhalsfrakturen, bei 182.270 Frakturen des Femurs insgesamt. Die Steigerung der Fälle liegt sicherlich zum einen an der zunehmenden Transparenz der Daten auf Grundlage des DRG Systems und der externen vergleichenden Qualitätssicherung, hat aber auch etwas mit der demographischen Entwicklung in Deutschland zu tun.

In Bezug auf die Kosten kommt eine wissenschaftliche Untersuchung mit Daten der externen stationären Qualitätssicherung in Nordrheinwestfalen für die Jahre 2004 und 2005 auf Versorgungskosten zwischen 6.410–6.654 € (Smektala et al. 2008, S. 105). Diese fielen alleine für die stationäre Behandlung einer Schenkelhalsfraktur an und berücksichtigten nicht die Folgekosten aufgrund von Anschlussheilbehandlung, Hilfsmittelversorgung oder Rehabilitation. Dass der finanzielle Aufwand für diese Leistungen noch weit über den Kosten der Erstversorgung liegt, lassen Smektala et al. (2008, S. 295) erahnen, wenn sie angeben: »Nur 50 % der Verletzten erreichen wieder den sozioökonomischen Status, den sie vor dem Unfall hatten. Zwischen 10 und 20 % der Patienten werden dauerhaft pflegebedürftig.«

Heinrich et al. (2011) kamen in einer Untersuchung an bayrischen Pflegeheimbewohnern zu Folgekosten einer Schenkelhalsfraktur im Mittel auf ca. 9.488 US-Dollar. Hierbei fielen 90,2 % der Kosten auf die Behandlung im Krankenhaus. Diese Kosten gehen häufig zu Lasten der Kostenträger. In Zeiten knapper werdender finanzieller Ressourcen fragen diese jedoch in vermehrtem Maße nach durchgeführten Präventionsmaßnahmen, um einen Sturz zu vermeiden, und überprüfen die Möglichkeit für Regressansprüche bei nachweislicher Fahrlässigkeit oder bei Verletzung der Obhutspflicht (siehe hierzu auch die Darstellung der juristischen Aspekte oben).

7.4.4 Dokumentationsanforderungen

»Jeder Sturz hat seine Ursache und
viele Stürze wären vermeidbar.«
(Schwendimann 2000, S. 170, nach Chenitz et al. 1991)

Sicherlich ist nicht jeder Patienten- und Bewohnersturz vermeidbar. Den noch kann laut Koch (2001, S. 101) durch »gezielte Präventionsmaßnahmen die Sturzinzidenz, das heißt die Sturzhäufigkeit, um bis zu 50 Prozent reduziert werden. [...] Grundlage eines integralen Programms zur Sturzprävention ist ein klar strukturiertes Konzept.« Dieses basiert in erster Linie auf der Erkennung von Sturzrisikofaktoren.

Der Expertenstandard Sturzprophylaxe definiert die folgenden Risikofaktoren für einen Sturz (DNQP, 2013, S. 25):

Sturzrisikofaktoren

- **Personenbezogene Risikofaktoren:** Kognitive oder motorische Einschränkungen wie bspw. die Beeinträchtigung von sensomotorischen Funktionen, die Einschränkung der Gehfähigkeit, Balance-Störungen,

Gesundheitsstörungen, die mit Schwindel, kurzfristigem Bewusstseinsverlust oder körperlicher Schwäche einhergehen, Kontinenz-Probleme,
Sehbeeinträchtigungen und Stürze in der Vorgeschichte, aber auch Depressionen und Angst vor Stürzen.
- **Medikamentenbezogene Risikofaktoren:** z. B. Antihypertensiva, Psychotrope Medikamente, Polypharmazie.
- **Umgebungsbezogene Sturzrisikofaktoren:** freiheitsentziehende Maßnahmen, Umgebungsgefahren wie Stolperfallen, nasser Boden, geringe
Beleuchtung und inadäquates Schuhwerk.

Auf Grundlage der Literaturanalyse bei der Entwicklung des Expertenstandards Sturzprophylaxe konnten für folgende Faktoren in der Patien-
tenanamnese eine deutliche Erhöhung des Sturzrisikos ermittelt werden
(DNQP 2013, S. 64):

- Stürze in der jüngeren Vergangenheit des Patienten/Bewohners
- Beeinträchtigungen der sensomotorischen Funktion
- Beeinträchtigung der Balance
- Beeinträchtigungen von funktionellen Fähigkeiten (nicht näher bezeichnet)
- Akute oder chronische kognitive Beeinträchtigungen
- Sturzangst
- Depression
- Kontinenzprobleme
- Belastende Vorerkrankungen oder bestehende Gesundheitsstörungen
- Höheres Alter
- Psychotrope Medikamente
- Antihypertensiva
- Einnahme multipler Medikamente

In diesem Zusammenhang ist anzumerken, dass nicht alle Risikofaktoren
für alle Pflegebereiche (Krankenhaus, ambulant, stationär) die gleiche
Signifikanz aufweisen, sondern durchaus von Setting zu Setting variieren
können.

Strategien der
Sturzprävention

Nach Cwikel und Fried (vgl. Schwendimann 2000, nach Cwikel und
Fried 1992) umfasst das Konzept der Sturzprävention folgende Strategien:

- **primäre Prävention** = agieren, bevor sich ein Sturz ereignet (Maßnahmen, die gefährdete Personen erkennen, die der körperlichen Fitness
dienen sowie Gesundheits- und Bewusstseinsbildung)
- **sekundäre Prävention** = setzt ein, wenn sich ein Sturz ereignet hat
(Untersuchung und Abklärung der Sturzursachen, Maßnahmen der
Behandlung und Verringerung von Folgeschäden)
- **primäre und sekundäre Prävention kombiniert** = Maßnahmen zur Ver-
ringerung/Entfernung sturzbegünstigender Umgebungsfaktoren
- **tertiäre Prävention** = Maßnahmen, um das Leben nach dem Sturz zu
vereinfachen = rehabilitative Maßnahmen

174

Nach Schwendimann (2000, S. 172) haben sturzpräventive Maßnahmen im Wesentlichen folgende Ziele:

- »Verhütung oder Verringerung von künftigen Stürzen
- Senkung der Morbidität infolge von Stürzen
- Senkung von Behinderung infolge von Stürzen«

Die Fachwelt bietet unterschiedliche Erfassungsmöglichkeiten zur Einschätzung des Sturzrisikos an, bei welchen es sich zumeist um multifaktorielle, standardisierte Einschätzungsverfahren handelt. Diese sind u. a. die Conley-Skala, die Sturz-Risiko-Skala nach Huhn, die Risiko-Einschätzung nach Runge, die Einschätzung des Sturzrisikos nach Morse oder aber auch die Hendrich-Sturz-Risiko-Skala.

Alle Skalen besitzen einen unterschiedlichen Blickwinkel und sind mal besser, mal schlechter für die jeweiligen Anwendungsgebiete (z. B. in Altenpflegeheimen, Krankenhäusern oder ambulanten Pflegediensten) anwendbar. Im Rahmen des Expertenstandards zur Sturzprophylaxe der DNQP wird die Verwendung von Risikoskalen zur Ermittlung des Sturzrisikos nicht empfohlen. Konkret heißt es hier (2013, S. 27): »Die Expertengruppe empfiehlt aufgrund unzureichender Erfüllung der üblichen Gütekriterien keine der bislang für die Pflege entwickelten Sturzrisikoskalen oder andere standardisierte Tests zur Einschätzung des Sturzrisikos.«

Ähnlich wie für das Dekubitusrisikoassessment soll auch das Sturzrisikoassessment durch die Pflegekraft systematisch anhand der Risikofaktoren erfolgen. Der Expertenstandard konkretisiert in diesem Zusammenhang (S. 27): »Die darin enthaltenen Faktoren sollten nicht wie in einer Checkliste lediglich abgehakt werden, sondern dienen als Hintergrundwissen für Pflegekräfte, welches sie flexibel im Umgang in der konkreten Pflegesituation mit den einzelnen Patienten/Bewohner anwenden.« Gerade für Akutkrankenhäuser ist hierbei zu beachten, dass sich der Zustand der Patienten u. U. täglich verändern kann. So muss im Vorfeld einer Operation berücksichtigt werden, dass aufgrund von Schmerzen und Narkosenachwirkung, aber auch in Folge von Bettruhe und Blutverlust, Schwäche und Schwindel auftreten können.

Abbildung 7.4 gibt ein Beispiel eines Sturzrisikoassessments. Dieses ist jedoch unbedingt auf die jeweilige Einrichtung zu adaptieren. Darüber hinaus muss die Bewertung der möglichen Risikofaktoren (ob diese vorliegen und ob diese signifikant sind, um ein Risiko zu beschreiben) geschult und trainiert werden. Hier bietet sich die Implementierung einer Fallbesprechung in der Pflege sowie die pflegerische Übergabe am Bett an.

Abb. 7.4:
Sturzrisikoassessment

Sturzrisikoassessment	*LOGO der Einrichtung oder GELTUNGSBEREICH*

Datum der Risikoerhebung: ___________________   Station/Bereich: ___________________

Patient/Bewohner (Vor-/Zuname): ___________________ Geburtsdatum: ___________

Personenbezogene Risikofaktoren (alles Zutreffende bitte ankreuzen):

☐ Probleme mit der Körperbalance/Gleichgewicht   ☐ eingeschränkte Mobilität

☐ eingeschränkte Sensibilität   ☐ Gangveränderungen   ☐ Sehstörungen

☐ Inkontinenz   ☐ Depression   ☐ Demenz   ☐ Delir   ☐ Epilepsie/Anfallsleiden

☐ Diabetes   ☐ Herzrhythmusstörungen   ☐ Orthostatische Hypotension   ☐ TIA

☐ Angst vor Stürzen   ☐ Sturzhistorie   ☐ anderes: ___________________________

Maßnahmen: ☐ Patient/Bewohner über Sturzrisikofaktoren informiert und beraten

☐ Angehörige/rechtl. Betreuung über Sturzrisikofaktoren informiert/beraten

Folgende Maßnahmen wurden vereinbart und in Pflegeplanung übernommen:

Medikationsbezogene Risikofaktoren (alles Zutreffende bitte ankreuzen):

☐ Psychopharmaka ☐ Antiarrhythmika ☐ Antihypertonika ☐ Insulin   ☐ Diuretika

☐ Laxantien ☐ andere: ___________________________   ☐ Polypharmazie

Maßnahmen: ☐ Patient/Bewohner über Medikationsrisiken informiert und beraten

☐ Angehörige/rechtl. Betreuung über Medikationsrisiken informiert/beraten

Folgende Maßnahmen wurden vereinbart und in Pflegeplanung übernommen:

Umgebungsbedingte Risikofaktoren (alles Zutreffende bitte ankreuzen):

☐ Stolpergefahren im Zimmer (z.B. Teppich)   ☐ Stolpergefahren aufgrund des Schuhwerks

☐ andere: _______________________________

Maßnahmen: ☐ Patient/Bewohner über Umgebungsrisiken informiert und beraten

☐ Angehörige/rechtl. Betreuung über Umgebungsrisiken informiert/beraten

Folgende Maßnahmen wurden vereinbart und in Pflegeplanung übernommen:

Aufnehmende Pflegekraft (HZ):

____

Evaluation der Sturzrisikoerfassung:

Datum	Änderungen	HZ

Erstellt am:	durch:	Dokumentennummer	Version:	Seite:
Freigegeben am:	durch:	oder Dokumentenname	01	1 von 1

176

> ## Nicht jeder Sturz ist vermeidbar!

Über diese Tatsache sollte sich jede Pflegekraft bewusst sein. Insbesondere bei mündigen und orientierten Patienten und Bewohnern besteht immer die Gefahr der Selbstüberschätzung oder auch der fehlenden Einsicht hinsichtlich notwendiger Sicherheitsmaßnahmen. Das heißt, vielen Patienten/Bewohnern und/oder Angehörigen ist bewusst, dass aufgrund von Schwindel, Schwäche oder Desorientierung ein gewisses Sturzrisiko besteht. So muss bei einer geplanten Sturzprävention immer eine Abwägung zwischen Patienten- und Bewohnerautonomie, Durchführung und Förderung der notwendigen Mobilität sowie den notwendigen Sicherheitsvorkehrungen getroffen werden. Dies wird ebenfalls durch den Expertenstandard der DNQP (2013, S. 20–21) unterstützt: »Der Expertenstandard hat zum Ziel, Pflegefachkräfte sowie Pflege- und Gesundheitseinrichtungen dabei zu unterstützen, basierend auf wissenschaftlichen Erkenntnissen und Expertenmeinungen, Stürzen vorzubeugen und Sturzfolgen zu minimieren. Dieses Ziel ist allerdings nicht durch eine Einschränkung der Bewegungsfreiheit zu erreichen, sondern vielmehr durch die Erhaltung bzw. Wiederherstellung einer größtmöglichen, sicheren Mobilität von Patienten/Bewohnern, verbunden mit einer höheren Lebensqualität. Die Expertenarbeitsgruppe spricht sich daher gegen jegliche Form freiheitsentziehender Maßnahmen zum Zwecke der Sturzprophylaxe aus.« So kann aufgrund des menschlichen Selbstbestimmungsrechts jeder Mensch frei entscheiden, ob er bestimmte Handlungen ausführt oder nicht, sei das Risiko auch noch so groß. Grundvoraussetzung für eine Entscheidungsautonomie ist jedoch die Information über die Möglichkeiten, Alternativen und Risiken. Bereits an dieser Stelle setzen die Dokumentationsanforderungen zur Sturzrisikoprävention an. Denn ist ein Sturzrisiko ermittelt und dokumentiert, ist dies mit dem Patienten/Bewohner und/oder den Angehörigen zu besprechen. Diese Informationsweitergabe ist in der Pflegedokumentation aufzuzeichnen, entweder im Rahmen einer Standarddokumentation zur Sturzprävention oder aber inhaltlich mit Benennung der konkreten Gefahrensituation im Rahmen der allgemeinen Pflegedokumentation.

In diesem Zusammenhang ist anzumerken, dass insbesondere bei Patienten und Bewohnern, die nicht mehr einsichtsfähig sind und somit einer gesetzlichen Betreuung bedürfen, ein entsprechendes Gespräch immer auch mit dem jeweiligen gesetzlichen Betreuer zu führen ist. Gemeinsam mit diesem, aber auch mit dem Patienten/Bewohner, sind entsprechende Absprachen zu treffen und Vorsichtsmaßnahmen zu vereinbaren. **Diese Gespräche sind zu dokumentieren.**

Jeder erfolgte Sturz bedarf der Dokumentation und der Einleitung weiterer Maßnahmen. Häufig ist augenscheinlich nach einem Sturz keine Verletzung eingetreten. Dem Patienten/Bewohner geht es gut und bis auf ein kleines Hämatom oder eine Schürfwunde ist nichts passiert. Da jedoch die Erinnerung, Wahrnehmung und sogar das Schmerzempfinden von Mensch zu Mensch sehr unterschiedlich sein kann, besteht die Möglichkeit, Brüche,

Absicherung der Pflegekraft

Aspekt der Qualitätssicherung

Blutungen oder auch eine Gehirnerschütterung nicht oder zu spät zu erkennen. Aus diesem Grund sollte jeder auch noch so unbedeutende Vorfall dokumentiert werden und nach Möglichkeit eine ärztliche Untersuchung bzw. Überwachung des Bewohners/Patienten nach sich ziehen. Der Expertenstandard verweist in diesem Zusammenhang darauf (2013, S. 42), dass die Dokumentation bei einem Sturz entweder die Darstellung des Sturzereignisses im Rahmen des Pflegeberichtes umfasst oder in diesem auf ein separates Sturzprotokoll verwiesen werden kann. Die Verwendung eines Sturzprotokolls zur Dokumentation erscheint sinnvoll, da nicht nur das Sturzereignis, sondern auch die möglichen Folgen und Begleitumstände analysiert werden sollten. Becker et al. verdeutlichen hierbei (2003, S. 16): »Die Dokumentation von Stürzen ist auch ein wichtiger Aspekt der Qualitätssicherung. In der Zusammenfassung der Sturzumstände in einer Einrichtung lassen sich bisweilen typische Muster erkennen, dies wiederum kann zu einer erfolgreichen Präventionsstrategie führen. Wichtig ist, dass jeder Sturz, also auch der ohne Verletzung, dokumentiert werden sollte.« Diesem Ansatz folgt auch der Expertenstandard und fordert eine statistische Auswertung zu Sturzhäufigkeit, Umständen und Folgen. Durch diese »systematische und zuverlässig durchgeführte Sturzerfassung und der entsprechenden Aufarbeitung der Daten erhält eine Einrichtung ein realistisches Bild vom Ausmaß der Sturzproblematik, das für das interne Qualitätsmanagement verwendet werden kann.« (DNQP 2013, S. 42). Diese statistische Erfassung ist jedoch nur durch eine standardisierte Erfassung der Ereignisse möglich. Somit bietet sich die Erfassung von Sturzereignissen in Form eines Sturzprotokolls an. Folgende Informationen sollten auf diesem unbedingt erfasst werden:

- Name der dokumentierenden Person
- Name des Sturzopfers
- Datum der Dokumentation
- Ort des Sturzes
- Datum/Uhrzeit des Sturzes
- Schilderung des Sturzhergangs sowie der Umstände, die zum Sturz geführt haben
- sofort erkannte Sturzfolgen (Verletzungen, Schmerzen, Prellungen etc.)
- eingeleitete Sofort-Maßnahmen (Information des Arztes, Lagerung des Patienten etc.)
- diagnostische und therapeutische Maßnahmen zur Weiterbehandlung
- Weiterleitung des Ereignisprotokolls (z. B. an Pflegedienstleitung, Chefarzt, Rechtsabteilung)

Ein Beispiel für ein sehr umfassendes Sturzereignisprotokoll findet sich in Abbildung 7.5. Dieses kann und sollte lediglich als Vorschlag gesehen werden und ist an die Bedürfnisse der jeweiligen Einrichtung/Abteilung anzupassen.

<table>
<tr><td>Sturzereignisprotokoll</td><td>LOGO der Einrichtung oder
GELTUNGSBEREICH</td></tr>
</table>

Meldende Person: ______________   Station/Bereich: ______________

Gestürzte Person (Vor-/Zuname): ______________   Geburtsdatum: ______________

Datum des Sturzes: ______________   Uhrzeit des Sturzes: ______________

Sturzort: ☐ Patienten-/Bewohnerzimmer ☐ Bad/Toilette ☐ Flur ☐ ______________

Kann sich der Patient/Bewohner über den Vorgang des Sturzes äußern? Wenn JA, was sagt er/sie dazu?

Zusätzliche Informationen? (z. B. Zeugen des Vorfalls)

Weitere Angaben (z. B. Benachrichtigung eines Arztes, Information von Angehörigen, Versicherungsmeldungen etc.)

Sturzart: ☐ beim Stehen/Gehen ☐ aus dem Liegen/Sitzen (z.B. vom Stuhl/Bett gefallen)
☐ beim Aufstehen/Hinsetzen ☐ anderer Hergang: ______________

Sturzfolgen: ☐ keine Verletzung ☐ Art der Verletzung(en): ______________

Folgemaßnahmen nach dem Sturz: ☐ keine ☐ beobachten ☐ ärztliche Untersuchung
☐ Röntgen ☐ Schmerzmittel ☐ Wundversorgung ☐ Operation
☐ ______________

Sind aus der Vorgeschichte Stürze bekannt? ☐ JA ☐ NEIN

Wenn JA, wo? ☐ in Pflegeeinrichtung ☐ zu Hause ☐ im Krankenhaus ☐ ______________

Waren Risikofaktoren vorhanden: ☐ Mobilitätsstörungen ☐ Veränderte Kognition
☐ Balancestörungen ☐ Schwindel ☐ Sehstörungen ☐ Inkontinenz
☐ Medikamente: ______________
☐ Umgebungsfaktoren: ______________
☐ andere/s: ______________

Interdisziplinäre Situationsbeurteilung und Planung des weiteren Vorgehens:
☐ Keine Folgemaßnahmen notwendig ☐ Folgende Maßnahmen wurden ergriffen:

Datum der Beurteilung: ______________   Teilnehmer: ______________

Erstellt am:	durch:	Dokumentennummer	Version:	Seite:
Freigegeben am:	durch:	oder Dokumentenname	01	1 von 1

Abb. 7.5: Sturzereignisprotokoll

Im Zusammenhang mit Stürzen ist darauf hinzuweisen, dass Patienten und Rehabilitanden einen gesetzlichen Unfallversicherungsschutz besitzen (SGB VII, §2, Punkt 15). Dieser Versicherungsschutz bezieht sich auf Personen,

Unfallmeldung für Patienten/Rehabilitanden im Rahmen der gesetzlichen Unfallversicherung

- die eine stationäre oder teilstationäre Krankenhausbehandlung erhalten,
- stationäre, teilstationäre oder ambulante Leistungen zur medizinischen Rehabilitation beziehen oder

- auf Kosten eines Unfallversicherungsträgers an vorbeugenden Maßnahmen gegen Berufskrankheiten teilnehmen.

Versichert sind hierbei u. a. Unfälle bei Tätigkeiten wie (siehe hierzu: Verband der gewerblichen Berufsgenossenschaften – VBG, Info-03.13):

- Gymnastik, Spaziergänge, Schwimmen und Radfahren, soweit ärztlich verordnet oder empfohlen,
- die allgemeine Bewegung der Patienten im Klinikbereich, sofern diese aus ärztlicher Sicht nicht kontraindiziert war und nicht während der Nachtruhe erfolgte,
- Stürze aus dem Bett (auch bei Betten mit Schutzgitter!),
- Duschen nach Anwendungen oder vor ärztlicher Untersuchung und
- Wege zu und von der Heilbehandlungsstätte oder Wege im Zusammenhang mit der Durchführung der Behandlung.

So muss nach einem Sturz des Patienten neben der internen Sturzerfassung auch immer an dessen Versicherungsschutz gedacht werden. Der Umgang und die Meldung dieser Unfälle erfolgt analog zu den Meldungen von Arbeitsunfällen und bedarf neben der notwendigen Erstversorgung der Untersuchung durch den Durchgangsarzt und der Meldung an die Unfallkasse. Daneben sollte durch den zuständigen Bereich/die zuständige Station ein Fragebogen zum Unfallhergang ausgefüllt und an die zuständige Bezirksverwaltung der VBG gesendet werden[33].

Empfehlung: Alle Aufzeichnungen über Stürze und/oder Unfälle sind Teil der Patienten-/Bewohnerdokumentation und müssen aus Gründen der Nachvollziehbarkeit (zumindest in Kopie) in der Akte verbleiben. Es bietet sich an, die internen Meldewege im Rahmen einer Handlungsanweisung für die Mitarbeiter festzulegen.

7.4.5 Pflegestandard Sturz

Nachfolgend wird ein Beispiel für einen möglichen Pflegestandard Sturzprophylaxe und -dokumentation gezeigt. Dieser Pflegestandard erhebt keinen Anspruch auf Vollständigkeit, sondern bietet lediglich eine Grundlage für die Erstellung eines haus-/einrichtungsspezifischen Standards (▶ Abb. 7.6).

---

33 Alle Informationen zur gesetzlichen Unfallversicherung finden sich auf der Internetseite der VBG (www.vbg.de) bzw. unter: http://www.vbg.de/DE/2_¬ Versicherungsschutz_und_Leistungen/1_Wer_ist_versichert/5_Rehabilitanden/¬ rehabilitanden_node.html (zuletzt abgerufen am 11.08.2017).

<table>
<tr><td>Pflegestandard Sturzprophylaxe und Dokumentation</td><td>LOGO der Einrichtung oder
GELTUNGSBEREICH</td></tr>
</table>

Ziele des Standards:
- Erfassung und korrekte Bestimmung des Sturzrisikos.
- Der Patient/Bewohner ist über sein persönliches Sturzrisiko und mögliche Präventionsmaßnahmen informiert (falls der Patient/Bewohner in seiner Einsichtsfähigkeit und Selbstfürsorge eingeschränkt ist, erfolgt die Information und Beratung der Angehörigen und/oder gesetzlichen Betreuer).
- Die Stations- und Wohnbereichsumgebung ist auf die maximale Sicherheit hin überprüft und entsprechend angepasst.
- Minimierung der gesundheitlichen Folgen eines Sturzes, sofern sich dieser nicht verhindern ließ.
- Schutz der Einrichtung und der Pflegekräfte vor Schadensersatz- und Schmerzensgeldansprüchen.

Generell gilt:
Sämtliche Dokumente sind mit Vornamen, Nachnamen und Geburtsdatum des Patienten/Bewohners sowie dem Vermerk des Wohnbereichs/der Station zu versehen. Die fortlaufende Seitenzahl ist auf jedem Dokumentenblatt zu vermerken.

Definition des Sturzes (nach DNQP 2013, S.10[1]):
„Ein Sturz ist ein Ereignis, bei dem der Betroffene unbeabsichtigt auf dem Boden oder auf einer anderen tieferen Ebene aufkommt."

Erfassung eines Sturzrisikos:
- Eine Ersteinschätzung des Sturzrisikos erfolgt bei jeder Neuaufnahme eines Patienten/Bewohners im Rahmen des Erstgespräches (Pflegeanamnese).
- Eine Evaluation des Risikos erfolgt wöchentlich *(in Altenpflegeeinrichtungen ggf. monatlich/quartalsweise)* bzw. bei Veränderungen sowie bei Verlegungen innerhalb der Einrichtung und in externe Einrichtungen sowie ca. 24 Stunden vor der Entlassung.
- Der Patient/Bewohner und/oder seine Angehörigen/Betreuer werden über das individuelle Sturzrisiko und die damit verbundenen notwendigen Prophylaxemaßnahmen aufgeklärt und beraten.

Die Risikofaktoren für einen Sturz sind:
- o **Personenbezogene Risikofaktoren:** Kognitive oder motorische Einschränkungen wie bspw. die Beeinträchtigung von sensomotorischen Funktionen, die Einschränkung der Gehfähigkeit, Balance-Störungen, Gesundheitsstörungen, die mit Schwindel, kurzfristigem Bewusstseinsverlust oder körperlicher Schwäche einhergehen, Kontinenz-Probleme, Sehbeeinträchtigungen und Stürze in der Vorgeschichte, aber auch kognitive (akute wie chronische) Beeinträchtigungen, Depressionen und Angst vor Stürzen.
- o **Medikamentenbezogene Risikofaktoren:** z.B. Antihypertensiva, Psychotrope Medikamente, Polypharmazie.
- o **Umgebungsbezogene Sturzrisikofaktoren:** wie freiheitsentziehende Maßnahmen, Umgebungsgefahren wie Stolperfallen, nasser Boden, geringe Beleuchtung, aber auch inadäquates Schuhwerk.

Allgemeine Maßnahmen bei sturzgefährdeten Patienten/Bewohnern:
- Jeder Patient/Bewohner sowie seine Angehörigen werden regelmäßig über das individuelle Sturzrisiko informiert.

---

[1] Deutsches Netzwerk für Qualitätsentwicklung in der Pflege (DNQP) (Hrsg.): Expertenstandard Sturzprophylaxe in der Pflege. 1.Aktualisierung, Osnabrück 2013

Erstellt am:	durch:	Dokumentennummer	Version:	Seite:
Freigegeben am:	durch:	*oder Dokumentenname*	01	1 von 2

Abb. 7.6:
Beispiel für einen Pflegestandard Sturzprophylaxe und -dokumentation

<table>
<tr><td>Pflegestandard Sturzprophylaxe und Dokumentation</td><td>LOGO der Einrichtung oder GELTUNGSBEREICH</td></tr>
</table>

- Bei Patienten/Bewohnern, die ihr Sturz- und Verletzungsrisiko grundlegend falsch einschätzen bzw. nicht über die notwendige Einsichtsfähigkeit verfügen, erfolgt eine intensivere Beratung ggf. unter Hinzuziehung der Angehörigen/Betreuer.
- Patienten/Bewohner werden über mögliche Präventionsmaßnahmen aufgeklärt; hierunter fallen:
  - Aufstehen nur im Beisein einer zweiten Person.
  - Nutzung von Handläufen und Haltegriffen.
  - Verwendung von festem Schuhwerk, Stoppersocken, Gehhilfen.
  - Ruhe bewahren auch in hektischen Situationen (z. B. Harndrang)
  - Feststellen von Bett-, Rollstuhl- und Nachtstuhlbremsen.
  - Achten auf Hinweisschilder bei rutschnassem Boden.
  - Wegklappen der Fußstützen beim Ein- und Aussteigen im Rollstuhl.
- Patienten/Bewohner werden auf das richtige Verhalten nach einem Sturz hingewiesen: Ruhe bewahren. Nicht zu schnell aufstehen, besser um Hilfe rufen und auf das Eintreffen der Pflegekräfte warten.
- Das Sturzrisiko jedes Patienten/Bewohners wird in seiner Pflegeplanung berücksichtigt.
- Die notwendigen Maßnahmen werden geplant und die Durchführung dokumentiert.
- Die Evaluation des Risikos erfolgt nach festgelegten Intervallen.

<u>Organisatorische Faktoren/Umgebung:</u>
- Vermeiden von Hindernissen auf den Fluren und in den Zimmern.
- Beseitigung instabiler Einrichtungsgegenstände (Schemel, leichte Blumensäulen usw.).
- Kennzeichnung oder Trocknung rutschnasser Böden.
- Vermeiden von losen Teppichkanten, Vorlegern und ungeschützten Kabeln.
- Gute Beleuchtung der Flure und Zimmer ganz besonders für den Abend und die Nacht.
- Individuelle Einstellung der Betthöhe nach dem Bedarf des Patienten/Bewohners. Im Zweifelsfall ist die niedrigste Einstellung zu wählen.
- Keine Verwendung von Bettgittern außer auf ausdrücklichen Wunsch des Patienten/Bewohners bzw. ärztliche Anordnung.
- Feststellen der Bremsen am Pflegebett.
- Kontrolle der Zimmertüren, Fenster und Schranktüren auf Leichtgängigkeit.
- Kontrolle der Haltegriffe und Handläufe auf Festigkeit.
- Kontrolle der Funktionsfähigkeit der Rufanlage.

<u>Sofortmaßnahmen nach einem Sturz:</u>
- Bewusstseinslage des Patienten/Bewohners kontrollieren.
- Klingelnotruf aktivieren.
- Verletzungen ermitteln.
- Falls notwendig Erste-Hilfe-Maßnahmen einleiten
- Vitalzeichen kontrollieren.
- Arzt informieren!

<u>Die Sturzdokumentation:</u>
- Alle Stürze werden mittels des Sturzereignis-Protokolls dokumentiert.
- Jeder Patient/Bewohner wird nach einem Sturz ärztlich untersucht. Diese Untersuchung ist auf dem Sturzereignis-Protokoll zu vermerken.
- Eine Kopie des Protokolls geht an die Pflegedienstleitung, das Original verbleibt in der Akte.
- Die Sturzhäufigkeit wird statistisch ausgewertet hinsichtlich:
  - Anzahl der Stürze insgesamt.
  - Anzahl der Stürze pro Station/Wohnbereich.
  - Sturzquote = die Zahl der Stürze in Relation zu der Patienten-/Bewohneranzahl.
  - Art der Verletzungen (leicht = kleine Schürfwunde oder Prellung; mittel = mehrere oder großflächige Prellungen und/oder Schürfwunden; schwer = Platzwunden und kleinere Frakturen; lebensbedrohlich = Hüftfrakturen, Kopffrakturen, innere Blutungen)
  - Verletzungsquote = die Anzahl der Stürze mit Verletzungsfolgen in Relation zur Gesamtzahl der Stürze.

Erstellt am:	durch:	*Dokumentennummer*	Version:	Seite:
Freigegeben am:	durch:	*oder Dokumentenname*	01	2 von 2

182

8 Risikomanagement und/oder Qualitätsmanagement?

Viele Einrichtungen des Gesundheitswesens befassen sich seit einigen Jahren bereits intensiv mit dem Thema »Qualitätsmanagement«, nun werden zusätzlich Risikomanagement und Aktivitäten zur Patientensicherheit gefordert. Es stellen sich daher berechtigterweise die Fragen:

- In welchem Verhältnis stehen klinisches Risikomanagement und Qualitätsmanagement zueinander?
- Braucht eine Einrichtung mit einem Qualitätsmanagementsystem zusätzlich noch ein Risikomanagementsystem?
- Können und sollen vor dem Hintergrund knapper Ressourcen beide Systeme miteinander verknüpft werden?

Das Risikomanagement fokussiert die Vermeidung oder Reduktion von Unsicherheiten auf Ziele und Tätigkeiten oder die Erfüllung von Anforderungen. Betrachtet werden hierbei insbesondere jene Risiken, deren Eintritt ein hohes Schadenspotenzial verursachen können.

Genau diese Unsicherheiten versucht das Qualitätsmanagement durch Standardisierung von Prozessen, Festlegung von Standards, Definition von Kontrollpunkten und systematischer Ergebnisevaluation zu steuern und zu stabilisieren bzw. ihren Eintritt zu verhindern. So gesehen gehen Risiko- und Qualitätsmanagement Hand in Hand und arbeiten sich gegenseitig zu. Diese Perspektive wird auch durch die vorhandene Literatur gestützt. So bemerkt Ulsenheimer (2002, S. 4), Risikomanagement sei »aus rechtlicher Sicht eine besondere Form der Qualitätskontrolle, eine haftungsspezifische Ergänzung der Qualitätssicherung«. Für Meurer et al. (2004) ist Risikomanagement »elementarer Bestandteil des Qualitätsmanagement-Systems«. Grube et al. (2002) stellen fest: »Konsequentes Risikomanagement, im Sinne der Schaffung einer umfassenden Sicherheitskultur, ist somit unter dem Aspekt einer Prozess- und Ergebnisoptimierung integraler Bestandteil eines erfolgreichen Qualitätsmanagements.« Wiedensohler (2003, S. 41) prägte den Begriff des »QualityRiskManagements«. Hierunter versteht er »die Verbindung von Qualitäts- und Risikomanagement in einem gemeinsamen Ansatz.«

Klinisches Risikomanagement ist somit kein grundsätzlich neues Konzept, sondern kann und muss ergänzender Teil des Qualitätsmanagements sein, welches das Ziel verfolgt, Risiken des Patienten im Rahmen seiner Versorgung zu minimieren und damit langfristig der Einrichtung auch wirtschaftlichen Erfolg zu ermöglichen.

Die Zusammenhänge von Qualitäts- und Risikomanagement anhand der Kategorien Struktur, Prozess und Ergebnis werden in der Tabelle 8.1 verdeutlicht:

Tab. 8.1: Qualitäts- und Risikokategorien (mod. nach Graf et al. 2003, S. 150 ff.)

Qualitätsmanagement		Risikomanagement
Die Qualität der Rahmenbedingungen bei der Leistungserstellung **Bewertungskriterien:** Personelle (inkl. Qualifikation) und räumliche Ausstattung sowie zu Verfügung stehendes Material (z. B. auch Hard- und Software)	**Struktur**	• Quantitativ oder qualitativ ungenügende Personalbesetzung (beispielsweise: Fehlen eines fachärztlichen Bereitschaftsdienstes) • Mängel in der Betriebsfähigkeit und Sicherheit von Anlagen, Einrichtung und Ausstattung (beispielsweise: Rutschgefahr auf Fluren)
Die Qualität des Behandlungsprozesses **Bewertungskriterien:** Ablauf von Diagnostik, Therapie, Pflege Versorgung aus technischer und zeitlicher Sicht	**Prozess**	• Fehlentscheidungen oder Ausführungsfehler bei diagnostischen, therapeutischen und pflegerischen Maßnahmen (beispielsweise: Verwechslung oder unsachgemäße Dosierung von Medikamenten) • Fehlbedienung von Apparaten und Geräten oder Missachtung organisatorischer Regelungen (beispielsweise: fehlerhafte Bedienung von Narkosegeräten) • Fehlentscheidungen bei Beschaffung und Einsatz von Ressourcen (beispielsweise: minderwertiges Material) • Unklare Abläufe und Zuständigkeiten
Das Behandlungsergebnis gemessen am Behandlungsziel **Bewertungskriterien:** Gesundheitszustand des Patienten, Kundenzufriedenheit	**Ergebnis**	• Alle Risiken, die den Gesundheitszustand des Patienten und seine Sicherheit im Zusammenhang mit der Behandlung beeinträchtigen • Alle prozess- und strukturbedingten Risiken, die zu einer Beeinträchtigung des Behandlungsergebnisses führen können. • Indikator für ergebnisbedingte Risiken ist die Schadenhistorie.

8.1 Risikomanagement vs. Qualitätsmanagement aus Sicht der Gesetzgebung

Die Verbindung von Risikomanagement und Qualitätsmanagement ist auch für den Gesetzgeber Grundvoraussetzung für ein funktionierendes Gesamtsystem. So legt dieser in seiner Neufassung der Qualitätsmanagement-Richtlinie (QM-RL) für Vertragsärzte und Krankenhäuser (veröffentlicht im Bundesanzeiger am 15. November 2016) im § 5 Absatz 2 fest: »Voraussetzungen für ein funktionsfähiges klinisches Risikomanagement sind entsprechende aufbau- und ablauforganisatorische Rahmenbedingungen, wobei Doppelstrukturen von Qualitäts- und Risikomanagement möglichst zu vermeiden sind.« Zudem wird in der Richtlinie betont, dass primäres Ziel des Qualitätsmanagements die größtmögliche Patientensicherheit sei und dass somit eine Sicherheitskultur in den Einrichtungen befördert werden soll. Die Implementierung dieser Sicherheitskultur sollen die Einrichtungen u. a. durch die obligatorische Einführung von Fehlermeldesystemen gewährleisten.

In diesem Kontext wird, flankierend durch weitere Richtlinien, zunehmend deutlich, dass die Umsetzung dieser gesetzlichen Anforderungen in konkrete Leistungsindikatoren mündet. Bei diesen spielt dann nicht nur das alleinige Vorhandensein von entsprechenden etablierten Ansprechpartnern und Gremien (wie bislang bspw. im Rahmen der gesetzlichen Qualitätsberichte üblich) eine Rolle, sondern es wird zunehmend auch die Nachweisführung von Mindestwerten und Ergebnisindikatoren (bspw. als Grundlage für Strukturprüfungen) fokussiert. Hier wird Qualitätsmanagement zunehmend zum Instrument der medizinischen Qualitätssicherung. Konsequenterweise muss in diesem Zusammenhang das klinische Risikomanagement nicht nur den Bereich der Behandlung selbst betrachten, sondern sich u. U. auch mit den Risiken beschäftigen, welche mit den organisatorischen Prozessen der Leistungserbringung und ihrer Nachweisführung verbunden sind. Diese Komplexität wird an einem Beispiel deutlich:

> Klinik X ist Maximalversorger und verfügt über alle notwendigen Strukturvoraussetzung zur Betreuung von Patienten mit komplexem Erkrankungsgeschehen, erreicht jedoch die notwendigen Mindestfallzahlen zur Durchführung von elektiven Knie-Endoprothesen-Operationen nicht. Diese kann Klinik Y erbringen, welche jedoch aufgrund der hohen Spezialisierung nicht in der Lage ist, Patienten mit multiplen Vorerkrankungen adäquat intensivmedizinisch postoperativ zu versorgen. Was nun tun? Wird der Patient in Klinik X versorgt, kann die Klinik diese Leistung beim jeweiligen Kostenträger nicht abrechnen. Darüber hinaus ist fraglich, ob die Qualität der OP aufgrund der geringen Fallzahlen mit der der Spezialklinik vergleichbar ist. Wird der Patient

185

jedoch in Klinik Y operiert, kann es dazu führen, dass eine postoperative medizinische Krise nicht adäquat versorgt werden kann. Eine OP in Y mit intensivmedizinischer Nachsorge in X und dann Rückverlegung zu Y (zur Endabrechnung) erfordert wiederum einen hohen logistischen Aufwand und birgt das Risiko einer Patientengefährdung während des Transports. Bleibt noch die Operation durch Fachärzte der Klinik Y in den Räumlichkeiten der Klinik X. Für diese lässt die Mindestmengenregelung derzeit eigentlich keinen Spielraum, da die Mindestmenge für die Klinik und nicht für den Facharzt gilt und sich die Leistungszahlen am Ende lediglich aufteilen und ggf. für beide Standorte Nachteile bringen. Am Ende bleibt eigentlich nur noch die Überwälzung der Qualitäts- und Risikolast auf den Patienten selbst, welcher sich für sein komplexes Krankheitsbild die Klinik suchen muss, die sowohl befugt als auch kompetent genug ist, eine Behandlung an ihm durchzuführen. Es ist zu erwarten, dass der Patient diese adäquate Versorgung am Ende mit verlängerten Wartezeiten auf einen OP-Termin, den damit verbundenen gesundheitlichen Einschränkungen, längeren Anfahrtswegen für sich und seine Angehörige und Unsicherheiten in der nachstationären Betreuung bezahlen muss. Dies ist im Sinne einer optimalen Patientenorientierung weder aus Qualitätsmanagement- noch aus Risikomanagementsicht wünschenswert.

8.2 Qualitätsprüfungen durch den Medizinischen Dienst der Krankenkassen für die ambulante, stationäre und teilstationäre Pflege

Für die ambulante und stationäre Alten- und Tagespflege sind die Qualitätsprüfungen des Medizinischen Dienstes der Krankenkassen (MDK) von sicherlich höherer Bedeutung als bspw. die Zertifizierungen nach spezifischen Qualitätsmanagementsystemen, da erstere gesetzlich vorgegeben sind und nicht wie zweite auf Freiwilligkeit beruhen. So müssen alle Pflegedienste und Pflegeheime, welche auf Grundlage des § 53 a Satz 1 Nr. 1 und 4 SGB XI eine Vergütung ihrer Leistungen durch die Pflegekassen erhalten, einer regelmäßigen Qualitätsprüfung unterzogen werden. Diese Qualitätsprüfungen begründen sich für Pflegeheime auf dem § 114 SGB XI und für ambulante Pflegedienste auf dem § 112 Abs. 3 SGB XI und orientieren sich an den »Richtlinien der Spitzenverbände der Pflegekassen über die Prüfung der in Pflegeeinrichtungen erbrachten Leistungen und deren Qualität (Qualitätsprüfungs-Richtlinien – QPR) vom 10. November 2005«. Diese Qualitätsprüfungen umfassen u. a. die folgenden Aspekte:

- Die Anamnese des Pflegezustandes
- Die Evaluation der Pflege- und Betreuungsmaßnahmen (Ergebnisqualität)
- Die Durchführung und Evaluation der Leistungserbringung (Prozessqualität)
- Die Rahmenbedingungen der Leistungserbringung (Strukturqualität)
- Die Qualität der allgemeinen Pflegeleistungen
- Die Qualität der medizinischen Behandlungspflege
- Die Qualität der Betreuung
- Die Leistungen bei Unterkunft und Verpflegung und die etwaigen Zusatzleistungen

Die regelmäßigen Prüfungen werden nach den Qualitätsprüfungsrichtlinien durch anlassbezogene Prüfungen, z. B. aufgrund einer Beschwerde, und Wiederholungsprüfungen zur Evaluation, ob festgestellte Mängel behoben wurden, ergänzt. Schlechte Prüfergebnisse führen im Pflegesektor in letzter Konsequenz zu einer Standort- oder Unternehmensschließung, wenn diese in einem absehbaren Zeitraum nicht behoben werden können oder so massiv sind, dass Leib und Leben der Bewohner/Patienten gefährdet sind.

In diesem Zusammenhang ist zu erwähnen, dass neben den rein pflegetypischen Kontrollen auch zunehmend die Krankenhausbereiche durch den MDK geprüft werden. Hierbei arbeitet der MDK im Auftrag der Kostenträger (§ 275a SGB V) und orientiert sich an Richtlinien des Gemeinsamen Bundesausschusses (G-BA) zu definierten Qualitäts- und Leistungsanforderungen. Anlass der Prüfungen im Krankenhausbereich sind u. a.:

- Auffälligkeiten bei Qualitätssicherungsergebnissen
- Auffälligkeiten bei den Qualitätsberichten
- Einzelfallprüfung (bspw. bei PKMS-Patienten) zur Abrechnungsfallprüfung
- Hinweise auf Qualitätsmängel durch Versicherte
- Hinweise auf mögliche Behandlungsfehler
- Selbstauskünfte der Krankenhäuser im Rahmen der Budgetvereinbarungen

Im Krankenhausbereich führen Abweichungen häufig zu einer Verweigerung der Kostenträger zur Kostenübernahme und sind aus Sicht des Risikomanagements, sieht man von den Prüfungsanlässen aufgrund von konkreten Anzeigen durch Versicherte bzw. dritte Personen ab, überwiegend finanziell relevant. Nichtsdestotrotz müssen die Anforderungen und Prüfanlässe des MDK bei der Gestaltung der Prozesse als wichtige externe Kennzahlen berücksichtigt und somit auch in die Gestaltung der QM/RM-Strukturen integriert werden.

8.3 Anforderungen unterschiedlicher QM-Systeme an Patientensicherheit und Risikomanagement

Alle etablierten Qualitätsmanagementsysteme betrachten neben der wirtschaftlichen Nachhaltigkeit der unternehmerischen Tätigkeit die Sicht des Kunden und dessen Zufriedenheit mit der Leistungserbringung. Zufrieden ist ein Kunde jedoch nur dann, wenn er zum einen die Leistung erhält, die er erwartet/bestellt hat, zum anderen, wenn ihm bei der Leistungserbringung keine negativen Ereignisse und Erlebnisse begegnen. So wird der Kunde auch dann nicht zufrieden sein, wenn das Personal freundlich, die Atmosphäre angenehm und das bestellte Essen lecker ist, er jedoch im Salat eine Schnecke oder in der Suppe ein Haar findet.

Das oben geschilderte Beispiel zeigt nicht nur die Gemeinsamkeiten zwischen QM und RM sondern auch deren Unterscheidung. Während verlängerte Wartezeiten und ggf. damit in Zusammenhang stehende Unzufriedenheit von Patienten für das Qualitätsmanagement durchaus ein nennenswertes Problem darstellen, sieht das Risikomanagement hierin nur dann Handlungsbedarf, wenn dadurch auch die Sicherheit des Patienten oder die Zukunftsfähigkeit der Einrichtung in Gefahr ist. Die alleinige Risikovermeidung durch Leistungseinstellung ist für das Risikomanagement per se kein Problem, so könnte beispielsweise das Risiko eines geburtshilflichen Schadens durch die Schließung der Geburtshilfe vermieden werden. Allerdings wissen wir, dass eine solche Schließung bei der Bevölkerung ein hohes Maß an Unzufriedenheit verursacht.

Dies zeigt, dass QM-Systeme immer auch mit zusätzlichen Anforderungen verbunden sind, welche über die Perspektive des Risikomanagements hinausgehen oder umgekehrt. Dieses Kapitel beleuchtet im weiteren Verlauf die Gemeinsamkeiten der wichtigsten QM-Systeme im Gesundheitswesen mit den Aspekten des klinischen Risikomanagements.

Grundsätzlich unterscheiden sich Qualitätsmanagementsysteme durch ihre nationale bzw. internationale Ausrichtung sowie ihren Branchenbezug. Im nachfolgenden Teil sollen die im deutschen Gesundheitswesen häufig anzutreffenden Verfahren vorgestellt werden, welche sich sowohl für Krankenhäuser als auch für andere Einrichtungen im Gesundheitswesen (in jeweils adaptierter Form) eignen. Fachbereichsbezogene Systeme mit ausschließlichem Krankenhausbezug (bspw. OnkoZert), rein branchenspezifische Systeme (z. B. QMS-Reha), konfessionelle Systeme (z. B. Diakonie Siegel) oder aber Total Quality Management Systeme (wie EFQM[34]) werden im weiteren Verlauf nicht betrachtet. Für das deutsche Gesundheitswesen bleiben unter diesen Gesichtspunkten vier relevante Systeme. Diese sind:

---

34 European Foundation for Quality Management

- die **DIN EN ISO 9001:2015**, als eine branchenübergreifende, international verwendete Qualitätsmanagementnorm,
- die **DIN EN 15224:2017**, eine europäische Qualitätsmanagementnorm für Leistungserbringer im Gesundheitswesen,
- das Zertifizierungsverfahren der **KTQ**, ein Begutachtungsverfahren für Qualitätsmanagement im Gesundheitswesen, das primär in Deutschland und Österreich eingesetzt wird sowie
- das Akkreditierungsverfahren der **Joint Commission International**, ein internationales Begutachtungsverfahren für Einrichtungen im Gesundheitswesen, welches in Deutschland bislang von nur wenigen Einrichtungen verwendet wird.

8.3.1 Anforderungen der DIN EN ISO 9001:2015

Aspekte des Risikomanagements in Normen des Qualitätsmanagements

Die DIN EN ISO 9001:2015 bietet die Möglichkeit einer branchenunabhängigen Zertifizierung des Qualitätsmanagementsystems einer Einrichtung, aber auch von einzelnen Teilbereichen einer Einrichtung. So ist es nach der ISO 9001:2015 möglich, nur die Onkologie oder aber auch nur die Zentralapotheke eines Krankenhauses zu zertifizieren.

Weltweit wurden in 2015 1.033.936 Zertifikate nach ISO 9001 vergeben (ISO 2015). Bei Berücksichtigung der Branchenverteilung (4 % für das Gesundheitswesen) entspricht dies über 41.300 Zertifikaten weltweit (dies ohne Berücksichtigung weiterer branchenspezifischer Normen wie bspw. die ISO 13485 für die Aufbereitung und Herstellung von Medizinprodukten). Damit stellt die ISO eines der wichtigsten Zertifizierungsverfahren für Einrichtungen des Gesundheitswesens dar.

Bereits in der alten ISO Norm von 2008, aber auch in deren Vorgängerversionen, wurden Risikomanagementansätze von den implementierenden Unternehmen gefordert. So sollten bspw. durch die Etablierung von »Planungs-, Korrektur- und Steuerungsmaßnahmen« Prozesse langfristig validiert, überwacht und somit stabilisiert werden. Darüber hinaus wurde ebenfalls im Rahmen der jährlichen Managementbewertung eine Analyse von Ergebnissen, Trends und Planungsprozessen erwartet, welche Unsicherheiten auf das QM-System berücksichtigen sollten.

Mit der neuen Revision der ISO in 2015 wurde der Begriff des »risikobasierten Denkens« neu aufgenommen. Auch wenn »keine formellen Methoden für das Risikomanagement oder ein dokumentierter Risikomanagementprozess erforderlich« ist (Graebig 2016, S. 76), fordert die Norm dennoch Maßnahmen zur Behandlung von Risiken sowohl in den Prozessen als auch im Qualitätsmanagementsystem in seiner Gesamtheit. So muss die Organisation unter Kapitel 6.1 bei der Planung für das QM-System den Kontext der Organisation verstehen, die Anforderungen und Erwartungen der interessierten Parteien kennen und die Risiken und Chancen bestimmen, um Ziele und Verbesserungen zu erreichen. Auch sollen unter 5.1.2 »Kundenorientierung« die »Risiken und Chancen, die die Konformität von Produkten und Dienstleistungen beeinflussen, [...] bestimmt und behandelt werden«. Hierbei ist zu betonen, dass die Maßnahmen zum Umgang mit den Risiken und Chancen proportional zu den zu erwartenden Auswirkungen der Risiken, z. B. auf die Konformität von Produkten und Dienstleistungen, stehen müssen. Dieser Hinweis ist insofern wichtig, da nicht alle Prozesse im Unternehmen gleichermaßen risikoreich sind und somit auch nicht mit dem gleichen Aufwand gesteuert werden müssen. Diese Adaptierung von Aufwand und Nutzen der Steuerungsmaßnahmen findet sich an vielfältigen Stellen in der Norm. Bspw. in:

- Kapitel 4.4 »Qualitätsmanagementsystem und seine Prozesse«: »Die Organisation muss [...] die in Übereinstimmung mit den Anforderungen [...] bestimmten Risiken und Chancen behandeln«.
- Kapitel 8.1 »Betriebliche Planung und Steuerung« Anmerkung A.8: Die Arten der Steuerung, die für die externe Bereitstellung erforderlich sind, können sich abhängig von der Art der Prozesse, Produkte und Dienstleistungen stark unterscheiden.«
- Kapitel 10.2 »Nichtkonformität und Korrekturmaßnahmen«: »Korrekturmaßnahmen müssen den Auswirkungen der aufgetretenen Nichtkonformitäten angemessen sein«.

Wichtig ist der ISO somit ein rationales Vorgehen. Dieses setzt jedoch gleichermaßen voraus, dass die Organisation die eigenen Risiken identifiziert und den Umgang mit diesen festlegt. Dieses Vorgehen wird in Kapitel 6.1 »Maßnahmen zum Umgang mit Risiken und Chancen« definiert. Hiernach muss die Organisation bereits bei der Planung des QM-Systems Risiken und Chancen identifizieren und Maßnahmen für den Umgang mit diesen planen. Die regelmäßige Evaluation der Wirksamkeit der Maßnahmen und die Einleitung neuer Korrekturmaßnahmen erfolgt dann wiederum in den Vorgaben zur Managementbewertung (9.3.2).

Auch wenn die ISO formal kein systematisiertes Risikomanagement im Unternehmen fordert, legen die definierten Einzelbausteine ein solches nahe. Gerade komplexe Organisationen mit zahlreichen interdisziplinären und fachübergreifenden Prozessen werden nur durch die Etablierung des Risikomanagementprozesses und der Festlegung von Grundprinzipien und Werkzeugen allen Bausteinen und Anforderungen gerecht werden können. Lediglich für kleine Organisationen mit überschaubaren Prozessen kann auf eine Formalisierung im Sinne eines schriftlichen Konzeptes zum Risikomanagement verzichtet werden. Die Bearbeitung der Risiken anhand des Risikomanagementprozesses empfiehlt sich jedoch auch dort.

8.3.2 Anforderungen der DIN EN 15224:2017

Neben der DIN EN ISO 9001:2015 existiert seit 2012 mit der DIN EN 15224 ein branchenspezifisches Verfahren, welches versucht, auf die Gegebenheiten und Bedürfnisse der Gesundheitsorganisationen, insbesondere im europäischen Raum, einzugehen. Im Vergleich zur »älteren Schwester«

besitzt die 15224 als rein europäische Norm einen etwas eingeschränkten internationalen Bezug.

Die DIN EN 15224 wurde in 2017, in Folge der Revision der 9001 in 2015, ebenfalls einer Überarbeitung unterzogen und liegt nun als Version 15224:2017 vor.

Die Norm wendet sich prinzipiell an alle relevanten Branchen im Gesundheitswesen, von Krankenhäusern über Pflegeheime, niedergelassene Ärzte und Zahnärzte bis zu Apotheken und physiotherapeutischen Praxen. Darüber hinaus wurde bei der Revision darauf geachtet, dass neben allen Anforderungen der ISO 9001 ebenfalls das Management klinischer Risiken integriert und die Interpretation der Normenanforderungen durch Erläuterungen anwenderfreundlich gestaltet wurde.

Die DIN EN 15224 identifiziert 11 Qualitätsaspekte als relevant für Einrichtungen im Gesundheitswesen. Diese sind:

- Eine angemessene und richtige Versorgung
- Die Verfügbarkeit
- Die Kontinuität der Versorgung
- Die Wirksamkeit
- Die Effizienz
- Die Gleichheit
- Eine evidenzbasierte bzw. wissensbasierte Versorgung
- Eine auf den Patienten ausgerichtete Versorgung, einschließlich der körperlichen, psychologischen und sozialen Unversehrtheit
- Die Patientensicherheit
- Die Rechtzeitigkeit und Zugänglichkeit

Im Hinblick auf die Schnittstelle zum Risikomanagement finden sich zwischen der ISO 9001 und der 15224 zwei wichtige Unterschiede. So definiert die 9001 »Risiko« als »Auswirkung von Ungewissheit«, während die 15224 bei Risiko der Definition der ISO 31000:2009[35] folgt und dieses als »Auswirkung von Unsicherheit auf Ziele« definiert. Darüber hinaus fordert die 15224 nicht nur das in der 9001 geforderte »risikobasierte Denken«, sondern definiert darüber hinaus klare Anforderungen an ein klinisches Risikomanagement, welches sie als eines der Schlüsselaspekte innerhalb des Qualitätsmanagementsystems für Gesundheitseinrichtungen ansieht.

Bislang konnte sich die DIN EN 15224 im deutschen Gesundheitswesen nicht signifikant positionieren. Dies liegt sicherlich auch daran, dass viele Einrichtungen bereits langjährig mit der ISO 9001 arbeiteten und somit nur wenig Notwendigkeit für einen Umstieg sahen. Dies könnte sich mit den neuen Revisionen der Normen durchaus ändern. So wurde durch die umfassende Überarbeitung der ISO 9001 zum einen die Verständlichkeit der Anforderungen für die Anwender im Gesundheitssektor, selbst mit

---

35 ISO 31000:2009 Risk management – Principles and guidelines (Risikomanagement – Prinzipien und Grundsätze)

langjähriger Normenkenntnis, erschwert. Zum anderen scheint gerade die damit verbundene Neu-Interpretation der Anforderungen nicht nur für die Einrichtungen selbst, sondern auch für die Auditoren der Zertifizierungsgesellschaften eine Herausforderung zu sein. Hier bleibt es spannend, ob und wenn ja, welche Interpretationsspielräume und Missverständnisse im Rahmen der zukünftigen Auditierungen auftreten.

Die 15224 scheint mit ihrer Revision auf den ersten Blick nicht nur einen deutlichen »Verständlichkeitsgewinn«, sondern auch einen praktischen Umsetzungsvorteil zu besitzen und insbesondere bei der Verbindung von Qualitäts- und Risikomanagement verständlicher und praktikabler ausgestaltet zu sein.

8.3.3 Anforderungen der KTQ®

Die KTQ® (Kooperation für Transparenz und Qualität im Gesundheitswesen) etablierte sich 1997 als branchenspezifisches Qualitätsmanagementsystem im deutschen Sprachraum (Deutschland und Österreich) in Folge der gesetzlichen Verpflichtung für die Einrichtungen im Gesundheitswesen, ein Qualitätsmanagement aufzubauen, aufrechtzuerhalten und nachzuweisen. Zunächst als Begutachtungsverfahren für Krankenhäuser entwickelt, gibt es mittlerweile auch Verfahren für Praxen und MVZ, Pflegeeinrichtungen, Reha-Einrichtungen sowie Rettungsdienste. Allerdings konnte der hohe Verbreitungsgrad im Krankenhaus in anderen Segmenten nicht erreicht werden (▶ Tab. 8.2).

Bereits mit der Erstfassung forderte die KTQ Maßnahmen zur Gewährleistung der Patientensicherheit. Diese wurden über die Jahre um Forderungen zu Fehlermeldesystemen, Fehlerursachenanalysen und die Etablierung von Systemen zur Gewährleistung der Patientensicherheit erweitert. Aus diesem Grund ist es nicht verwunderlich, dass sich Kriterien mit Bezug auf Patientensicherheit an vielfältiger Stelle des Anforderungskataloges finden.

So beschäftigt sich das Kapitel der *Patientenorientierung* mit den Fragen des Behandlungsverlaufs und all den mit diesen Prozessschritten in Zusammenhang stehenden Unsicherheiten (Qualifikation des Personals, Kommunikation und Information an den Schnittstellen etc.). In diesem Kapitel wird auch in den Detailfragen, bspw. unter 1.4.3 »Operative Verfahren«, auf die Prävention von Eingriffsverwechslungen eingegangen.

Die Anforderungen zum Risikomanagementsystem wurden bereits in den KTQ-Katalog 2009 Version 2 mit aufgenommen, welche sich zunächst im Kapitel »Führung« fanden und mit der Revision 2013 in ein eigenständiges Kapitel »Sicherheit- und Risikomanagement« ausgegliedert und mit anderen Aspekten der Sicherheit (wie Brand-/Katastrophenschutz, Notfallmanagement etc.) zusammengeführt wurden.

Trotz der spezifischen Ausrichtung auf das Gesundheitswesen, der verständlichen Anforderungssprache in Frageform mit Hinweisen zur Nachweiserfüllung, der Anpassung an das deutschsprachige Gesundheitswesen und der starken Fokussierung auf die Patientensicherheit hat das Zertifizierungsverfahren der KTQ für Krankenhäuser in den vergangenen

Jahren an Attraktivität verloren und sich nach einem regelrechten Zertifizierungsboom in den Jahren 2002 bis 2009 auf ca. 500 Zertifizierungen eingependelt (siehe Knoll o.J.). Für andere Branchen wie Pflegedienste, Reha-Zentren und Rettungsdienste konnte sich das KTQ-Verfahren nie richtig etablieren. So verteilen sich die Zertifizierungen laut KTQ-Datenbank (abgerufen am 15.03.2017) derzeit wie folgt:

Einrichtungen mit KTQ-Zertifikat	
Krankenhäuser	331
Pflegeeinrichtungen	14
Praxen und MVZ	74
Reha-Einrichtungen	70
Rettungsdienste	4
gesamt	493

Tab. 8.2: Nach KTQ zertifizierte Einrichtungen

Woran das schwindende bzw. geringe Interesse liegt, ist unklar. Die Rückmeldungen aus KTQ-zertifizierten Häusern sprechen jedoch von einem hohen bürokratischen Aufwand bei der Erstellung der Selbstbewertungsberichte und der Tendenz, aufgrund der langen Zeiten zwischen den Visitationen (3 Jahre) im QM-System an »Schwung« zu verlieren. Ob hierbei die KTQ durch ihr 2016 in Pilot gegangenes System »KTQ-Plus« (siehe hierzu www.ktq.de), welches zertifizierten Einrichtungen nach einer erfolgreichen Visitation zusätzliche QM-Maßnahmen anhand von bspw. kollegialen Dialogen oder Begehungen durch einen KTQ-Visitor anbietet, gegensteuern kann, bleibt abzuwarten. Auch könnte sich durch den Wechsel in der Geschäftsführung der KTQ (zum Ende des Jahres 2017 treten die gesetzlichen Krankenkassen aus dem Kreis der stimmberechtigten Gesellschafter aus) eine Änderung in der Akzeptanz der KTQ ergeben. So ist denkbar, dass sich zukünftig die Interessen der Bundesärztekammer (BÄK), der Deutschen Krankenhausgesellschaft (DKG) und dem Deutschen Pflegerat (DPR) deutlicher in den Anforderungen des KTQ-Katalogs wiederfinden. Gleichzeitig ist es jedoch ebenfalls denkbar, dass die Vertreter der Krankenkassen mit eigenen Anforderungen an die Gesundheitsversorger herantreten und somit den etablierten QM-Systemen konkurrierende Anforderungen entgegenstellen. Dies tun sie ja bereits jetzt schon durch bspw. Patientenbefragungen oder das QSR-System[36] der AOK.

---

36 QSR steht hierbei für Qualitätssicherung mit Routinedaten. Hier werden durch ein von der AOK entwickeltes Bewertungsverfahren in 8 Leistungsbereichen (z. B. Einsetzen eines künstlichen Hüftgelenks bei Gelenksverschleiß (Arthrose), Behandlungsergebnisse von Krankenhäusern bewertet und in Form von »AOK-Lebensbäumchen« (1-3, wobei 3 das beste Ergebnis abbilden soll) dargestellt.

8.3.4 Anforderungen der Joint Commission International (JCI)

Die Joint Commission International (JCI) wird insbesondere für den Krankenhausbereich als eines der interessanten internationalen Zertifizierungssysteme mit Branchenbezug betrachtet. Als internationaler Ableger der Joint Commission on Accreditation of Healthcare Organizations (JCAHO) wurde die JCI 1994 gegründet. Während es sich bei der JCAHO um ein recht weitverbreitetes Akkreditierungsprogramm[37] in den USA handelt (ca. 21.000 Organisationen und Programme sind derzeit nach diesem System akkreditiert, siehe www.jointcommission.org), konnte die Joint Commission International mit ca. 940 Organisationen und Programmen weltweit (siehe www.jointcommissioninternational.org) den Status einer ISO-Zertifizierung bislang noch nicht erreichen.

Aus Sicht des klinischen Risikomanagements ist jedoch die starke Fokussierung der JCI auf Aspekte der Patientensicherheit von Interesse.

Alle Anforderungen der Akkreditierungsprogramme der Joint Commission International, ob für Krankenhäuser oder aber auch für Pflegedienste und stationäre Pflegeeinrichtungen, werden in Standard Manualen zusammengefasst, welche ähnlich wie die Anforderungen der KTQ nach ihrer Erfüllung bewertet werden. Für den Krankenhausbereich liegt derzeit ein Standard Manual der JCI in sechster Auflage vor.

Die Themen Risikomanagement und Patientensicherheit besitzen in allen JCI-Akkreditierungsverfahren eine hohe Bedeutung. So findet sich im Akkreditierungsmanual für Krankenhäuser der Begriff »Sicherheit« (»safety«) an über 420 Stellen. Dies verdeutlicht die starke Orientierung dieses Systems an der Etablierung einer umfassenden und alles begleitenden Sicherheitskultur. Die patientenorientierten Standards (»Patient-Centered Standards«) folgen dem Patienten durch alle Bereiche des Behandlungsprozesses. Für diese patientenzentrierte Begutachtung wurde der Begriff des »Patient-Tracer« kreiert, welcher sinngemäß »der Spur des Patienten folgen« meint.

Einen ersten Anhaltspunkt für die Prioritäten der Joint Commission International in Bezug auf die Patientensicherheit bieten die festgelegten Internationalen Patientensicherheitsziele (»International Patient Safety Goals«). Diese wurden auf Grundlage von Empfehlungen der Weltgesundheitsorganisation erstellt, welche auf das JCI System adaptiert und im Rahmen von Leistungsindikatoren in Form von messbaren Elementen (»Measurable Elements«) konkretisiert wurden.

---

37 Der Begriff der Akkreditierung folgt hierbei nicht der ISO Definition und ist daher einer Zertifizierung gleich zu setzen.

> **»Standard IPSG.1**[38]
> Das Krankenhaus entwickelt und implementiert eine Vorgehensweise, um die Genauigkeit der Patientenidentifikation zu verbessern.℗«[39]
> **»Absichtsbeschreibung zu IPSG.1**
> Patientenverwechslungen kommen in nahezu allen Bereichen der Diagnostik und Behandlung vor. Die Patienten sind möglicherweise sediert, desorientiert, nicht ganz aufmerksam oder komatös. Möglicherweise wurden sie in andere Betten, Räume oder Bereiche der Einrichtung verlegt. Patienten haben möglicherweise sensorische Beeinträchtigungen, können sich nicht an ihre Identität erinnern oder sind anderen Situationen ausgesetzt, die zu einem Irrtum bei der korrekten Identifikation führen. Dieses Ziel hat zwei Absichten: Erstens wird die Person verlässlich als jene identifiziert, für die die Dienstleistung oder Behandlung geplant ist. Zweitens soll die Dienstleistung oder Behandlung auf diese Person entsprechend abgestimmt sein. [...]«
> **»Messbare Elemente von IPSG.1**
> 1. Die Patienten werden anhand von zwei Patientenidentifizierungsmerkmalen unter Ausschluss der Zimmernummer oder des Patientenstandorts identifiziert.
> 2. Die Patienten werden vor der Durchführung von Behandlungen und Verfahren identifiziert.
> 3. Die Patienten werden vor Durchführung diagnostischer Verfahren identifiziert. (Siehe auch AOP.5.7, ME 2)«

Neben den Standards, welche die Patientenversorgung direkt betreffen und über die Patientensicherheitsziele hinaus auch konkrete Anforderungen an bspw. Notfallmanagement, Arzneimitteltherapiesicherheit, Hygienemanagement oder aber auch der Durchführung von Patientensicherheitskontrollen (bspw. Identitäts- und Zugangskontrollen) stellen, finden sich Vorgaben zu Patientensicherheit und Risikomanagement in allen Abschnitten und Kapiteln des JCI Manuals wieder.

So legt der Abschnitt der organisationsorientierten Standards (»Health Care Organization Management Standards«) u. a. Vorgaben an die Managementprozesse und die Sicherheitskultur fest. Das Kapitel »Quality Improvement and Patient Safety« (QPS.11), formuliert die Anforderungen an die Etablierung eines Risikomanagements mit den Bausteinen »risk identification, risk prioritization, risk reporting, risk management, investigation of adverse events and management of related items«. Im Kapitel zu Gebäudemanagement und -sicherheit (»Facility Management and Safety«)

---

38 Auszug aus dem JCI Manual für Krankenhäuser Version 5 (2014).
39 Das ℗-Symbol im Katalog zeigt hierbei für ausgewählte Elemente an, dass eine Regelung in schriftlicher Form (bspw. ein Standard, Konzept, eine Leitlinie, Prozessbeschreibung oder Checkliste) erforderlich ist.

werden auch die Umgebungsbedingungen wie Brand- und Katastrophenschutz miteinbezogen.

Die Vorgaben der JCI sind in einem hohen Maße an internationalen Sicherheitsstandards und internationalen wissenschaftlichen Entwicklungen (wie WHO-Empfehlungen zu Patientensicherheit und Infektionsschutz sowie internationale Standards zu IT-Sicherheit und Gebäude- und Brandschutz) orientiert. So fanden sich bereits in der Vorgängerversion (Auflage 5, 2013) Vorgaben zur Anwendung von OP-Checklisten, welche in Deutschland erst Ende 2016 durch den Gesetzgeber verankert wurden.

Nichtsdestotrotz finden sich ebenfalls Anforderungen im JCI Manual, welche sicherlich vor dem Hintergrund der internationalen Anwendbarkeit sinnvoll, im deutschen System jedoch nur sehr schwer anzuwenden sind. So fordert beispielsweise das Kapitel SQE (»Staff Qualification and Education«) die dezidierte Festlegung von Kompetenzen und Befugnissen für jeden Mitarbeiter des ärztlichen Dienstes. Dieses im Englischen »Privileging« genannte Vorgehen würde für jeden Arzt und Therapeuten festlegen,

- welche Prozeduren und Behandlungen durch diesen regelmäßig und selbständig durchgeführt werden können,
- welche er nur dann erbringen darf, wenn er gesonderte Fort- und Weiterbildungsnachweise vorlegt und
- welche nur dann erbracht werden können, wenn bspw. festgelegte Mindestmengen (z. B. 12 pro Jahr) oder definierte Leistungsparameter (z. B. Komplikationsraten) erreicht werden.

Dieses »Privileging« ist insbesondere für Häuser der Maximalversorgung nicht nur mit einem erheblichen administrativen Aufwand verbunden, sondern auch vor dem Hintergrund der ärztlichen Autonomie und wegen der gesamtorganisatorischer Haftung (bspw. für Bereitschaftsdienste) anspruchsvoll in der Umsetzung.

Ähnlich herausfordernd verhält es sich mit der Vorgabe der JCI zur Durchführung von (mindestens) jährlichen Mitarbeitergesprächen, welche auf Grundlage von systematisiert erfassten, leistungsbezogenen Daten (Komplikationsraten, Infektionsraten, Revisionsraten) erfolgen sollten. Diese Forderung ist nicht nur aus datenschutzrechtlicher Sicht kritisch zu bewerten, es erfordert auch die betriebliche Mitbestimmung nach § 94 Abs. 2 BetrVG und ist somit stark von der vorherrschenden Kultur im Unternehmen und der Zustimmung des Betriebsrates/der Arbeitnehmervertretung abhängig.

Diese Schwierigkeiten der Vorgaben und der damit verbundene Aufwand der Nachweisführung ist ggf. eine Ursache dafür, dass sich die JCI in Deutschland bislang nicht signifikant durchsetzen konnte. Eine weitere wird sicherlich in der Tatsache begründet sein, dass es sich bei der JCI-Akkreditierung um ein System aus dem englischen Sprachraum handelt und auch in dieser Sprache geprüft wird. So muss das Survey Team aus den USA eingeflogen werden und beim Survey selbst sind fachlich erfahrene Dolmetscher, also Dolmetscher mit medizinischen Fachenglischkenntnissen, einzusetzen. Dieser hohe administrative und logistische Aufwand und die damit einhergehenden Kosten müssen sicherlich vor dem Hintergrund von Aufwand und Nutzen kritisch betrachtet werden. Dieser Aufwand wird sich für Einrichtungen ohne internationalem Publikum kaum lohnen, da für Patienten aus Deutschland die Vorteile der JCI-Akkreditierung kaum von anderen Zertifizierungsverfahren zu unterscheiden sind.

Insgesamt waren deutschlandweit bislang nur zehn Häuser nach JCI akkreditiert. Viele davon sind bereits auf andere Systeme umgestiegen. Aktuell verfügen laut JCI Webseite (abgerufen 05.05.2017) noch zwei deutsche Krankenhäuser über eine aktuelle JCI Akkreditierung

8.4 Fazit

Gerade in Bezug auf die Nachweisbarkeit guter Qualität ist die Forderung nach Werkzeugen des Risikomanagements eine logische Konsequenz. Lediglich das Versprechen, die eigene Qualität zu verbessern, reicht langfristig nicht aus. Qualität und auch Patientensicherheit sind messbar zu machen. Dies geschieht nur durch die Festlegung von Indikatoren, Kennzahlen, Aufzeichnungen und Statistiken. Erfolgsquoten sind immer nur in Verbindung zur Darstellung von Schwachstellen und Komplikationen aussagekräftig. So ist der Rückgang von Sturzereignissen in einer Einrichtung nur dann signifikant, wenn sich die Pflegebedürftigkeit der Bewohner in diesem Zeitraum nicht erheblich verbessert hat. Hier lässt sich nur durch die Gegenüberstellung von Aufwand und Nutzen, von Ergebnis und Kontrollfaktoren eine Aussage zur Wirksamkeit von Maßnahmen ableiten. Diesen Prozess nennt der Qualitätsbeauftragte »Kontinuierliche Verbesserung«, der Risikomanager »Sicherheitsoptimierung«.

Graf et al. (2003, S. 150) kommen zu dem Schluss: »Eine Zusammenführung der separaten Systeme Qualitätsmanagement und Risk Management liegt im Grunde nahe, denn das Risk Management hat per definitionem die Verhinderung risikoindizierter Beeinträchtigungen der Krankenhausqualität zum Gegenstand. Es besteht somit ein enger thematischer Zusammenhang zwischen beiden Systemen. Aus diesem Grund erscheint es sinnvoll, die Einrichtung eines integrierten Qualitäts-/Risk-Management-Systems anzustreben.«

Messbarkeit von Qualität

9 Möglichkeiten und Grenzen von Risikomanagement

In der ersten Version dieses Buches (2007) hatten wir an dieser Stelle geschrieben: »Aus vielerlei Beweggründen befassen sich langsam, aber sicher, immer mehr Einrichtungen des deutschen Gesundheitswesens mit dem Thema Risikomanagement, erwägen oder beginnen mit dem Aufbau eines entsprechenden Risikomanagementsystems.« In der Rückschau war diese Aussage zu optimistisch formuliert. So hat es am Ende doch der Initiative des Gesetzgebers und einer damit verbundenen öffentlichen Debatte bedurft, um in die Thematik, aber auch in die Köpfe der Verantwortlichen Schwung zu bringen. Dies ist insofern bedauerlich, da durch gesetzliche Vorgaben ein proaktives Gestalten und ein an die Bedürfnisse der Einrichtungen ausgerichtete Maßschneidern des Systems erschwert wird. So neigen Einrichtungen aufgrund der Vielzahl der an sie gestellten Anforderungen dazu, gesetzliche und behördliche Ansprüche lediglich »nachzuweisen«, diese bei näherer Betrachtung jedoch nicht mit Leben zu füllen. Leider liegt genau hier die Grenze des klinischen Risikomanagements.

Der Aufbau eines klinischen Risikomanagementsystems erfordert neben einem ernsthaften Entschluss der Leitung eine klare Zielsetzung, den Willen zur Veränderung, Mut, sich schwierigen, unbequemen Fragen zu stellen und erkannte Probleme anzupacken, sowie vor allem eines: Geduld! Ähnlich wie beim Qualitätsmanagement handelt es sich beim Risikomanagement um einen kontinuierlichen Prozess, um eine »never-ending story«, die vor dem Hintergrund der ständigen Fort- und Weiterentwicklung in den Systemen nachvollziehbar, aber auch anstrengend ist.

Die Entwicklung von einer Anklagekultur zu einer Sicherheitskultur vollzieht sich nicht von heute auf morgen.

Noch existiert in vielen Köpfen die Vorstellung, dass primär beim Mitarbeiter und dessen Nachlässigkeit, Inkompetenz und Selbstüberschätzung die Ursachen für Fehler zu suchen seien. Es braucht Zeit, bis sich der Gedanke der systemischen Ursache von Fehlern durchsetzt, bis sich Prävention, Risikovermeidung und Lernen aus Fehlern im Bewusstsein **aller Mitarbeiter** verankert haben. Voraussetzung hierfür ist ein Veränderungsprozess, der sich innerhalb der gesamten Organisation vollziehen muss. Tradierte Verhaltensweisen nachhaltig zu verändern, sei es auf der Ebene der Organisation oder des einzelnen Mitarbeiters, stellt immer eine Herausforderung dar. Erforderlich ist die Entwicklung hin zu einer lernenden Organisation, die Fehler nicht als das Versagen Einzelner betrachtet und bestraft, sondern als Anstoß zur Verbesserung annimmt.

198

Risikomanagement ist eine Führungsaufgabe

Der Einrichtungsführung kommt eine wesentliche Vorbildfunktion im Rahmen des Risikomanagements zu. Zum einen müssen von ihr die für das Risikomanagement erforderlichen Ressourcen bereitgestellt, zum anderen der erforderliche Wandel in der Organisation eingeleitet und dauerhaft verankert werden. Die Glaubwürdigkeit des Risikomanagements hängt im Wesentlichen davon ab, ob Führungskräfte ihr eigenes Verhalten und ihre Einstellung im Hinblick auf Patientensicherheit verändern.

Aktionismus, wie er oftmals nach schwerwiegenden Vorkommnissen (z. B. Schadensfall mit Todesfolge, öffentlichkeitswirksame Behandlungsfehler) zu beobachten ist, führt in der Regel nicht zu nachhaltigen Veränderungen. Daher sollte man sich innerhalb der Einrichtung folgende Fragen stellen:

- Wie ernst ist es der Leitung der Einrichtung mit dem Risikomanagement?
- Welche sind/waren die Motive, die zur Einführung des Risikomanagementsystems geführt haben?
- Wird der Risikomanagementprozess kontinuierlich weitergeführt?
- Wird der Gedanke des Risikomanagements von den Führungsmitgliedern gelebt und weitergetragen?
- Wie werden die Mitarbeiter in das Risikomanagement eingebunden?

Es gibt kein Risikomanagement zum Nulltarif oder kostenneutral! Dessen muss sich die Leitung einer Einrichtung bewusst sein. Allein schon die Risikoidentifikation und -analyse erfordern zusätzlichen Aufwand und kosten somit Geld, sei es nur in Form von Personalressourcen. Stabilere, sichere Prozesse und die Minimierung haftungsrelevanter Risiken sparen jedoch langfristig Kosten ein und liegen diese »nur« in der Vermeidung von Reputationsschäden.

Risikomanagement ist ein Veränderungsprozess

Die Einführung eines Risikomanagementsystems bietet die Chance, die gesamte Einrichtung kritisch zu durchleuchten. Auf diese Weise können Schwachstellen identifiziert und unter dem Aspekt der Fehlervermeidung und Risikobewältigung bearbeitet werden. Damit dies auch wirklich gelingt, sind Unvoreingenommenheit, Distanz und die Fähigkeit zur Selbstkritik erforderlich.

Fehler in Prozessen zu suchen und Systeme zu verändern ist mit Kosten und Mühen verbunden, denn es gilt:

- Schwachstellen tatsächlich, wirksam und nachhaltig zu verbessern,
- Standards für einzelne Prozesse hinsichtlich zu erreichender Prozessziele und erforderlicher Ressourcen (z. B. Qualifikation und Ausbildung der

Vorbildfunktion der Führung

Keine Scheu vor Kosten und Mühen

Mitarbeiter, Mitarbeiteranzahl, technische Ausstattung, Maßnahmen zur Vermeidung menschlicher Fehler) festzulegen und einzuhalten und
- Mitarbeiter zu schulen.

Doch Achtung: Werden erforderliche Veränderungen nur halbherzig vorgenommen, dann wiegt sich die Organisation in falscher Sicherheit, mit dem Bewusstsein, ja etwas getan zu haben, selbst wenn die Aktivitäten nicht zu den gewünschten Ergebnissen führen.

Werden Fehler erfasst und Risiken dokumentiert, nur um formalen Ansprüchen zu genügen, jedoch keine Maßnahmen zur Fehlervermeidung bzw. Risikominimierung eingeleitet, so bietet dies keinen Schutz vor haftungsrechtlichen Klagen. Im Gegenteil: Werden Probleme erkannt und die notwendigen Gegenmaßnahmen aufgrund finanzieller oder personeller Ressourcen nicht eingeleitet, bedeutet dies bei einem Schadenseintritt eine Fahrlässigkeit und untermauert die strafrechtliche Haftung. Somit kann im Zweifelsfall durch das Offenlegen von Schwachpunkten der Beweis für fehlerhaftes Handeln selbst erbracht werden.

Vor diesem Hintergrund mag sich nun die ein oder andere Führungskraft denken: »Dann schauen wir doch einfach nicht so genau hin oder streichen einfach unliebsame Risiken von unserer Liste«, frei nach dem Motto »was ich nicht weiß, macht mich nicht heiß«. Vor diesem Vorgehen können wir nur warnen, gilt doch im möglichen Haftungsfall die Tatsache »Unwissenheit schützt vor Strafe nicht« – insbesondere, da relevante Missstände oder Sicherheitslücken bereits vielfältig in der Mitarbeiterschaft bekannt und kommuniziert sind und es so nur wenig Aufwand bedarf, diese am Ende auch aufzudecken.

Risikomanagement bedeutet Denken in Systemen und Prozessen

Um Fehler zu analysieren und die Qualität der Versorgung zu verbessern, müssen sich alle Einrichtungen des Gesundheitswesens als ein System begreifen, in dem verschiedene Positionen und unterschiedliche Professionen zusammenarbeiten, um ein gemeinsames Ziel zu erreichen. Zur Verbesserung der Patientensicherheit muss sich eine Entwicklung zur sicheren Organisation, ja zu einem sicheren Gesundheitswesen vollziehen, da ja gerade an den Schnittstellen (z.B. zwischen ambulantem und stationärem Bereich, im Rahmen der Zusammenarbeit verschiedener Berufsgruppen) Risiken für den Patienten und Bewohner entstehen.

In komplexen Systemen entstehen Fehler in der Regel nicht monokausal, sondern durch Verkettung mehrerer Ursachen. Entsprechend komplex sehen daher Lösungen und Maßnahmen zur Problembeseitigung aus. Auch hier gilt es, in Ursache-Wirkungs-Ketten zu denken und eine transparente und insbesondere effektive Kommunikationskultur zu fördern.

Risikomanagement braucht die Mitwirkung aller

Klinisches Risikomanagement erfordert den Einbezug der Mitarbeiter vor Ort, denn am Ende sind sie es, die in ihrem Arbeitsalltag, in ihrem Denken und Verhalten die Vorgaben des Risikomanagements mit Leben füllen. Ohne die Unterstützung und Bereitschaft der Mitarbeiter kann Risikomanagement nicht gelingen. Ein qualifizierter, motivierter Risikomanager und ein tolles Grundlagenkonzept genügen nicht, um ein nachhaltiges System aufzubauen.

Bereits in den ersten Schritten der Implementierung des Risikomanagements sind die Mitarbeiter mitzunehmen, insbesondere diejenigen mit wichtigen Schnittstellenthemen (wie bspw. Qualitäts-, Beschwerde-, Schadenfall- und Compliancemanagement), aber auch Mitarbeiter in leitenden Funktionen. Es hat wenig Sinn, ein umfangreiches Risikomanagementkonzept am »grünen Tisch« zu entwickeln und die Umsetzung einfach an die Mitarbeiter zu delegieren. Mitarbeiter müssen kontinuierlich über das Risikomanagement sowie über dessen Aufbau und Weiterentwicklung informiert und geschult werden. Diese Schulungsmaßnahmen neuer und alter Mitarbeiter sollen zum einen das Risikobewusstsein fördern, zum anderen Methoden zur Risikoidentifikation und -analyse vermitteln. Mitarbeiter müssen von Nutzen und Notwendigkeit des Risikomanagements überzeugt sein, damit die Einhaltung von Standards, das Melden von Fehlern und Ereignissen und die langfristige Etablierung von Gegen- und Steuerungsmaßnahmen gelingen.

Einbezug der Mitarbeiter vor Ort

Risikomanagement benötigt Vertrauen

Ohne eine Kultur des Vertrauens kann Risikomanagement nicht leben. Befürchten Mitarbeiter Nachteile, beispielsweise aus einem Fehlermeldesystem, wird auch weiterhin nach »einem Schuldigen« gesucht und frei nach dem Motto »Ach der schon wieder!« auf Meldungen reagiert. Dann lässt sich schwerlich ein wirkungsvolles Risikomanagementsystem einführen oder aufrechterhalten. Mitarbeiter brauchen die Sicherheit, dass mit ihren Informationen sorgsam und vertrauensvoll umgegangen wird. Aus diesem Grunde sollte eine Anonymisierung von Meldungen zum Schutz der Meldenden wo immer möglich erfolgen, um eine sachbezogene Bearbeitung zu ermöglichen.

In diesem Zusammenhang sollten sich alle Vorgesetzten die Frage stellen: »Wer darf mich eigentlich unterbrechen, wenn ich dabei bin, einen Fehler zu machen?« Lautet hier die Antwort: »außer ggf. meiner Stellvertretung würde dies wohl keiner tun«, dann muss an der Sicherheitskultur noch gearbeitet werden.

Keine Nachteile für Mitarbeiter

Risikomanagement braucht Integration

Eine große Gefahr bei der Einführung eines Risikomanagementsystems besteht in der Schaffung von Parallelstrukturen. Um dies zu vermeiden,

Nutzung bereits bestehender Strukturen

sollte das Risikomanagement bereits bestehende Strukturen, z. B. das Qualitätsmanagement, nutzen und Schnittstellen schaffen. So können z. B. Risikoaudits in Kombination mit internen Qualitätsaudits oder Selbstbewertungen durchgeführt werden. Darüber hinaus ist darauf zu achten, dass zwischen Risikomanagement und den Anforderungen anderer Abteilungen, wie Qualitäts- und Beschwerdemanagement, keine Art von Konkurrenzsituation aufkommt.

Auch ist bspw. bei den steigenden Qualitätssicherungsanforderungen zu berücksichtigen, dass diese und deren Nachweisführung mit Strukturen verbunden sind, welche ggf. eine Auswirkung auf das Risikomanagementsystem besitzen. So darf die Erfüllung der Fachkraftquote in einem Bereich nicht dazu führen, Fachkräfte in anderen Abteilungen zu reduzieren, nur damit am Ende die Anforderungen erfüllt werden.

Risikomanagement erfordert Kontinuität

Kein einmaliges Projekt

Risikomanagement ist kein einmaliges Projekt, sondern bedarf der kontinuierlichen Entwicklung. Risiken verändern sich mit der Zeit und müssen daher in regelmäßigen Abständen einer erneuten Betrachtung und Analyse unterzogen werden. Eine erfolgreiche Umsetzung von Maßnahmen zur Risikoreduktion erfordert Konsequenz und Ausdauer. Eine regelmäßige Überprüfung von Umsetzungsgrad und Wirksamkeit ergriffener Maßnahmen sowie eine regelmäßige Bewertung des Risikomanagementsystems, beispielsweise in Form einer Managementbewertung, dienen dazu, das Risikomanagement aufrechtzuerhalten und weiterzuentwickeln. Auch unter diesen Gesichtspunkten ist eine Integration in und die Kooperation mit anderen Managementsystemen sinnvoll und zweckmäßig.

Rückgriff auf Methoden aus anderen Bereichen: »Lernen von den Besten«

Für den Aufbau eines einrichtungsinternen Risikomanagements kann auf bewährte Methoden, Techniken und Erfahrungen aus anderen komplexen, risikoreichen Organisationen und Bereichen, wie zum Beispiel die Luft- und Raumfahrt, zurückgegriffen werden. Natürlich lassen sich nicht alle Aspekte aus diesen Bereichen unverändert übernehmen, aber für viele Fragestellungen, etwa für den Aufbau und Einsatz von Meldesystemen oder die Etablierung von Simulations-/Teamtrainings, bilden die dort gewonnenen Erfahrungen eine gute Grundlage für Anpassungen und Weiterentwicklungen.

Das Haupthindernis für die Einführung von Risikomanagement im Krankenhaus und in stationären und ambulanten Pflegeeinrichtungen dürfte somit weder ein Wissens- noch ein Erkenntnisproblem sein, sondern eher ein Umsetzungsproblem. Ein Risikomanagementsystem kann immer nur so gut sein wie das, was die Verantwortlichen und ihre Mitarbeiter daraus machen.

9.1 Das Problem der Aufwand-Nutzen-Analyse

Grundvoraussetzung und damit auch Grundproblem des Risikomanagements, genauso wie des Qualitätsmanagements, sind die mit der Einführung und Aufrechterhaltung verbundenen Kosten. Denn diese fallen mit Sicherheit an. So erfordert die Analyse von Schwachstellen sowie deren Beseitigung den Einsatz von Ressourcen wie Zeit, Personal und Material. Keine Organisationsentwicklung ist kostenneutral. Brühwiler (2003, S. 191) gibt hierzu an: »Die größte psychologische Schwelle des Risk Managements besteht darin, dass seine Kosten, insbesondere die der Risikominderung, sicher anfallen, der Eintritt der ihnen gegenüberstehenden Risiken jedoch unsicher ist.«

Gerade im Rahmen der immer enger werdenden Kostenbudgets stellen zusätzliche finanzielle Ausgaben aus kaufmännischer Sicht ein Problem dar.

So scheint es manchmal nicht verwunderlich, da ohne großen finanziellen Aufwand möglich, dass für begangene oder potenzielle Fehler und Probleme erst einmal personelle Konsequenzen gezogen werden, frei nach dem Motto »penalize first, think later«. Die Entlassung oder Versetzung eines Mitarbeiters bietet, insbesondere aus Managementsicht, häufig eine erste Entschärfung der Problemlage. Durch diesen »Sündenbock« werden die Verantwortung »personalisiert« und »erhitzte Gemüter« beruhigt. Zudem können alle anderen, etwaig noch beteiligten Personen, aufatmen, dass dieser »Kelch an ihnen vorübergezogen ist«. Dieses Vorgehen bedeutet – neben der ethischen und moralischen Fragwürdigkeit – höchstens kurzfristig eine Lösung des Problems. Mittel- und langfristig können und werden diese oder ähnliche Probleme erneut auftreten, denn **Risiken in Unternehmen sind häufig immanent und verborgen** und die dahinterliegenden Ursachen vielfältig und komplex. Somit ist nicht nur aus Gründen des »Betriebsklimas« ein sachlicherer und konstruktiverer Umgang anzuraten. Die Hauptfrage muss immer lauten: **Kann das Ereignis noch einmal passieren?** Bei gleicher Ausstattung, gleichem Personal und gleichen Umständen? Ist aufgrund eines schwerwiegenden Vorkommnisses »das Kind schon in den Brunnen gefallen«, wird es sehr schwer, das Vertrauen von Öffentlichkeit, Kunden und Partnern zu erhalten oder wiederzugewinnen. Häufig ist nach einem Schadensfall zu beobachten: »Je größer, spektakulärer und damit tragischer das Risiko war, desto nachhaltiger wird dann das Risk Management ausgebaut, mit fast unbegrenzten Mitteln« (Brühwiler 2003, S. 191). Während also die Bereitschaft zu handeln nach einem konkreten Schadensereignis in der Regel groß ist, ist der Willen zur Vorbeugung gering. Risikomanagement wird daher von vielen Einrichtungen reaktiv und weniger präventiv betrieben. Es fällt häufig schwer, insbesondere kostenintensive Maßnahmen zur Bewältigung von Risiken, die sich in der eigenen Einrichtung noch nicht oder nicht in einem schwerwiegenden Ausmaß ereignet haben, zu rechtfertigen.

Die Frage nach dem Nötigen und Möglichen bildet die Grundlage für eine Aufwand- und Nutzenanalyse zur Einführung von Risikomanagement. So stellen die durch die Gesetzgebung und Rechtsprechung festgelegten Normen immer eine Minimalanforderung für jede Einrichtung im Gesundheitswesen dar, unabhängig von der Frage nach »Wie« und »Ob«. Die Einhaltung ist verpflichtend und weder vom Krankenhaus, Pflegeheim, ambulanten Pflegedienst noch von den Ärzten, Pflegekräften oder der Verwaltung zu hinterfragen. Dass sie jedoch nicht in allen Einrichtungen und Abteilungen oberste Priorität besitzt, zeigen »Ausflüge« in die Transfusionsmedizin, die Medizintechnik, Hygiene und Arbeitssicherheit. Auch hier gibt es klare gesetzliche Regelungen und Anforderungen, die jedoch mehr oder minder eingehalten werden. Es finden sich häufig, insbesondere im Gespräch mit Mitarbeitern und bei Einsichtnahme in die notwendige Dokumentation, überraschende Mängel und Abweichungen von den geforderten Standards und Vorgehensweisen. An diesem Beispiel wird deutlich, dass eine rein extrinsische Motivation, die durch gesetzliche Anforderungen getriggert ist, wenig nachhaltig wirkt. Die Erfüllung dieser Anforderungen endet dann in einer freudlosen, reinen Pflichterfüllung.

In welchem Maße über diese Minimalanforderungen hinaus Maßnahmen zu planen sind, steht in enger Abhängigkeit von Strukturen, Prozessen, Bewohner-/Patientenklientel und Angebotspalette des jeweiligen Unternehmens und der Unternehmenskultur. Zu unterscheiden sind dabei neben den kurz-, mittel- und langfristigen Zielen auch die Art und Weise der notwendigen Maßnahmen. So existieren auf der einen Seite immer Bereiche, für die nahezu kostenneutral oder mit geringem Aufwand Verbesserungen erreicht werden können (z. B. die Umstellung auf verbesserte Dokumentations- und Aufklärungsformulare, das Dokumentieren routinemäßig durchgeführter Besprechungen oder Kontrollen), auf der anderen Seite gibt es jedoch auch Fragestellungen, welche nur mit einem erheblichen Aufwand von Kosten und Zeit beantwortet werden können (z. B. die Änderung von komplexen Prozessabläufen, die Schulung und Weiterbildung von Mitarbeitern). Jeder Einrichtung muss bewusst sein: »Alles kann nicht sofort in Angriff genommen und realisiert werden, und für alle Probleme lassen sich auch nicht ad hoc fertige Lösungen, quasi ›Patentrezepte‹ anbieten« (Ulsenheimer 2004, S. 350). Hier ist eine Prioritätenliste und ggf. eine Stufen- oder Projektplanung notwendig. Risikomanagement kann hierbei die Unternehmensleitung im Rahmen der Entscheidungsfindung bei der Priorisierung von Maßnahmen unterstützen.

Wie bereits beschrieben, sollte der Analyse von Risiken eine Einschätzung des zu erwartenden Aufwands und Nutzens für die Beseitigung/Bearbeitung folgen. Je mehr »harte« Daten hierfür vorhanden sind, umso leichter fällt die Gegenüberstellung mit dem zu tätigenden Aufwand. Während jedoch für die Personalkosten noch recht einfach Daten zu ermitteln sind, wird es bei der Kosteneinschätzung eines möglichen Imageschadens bzw. Imagegewinns für das Haus relativ schwer. Wie viel bringt die Verbesserung der Patientensicherheit? Kommen mehr Patienten? Mehr Selbstzahler? Privatversicherte? Können wir Schäden an Patienten verhindern, welche uns ggf. auch über die Medien in hohe Bedrängnis bringen?

Häufig liegt eine erste Antwort in den bereits vorhandenen Schadensdaten, wie Anzahl der Dekubiti und Stürze, Anzahl der Regressansprüche, Anzahl der Kosten für verlorenes/beschädigtes Patienteneigentum, Anzahl der Revisionseingriffe nach operativen Verfahren. Darüber hinaus bietet sich bei der Abschätzung möglicher Imageschäden der Blick über den Tellerrand an. So sollten in den Medien thematisierte Problemstellungen anderer Einrichtungen intern genutzt werden um zu hinterfragen, ob diese Problematik auch in der eigenen Einrichtung denkbar ist.

Was und wie viel eine Einrichtung tun muss, um identifizierte Risiken zu bearbeiten, hängt davon ab, wie signifikant dieses Risiko für die Einrichtung ist. So bringt es sicherlich nicht viel, wenn jeder denkbare Katastrophenfall in aufwändigen Schulungen und Trainings mündet, auch wenn die Wahrscheinlichkeit für ein Eintreten nahezu ausgeschlossen werden kann (z. B. Ebolafall im Kreiskrankenhaus). Sehr wohl jedoch können Szenarien sinnvoll sein, welche nach Geographie oder Lage der Einrichtung bereits in der Vergangenheit (fast) eingetreten wären (bspw. Überschwemmung oder Überlastung des Stromnetzes). Darüber hinaus dürfen Verbesserungen in den einen Bereichen (bspw. Modernisierung von OP-Sälen) nicht zu einer Verschlechterung in anderen Bereichen (erschwerte Zugänglichkeit, Hygienerisiken beim Umbau) führen. Hier ist bei der Planung auch immer auch auf die möglichen Wechselwirkungen einzugehen.

Prinzipiell kann gesagt werden, dass Risiken, welche mit einem hohen Schadenspotenzial für den Patienten verbunden sind, immer sorgfältig analysiert werden sollten. In diesem Zusammenhang ist noch einmal anzumerken, dass Prozesse und Tätigkeiten, welche aufgrund der gesetzgeberischen Vorgaben eigentlich keine Toleranz dulden (bspw. in der Transfusions- oder Transplantationsmedizin, im Umgang mit implantierbaren Medizinprodukten oder im Umgang mit meldepflichtigen Erkrankungen) durch die Einrichtungen immer kritischer zu werten sind als andere, da die Nichteinhaltung von gesetzlichen Anforderungen immer ein Haftungsrisiko beinhaltet. So kann die Gewährleistung einer lückenlosen Dokumentation oder der Geräteeinweisungen im Transfusionswesen schnell zu einem sehr hohen Kostenfaktor im Falle einer neuen EDV-Lösung mit entsprechender Schulung und Kontrolle werden, wenn das Haus diesen Prozess bislang mittels Papierdokumentation geregelt hatte.

9.2 Ausblick

Das Gesundheitswesen ist ein komplexer Raum mit vielschichtigen Leistungsprozessen, multiplen Leistungserbringern, diffizilen Behandlungsverläufen, mündigen Leistungsempfängern und zunehmend anspruchsvolle-

Risikomanagement: im Interesse jedes Beschäftigten

ren Rahmenbedingungen. Die wachsende Spezialisierung von Fachbereichen erfordert eine abgestimmte, lückenlose Zusammenarbeit und Informationsweitergabe aller Berufsgruppen sowie eine geplante, zielsichere und zeitnahe Ausführung von Maßnahmen über Einrichtungsgrenzen hinweg. Jedes System bestimmt durch seine Struktur das Ergebnis seiner Prozesse. Die Ergebnisqualität ist somit nicht nur abhängig von der Qualität dieser Prozesse, sondern auch von den vorherrschenden Rahmenbedingungen.

Wie wir in den vorangegangenen Kapiteln dargelegt haben, gibt es viele gute Gründe, die für die Einführung eines Risikomanagementsystems in Einrichtungen des Gesundheitswesens sprechen. Das Interesse an diesem Thema steigt, ebenso der Druck von Gesetzgeber und Öffentlichkeit. Die Forderung nach mehr Sicherheit in der Behandlung wächst mit jedem Schadensfall, mit jedem auffälligen Qualitätsindikator und jedem Skandal, über den in den Medien berichtet wird.

Ein funktionierendes Risikomanagement liegt nicht nur im Interesse des Patienten und seiner Angehörigen, sondern im ureigenen Interesse eines jeden Beschäftigten. Den Mitarbeitern der Pflege als der größten Berufsgruppe dieser Einrichtungen kommt hierbei eine besondere Rolle zu.

Die EDV stellt uns hilfreiche Instrumente zur Risikoanalyse und zum Incident Reporting zur Verfügung. Mit der Anschaffung eines entsprechenden Computerprogramms allein bekommt man jedoch noch kein wirkungsvolles Risikomanagementsystem. Hier bedarf es eines grundlegenden Lernprozesses in der Organisation und eines Wandels in der Kultur. Der Grundgedanke muss lauten: Menschen sind fehlbar, Menschen irren. Ziel muss es sein, aus den Fehlern zu lernen und die Einrichtung und ihre Abläufe so zu gestalten, dass sich diese Fehler nicht wiederholen. Wir können die menschliche Natur nicht ändern. Was wir aber verändern können, ist die Art und Weise, wie und die Bedingungen, unter denen wir arbeiten. In einer sicheren Organisation sorgen Fehlervermeidungsstrategien dafür, dass das Fehlermachen so schwer wie möglich wird. Hierzu kann Risikomanagement einen wertvollen Beitrag leisten.

> Zu wissen, wie man etwas macht, ist nicht schwer. Schwer ist nur, es zu machen. (Chinesische Weisheit)

Glossar

Fehler In der Medizin werden unter Fehler im Allgemeinen Vorgehensweisen verstanden, die nicht korrekt durchgeführt werden oder die der gegebenen Situation nicht adäquat sind (Sachverständigenrat für die Konzertierte Aktion 2003, S. 55).

Fehlerklassifikation (Kohn et al. 1999, S. 36)

- *Diagnostische Fehler*
  - Fehler oder Verzögerung in der Diagnosestellung
  - Fehler bei der Durchführung des geeigneten, indizierten Untersuchungsverfahrens
  - Anwendung eines veralteten Untersuchungsverfahrens oder einer veralteten Therapie
  - fehlende Konsequenz aus einem Untersuchungs- oder Testergebnis
- *Behandlungsfehler*
  - Fehler bei der Durchführung einer Operation, Prozedur oder eines Tests
  - Fehler bei der Durchführung der Behandlung
  - Fehler bei der Medikamentendosierung oder Medikamentenauswahl
  - Vermeidbare Verzögerung in der Behandlung oder in der Reaktion auf ein pathologisches Untersuchungsergebnis
  - ungeeignete (nicht indizierte) Behandlung
- *Fehler bei der Prävention*
  - fehlende oder fehlerhafte vorbeugende Behandlung
  - unzureichende Nachbeobachtung einer Behandlung
- *Sonstige Fehler*
  - Fehler bei der Kommunikation
  - Medizintechnische Fehler
  - andere systembedingte Fehler

Fehlerkultur Gewandelter Umgang mit Fehlern von einer oberflächlichen, reaktiven Kultur der Schuldzuweisung (Culture of Blame) hin zu einer systemanalytischen, proaktiven Sicherheitskultur (Safety Culture) mit vorurteilsfreiem Umgang mit Fehlern (ÄZQ, Glossar Patientensicherheit, März 2005, S. 5).

Behandlungsfehler Ein Behandlungsfehler ist ein diagnostischer oder therapeutischer Eingriff, der medizinisch nicht indiziert war oder bei dem die nach den Erkenntnissen der medizinischen Wissenschaft und der ärztlichen Praxis unter den jeweiligen Umständen erforderliche Sorgfalt objektiv außer Acht gelassen wurde, sowie das Unterlassen eines nach diesem Maßstab medizinisch gebotenen Eingriffs (Laum 2000, S. 40).

Risiko Auswirkung von Unsicherheit auf Ziele, Tätigkeiten und Anforderungen. Ein Risiko wird bewertet hinsichtlich der Wahrscheinlichkeit oder Häufigkeit seines Eintretens und der daraus resultierenden Auswirkung. Die Wahrscheinlichkeit wird geschätzt oder ermittelt. Auswirkungen können positiv oder negativ sein. Ein Risiko kann die Folge eines Ereignisses oder eine Entwicklung sein (ONR 49000 2014, 2.1.11).

Risikokultur Das Denken, Handeln und Verhalten einer Organisation und ihrer Führungskräfte und Mitarbeiter nach den Regeln und Grundsätzen des Risikomanagements (ONR 49000:2014, 2.2.24, S.13).

Risikomanagement Prozesse und Verhaltensweisen, die darauf ausgerichtet sind, eine Organisation bezüglich Risiken zu steuern (ONR 49000:2014).

Klinisches Risikomanagement Klinisches Risikomanagement in Krankenhäusern und Rehabilitationskliniken umfasst die Gesamtheit der Strategien, Strukturen, Prozesse, Methoden, Instrumente und Aktivitäten in Prävention, Diagnostik, Therapie und Pflege, die die Mitarbeitenden aller Ebenen, Funktionen und Berufsgruppen unterstützen, Risiken bei der Patientenversorgung zu erkennen, zu analysieren, zu beurteilen und zu bewältigen, um damit die Sicherheit der Patienten, der an deren Versorgung Beteiligten und der Organisation zu erhöhen (Aktionsbündnis Patientensicherheit 2016, S. 3).

Patientensicherheit Die Reduktion des Risikos vermeidbarer Schäden im Rahmen von Gesundheitsleistungen auf ein akzeptables Minimum (WHO 2011, S. 80). Freiheit von Verletzungen/Schaden durch Unfälle (Kohn et al. 1999, S. 18).[40]

Sicherheitskultur Im Kontext des klinischen Risikomanagements von Krankenhäusern und Rehabilitationskliniken beschreibt die Sicherheitskultur die Art und Weise, wie Sicherheit im Rahmen der Patientenversorgung organisiert wird, und spiegelt damit die Einstellungen, Überzeugungen, Wahrnehmungen, Werte und Verhaltensweisen der Führungskräfte und Mitarbeitenden in Bezug auf die Sicherheit von Patienten, Mitarbeitenden und der Organisation wider. Sicherheitskultur ist entwickelbar und unterliegt einem ständigen Lernprozess. (APS 2016, S. 3)

---

40 Freie Übersetzung der Autorin

Unerwünschtes Ereignis (Adverse Event) »Infolge einer medizinischen Behandlung entstandene und nicht durch den Zustand des Patienten verursachte Verletzung« (Kohn et al. 1999, S. 28).[41]

Vermeidbares unerwünschtes Ereignis (Preventable Adverse Event) Ein auf einen Fehler zurückgehendes unerwünschtes Ereignis (Kohn et al. 1999, S. 28; zurückgehend auf Brennan et al. 1991).[42]

Beinahe-Schaden (Near Miss) Als Beinahe-Schaden bezeichnet man ein Ereignis, das sich zu einem unerwünschten Ereignis oder Schaden hätte entwickeln können und sich von solchen nur durch die ausbleibenden Folgen unterscheidet (Barach, Small 2000).

Unternehmenskultur Das Muster grundlegender Überzeugungen, die eine Gruppe erfunden, entdeckt oder entwickelt hat, um mit den Problemen externer Anpassung und interner Integration fertig zu werden. Diese haben sich bewährt und werden als valide erachtet und neuen Mitgliedern als die korrekte Art und Weise, wie die genannten Probleme wahrgenommen, über diese gedacht und gefühlt werden sollte, vermittelt (Schein 1984, S. 29 f).[43]

Risikomatrix Grafische Darstellung, in der Risiken nach einer Skala für die Auswirkungen und für die Wahrscheinlichkeit eingeordnet werden (ONR 49000:2014).

Bottom-up Ein Führungsstil, der durch Einbindung der Mitarbeiter Arbeitnehmerbeteiligung auf allen Ebenen des Entscheidungsfindungsprozesses und der Problemlösung fördert (Onpulson Wirtschaftslexikon Online).

Bottom-up-Ansatz Vorgehensweise bei der Risikobeurteilung, bei der die design- und prozessspezifischen Einzelteile einer Organisation oder eines Systems Gegenstand der Risikoidentifikation und der Risikoanalyse sind (ONR 49000:2014).

Top-Down Eine organisatorische Methode, bei der hierarchisch übergeordnete Personen das Handeln einer Gruppe wesentlich bestimmen oder beeinflussen.[44]

Top-Down-Ansatz Vorgehensweise bei der Risikobeurteilung, bei der die Gesamtheit der Organisation oder des Systems Gegenstand der Risikoidentifikation und -analyse ist (ONR 49000:2014).

---

41 Freie Übersetzung der Autorin
42 Freie Übersetzung der Autorin
43 Freie Übersetzung durch die Autorin.
44 Duden Online, abgerufen am 12.05.2017

Literaturverzeichnis

Adams, H.W.: Organisationsverschulden im Krankenhaus. In Hindringer, B./ Rothballer, W./Thomann, H. J. (Hrsg.): Qualitätsmanagement im Gesundheits- wesen. Köln: TÜV Verlag 2002.

Aiken L. H. Prof./Sermeus. W. Prof./Van den Heede, K./Sloane, D. M. Prof./Busse, R. Prof./McKee, M. Prof./Bruyneel, L./Rafferty, A. M. Prof./Griffiths, P. Prof./ Moreno-Casbas, M. T./Tishelman, C. Prof./Scott, A. Prof./Brzostek, T. Prof./ Kinnunen, J. Prof./Schwendimann, R./Heinen, M./Zikos, D./Strømseng Sjetne, I./ Smith, H. L. Prof./Kutney-Lee, A.: Patient safety, satisfaction, and quality of hospital care: cross sectional surveys of nurses and patients in 12 countries in Europe and the United States. British medical journal (the BMJ), 2012. DOI: https://doi.org/10.1136/bmj.e1717. S. 1-14.

Aiken, L. H. Prof./Sloane, D. M./Bruyneel, L./Van den Heede, K./Griffiths, P. Prof./ Busse, R. Prof./Diomidous, M./Kinnunen, J. Prof./Kózka, M. Prof./Lesaffre, E. Prof./McHugh, M. D./Moreno-Casbas, M. T./Rafferty, A. M./Schwendimann, R./Scott, A. Prof./Tishelman, C. Prof./Van Achterberg, T./Sermeus, W.: Nurse staffing and education and hospital mortality in nine European countries: a retrospective observational study. The Lancet, Volume 383, No. 9931, S. 1824– 1830, Mai 2014. DOI: http://dx.doi.org/10.1016/S0140-6736(13)62631-8

Aktionsbündnis Patientensicherheit: Handlungsempfehlungen zur Vermeidung von Eingriffsverwechslungen in der Chirurgie. Witten-Herdecke. Januar 2006. Im Internet abgerufen unter http://www.aps-ev.de/wp-content/uploads/2016/08/¬ 07-07-25-EV_Handlungsempfehlungen_0.pdf (zuletzt am 30.7.2017).

Aktionsbündnis Patientensicherheit: Empfehlungen zur Vermeidung von Eingriffs- verwechslungen – Praxistipps zur Umsetzung. Witten-Herdecke. Juli 2007. Im Internet abgerufen unter http://www.aps-ev.de/wp-content/uploads/2016/08/¬ 07-09-18_EV_Brosch__re_mit_Umschlag.pdf(zuletzt am 30.7.2017).

Aktionsbündnis Patientensicherheit: Einrichtung und erfolgreicher Betrieb eines Berichts- und Lernsystems (CIRS). Handlungsempfehlung für stationäre Einrich- tungen im Gesundheitswesen. September 2016. Im Internet abgerufen unter http://www.aps-ev.de/wp-content/uploads/2016/10/160913_CIRS-Broschuere_¬ WEB.pdf(zuletzt am 30.7.2017).

Aktionsbündnis Patientensicherheit: Reden ist Gold – Kommunikation nach einem Zwischenfall. Bonn, 1. Auflage, April 2011.

Aktionsbündnis Patientensicherheit: Handlungsempfehlung Anforderungen an klini- sche Risikomanagementsysteme im Krankenhaus. Berlin, 2016. Im Internet abgerufen unter http://www.aps-ev.de/wp-content/uploads/2016/08/HE_Risi¬ komanagement-1.pdf(zuletzt am 30.7.2017).

Ärztliches Zentrum für Qualität in der Medizin (Hrsg.): Glossar Patientensicherheit, Definitionen und Begriffsbestimmungen. Berlin, März 2005. Verfügbar unter: http://www.aezq.de/mdb/edocs/pdf/patientensicherheit/glossar-patientensicher¬ heit.pdf (zuletzt am 14.8.2017).

Asklepios Studie: Patientensicherheit – Auf was es Patienten ankommt. 2015 (Befragung von 1000 Bundesbürgern ab 18 Jahren) im Internet abgerufen am 03.05.2017 unter: https://www.asklepios.com/presse/presse-mitteilungen/kon¬ zernmeldungen/studie-patientensicherheit-worauf-es-patienten-ankommt~ref=¬ eb4b30af-4bd6-4365-9b67-31baebfb4962~.

210

AQUA – Institut für angewandte Qualitätsförderung und Forschung im Gesundheitswesen GmbH; Weiterentwicklung der Risikoadjustierung für den Leistungsbereich Pflege: Dekubitusprophylaxe – Abschlussbericht; Göttingen, 29. Januar 2016.

AQUA- Institut für angewandte Qualitätsförderung und Forschung im Gesundheitswesen GmbH: DEK – Pflege: Dekubitusprophylaxe Qualitätsindikatoren. Bundesauswertung zum Erfassungsjahr 2014. Göttingen 2015.

Bachinger, G.: Erwartungen von Patienten. (S. 445-450) In: Gausmann, P., Henninger, M., Koppenberg, J. (Hrsg.): Patientensicherheitsmanagement. Verlag De Gruyter. Berlin/Boston 2015.

Bachstein, E.: Die Delegation von ärztlichen Aufgaben. In: Pflege Aktuell 10/2005 (a), S. 544–547.

Balzer, K./Meyer, G./Köpke, S./Mertens, E.: Standardisierte Einschätzung des Dekubitusrisikos – ein Positionspapier: Nutzen muss belegt sein. In: Pflegezeitschrift, Ausgabe 61, 8/2008, S. 438–443.

Barach P., Small SD, 2000: Reporting and Preventing medical mishaps:lessons from non-medical near miss reporting systems. BMJ, 320:759-763.

Bartens, W.: Medizinische Missverständnisse – Gefährliches Ärzte-Latein. In: Süddeutsche.de – Wissen. Veröffentlicht am 17.05.2010. http://www.sueddeutsche.de/wissen/medizinische-missverstaendnisse-gefaehrliches-aerzte-latein-1.186411 (abgerufen am 10.12.2016).

Bathelt, J.: Kritik ist eine Form von Unternehmensberatung. Benennung einer Patientenbeauftragten gilt als Fortschritt. In: Deutsches Ärzteblatt, Jg. 101, 4/2004, S. 154.

Bayer-Rehfeld, A.: Risk Management wird zum Muss… aber die Krankenhäuser führen es nur schleppend ein. In: Krankenhaus Umschau 6/2003, S. 472–473.

Bayer-Rehfeld, A.: Versicherungsprämien im Steilflug. Risk Management ist Fehlerprävention – damit Kliniken versicherbar bleiben. In: Krankenhaus Umschau 6/2003, S. 474–477.

Becker, C./Lindemann, U./Rissmann, U.: Sturzprophylaxe, Sturzgefährdung und Sturzverhütung in Heimen. Hannover: Vincentz 2003.

Beikirch, E. (Projektsteuerung); Breloer-Simon, G. und Rink, F. (Projektkoordination); im Auftrag des BMG: Projekt: Praktische Anwendung des Strukturmodells-Effizienzsteigerung der Pflegedokumentation in der ambulanten und stationären Langzeitpflege. Abschlussbericht; Berlin/Witten, 2014. https://www.patientenbeauftragter.de/images/pdf/Abschlussbericht_2014.pdf (abgerufen am 27.07.2017).

Bergmann, J.: Das letzte Glied in der Kette. In: brand eins »Felher«. Ausgabe 08/2007. S. 100–106.

Bernsmann, K./Neumann, M./Schleberger, R./Sedlaczek, A.: Riskmanagement in der Krankenhauspraxis. Stuttgart: Kohlhammer 2002.

Bild Online: Horror im Altenheim. Veröffentlicht am 26.11.2016. http://www.bild.de/bild-plus/news/inland/altenheim/altenheim-tote-senioren-heimleiterin-verhaftet-48928648,view=conversionToLogin.bild.html (abgerufen am 27.07.2017).

Bild Online: Pflege-Skandal – Behörde macht Pflegeheim dicht. Veröffentlicht am 28.07.2016. http://www.bild.de/regional/hamburg/altenheim/von-behoerde-dicht-gemacht-47039820.bild.html (abgerufen am 27.07.2017).

Bildwoche: Altenheim-Skandal. Jeder 2. Senior ist mangelernährt. Berlin: Springer, 12/2006, S. 14.

Binkowski, R.: Pflegenotstand in Altenheimen – Auch Problemheime erhalten Bestnoten. In: Stuttgarter-Zeitung.de. Veröffentlicht am 28.10.2016. http://www.stuttgarter-nachrichten.de/inhalt.pflegenotstand-in-altenheimen-welche-mittel-hat-die-heimaufsicht.45160977-aae7-414b-ba41-3cad7db65ddf.html (abgerufen am 27.07.2017).

Blanck-Köster, K.: Risikoskalen – wichtig oder überschätzt? In: Die Schwester Der Pfleger. 08/2015 (Onlineausgabe). Abgerufen über BibliomedPflege. https://www.bibliomed-pflege.de/zeitschriften/die-schwester-der-pfleger/heftarchiv/ausgabe/arti

kel/sp-8-2015-die-neuen-pflegenden-pflege-dual-absolventen-in-der-praxis/25114-¬
risikoskalen-wichtig-oder-ueberschaetzt/ (abgerufen am: 27.07.2017).

Bölike, Klaus; Expertenstandards im neuen Pflegeversicherungsrecht. In: Die
Schwester Der Pfleger; 3/2009; Online über Station24 – Praxis Wissen Pflege.

Breitscheidel, M.: Abgezockt und totgepflegt – Alltag in deutschen Pflegeheimen.
Berlin: Econ 2005.

Brennan, T.A./Leape, L.L./Laird, N.M./Hebert, L.; Localio, A.R./Lawthers, A.G./
Newhouse, J.P./Weiler, P.C./Hiatt, H.H.: Incidence of adverse events and negli-
gence in hospitalized patients. Results of the Harvard Medical Practice Study I. In:
NEJM 324/1991, S. 370–376. DOI: 10.1056/NEJM199102073240604

Brüggemann, J. et al.: Qualität in der ambulanten und stationären Pflege, 1. Bericht
des Medizinischen Dienstes der Spitzenverbände der Krankenkassen (MDS) nach
§ 118 Abs. 4 SGB XI. Essen, November 2004.

Brüggemann, J.: Grundsatzstellungnahme Dekubitus; Medizinisch-pflegerische
Grundlagen, Prophylaxe und Therapie, Bearbeitung von Behandlungs-/Pflege-
fehlervorwürfen; Medizinischer Dienst der Spitzenverbände der Krankenkassen e.
V. (MDS), Projektgruppe 32. Essen, Juni 2001.

Brühwiler, B.: Risk Management als Führungsaufgabe. Methoden und Prozesse der
Risikobewältigung für Unternehmen, Organisationen, Produkte und Projekte.
Bern u. a.: Haupt 2003.

Buck, N./Devlin, H./Lunn, J.: Report on the confidential enquiry into perioperative
deaths. London: Kings Fund, 1987.

Bundesanzeiger des Deutschen Bundestages: Qualitätsmanagement-Richtlinie (QM-
RL) vom 17.12.2015, BAnz AT 15.11.2016 B2, unter https://www.g-ba.¬
de/informationen/richtlinien/87/ (eingesehen am 7.5.2017).

Bundesärztekammer und Kassenärztliche Bundesvereinigung: Persönliche Leistungserbringung – Möglichkeiten und Grenzen der Delegation ärztlicher Leistungen.
Stand: 29.08.2008. http://www.bundesaerztekammer.de/richtlinien/empfehlun¬
genstellungnahmen/delegation/ (abgerufen am: 27.07.2017).

Bundesärztekammer: Stellungnahme der BÄK gemäß § 91 Abs. 5 SGB V und § 63
Abs. 3c Satz 4 SGB V zur Richtlinie des GBA über die Festlegung ärztlicher
Tätigkeiten zur Übertragung auf Berufsangehörige der Alten- und Krankenpflege
zur selbstständigen Ausübung von Heilkunde … vom 16.05.2011 (http://www.¬
bundesaerztekammer.de/politik/stellungnahmen-zu-g-ba/chronologie/2011/fest¬
legung-aerztlicher-taetigkeiten-zur-uebertragung-auf-berufsangehoerige-der-¬
alten-und-krankenpflege-zur-selbststaendigen-ausuebung/).

Bundesärztekammer: Resolution zur Delegation. Unterzeichnet durch die ärztlichen
Spitzenverbände am: 23.02.2012 www.bundesaerztekammer.de/…/24022012_-¬
_Resolution_Verbaendegespraech.pdf (abgerufen am: 27.07.2017).

Bundesärztekammer: Vereinbarung über die Erbringung ärztlich angeordneter
Hilfeleistungen in der Häuslichkeit der Patienten, in Alten-oder Pflegeheimen
oder in anderen beschützenden Einrichtungen gem. § 87 Abs. 2b Satz 5 SGB V
oder in hausärztlichen Praxen (Delegations-Vereinbarung). In-Kraft-Treten:
17.03.2009, Berlin, Stand: 1. Januar 2015.

Bundesärztekammer (Hrsg.): Statistische Erhebung der Gutachterkommissionen und
Schlichtungsstellen für das Statistikjahr 2015. Berlin: 2016.

Bundesgerichtshof (BGH). Urteil III ZR 399/04 vom 28.04.2005.[45]

Bundesgerichtshof (BGH). Urteil vom 18.03.1986 - BGH 1986a.

Bundesgerichtshof (BGH). Urteil vom 18.3.1986 - VI ZR 215/84.

Bundesgerichtshof (BGH): Urteil vom 07.02.1956 - VI ZR 302/54.

Bundesgerichtshof (BGH): Urteil vom 07.03.1951 - II ZR 67/50.

Bundesgerichtshof (BGH): Urteil vom 08.03.1960 - VI ZR 45/59.

---

45 Alle BGH Urteile sind auf der Homepage des Bundesgerichtshofes: www.¬
bundesgerichtshof.de in der Datenbank »Entscheidungen« abrufbar.

Bundesgerichtshof (BGH): Urteil vom 18.3.1986 - VI ZR 215/84.

Bundesgerichtshof (BGH): Urteil vom 28.04.2005 - III ZR 399/04.

Bundesgerichtshof für Zivilsachen (BGHZ), 8, 138, 141; BGH AHRS 3060/2.

Bundesgesetzblatt Jahrgang 2013 Teil I Nr. 9: Gesetz zur Verbesserung der Rechte von Patientinnen und Patienten. Ausgegeben zu Bonn am 25. Februar 2013.

Bundesministerium für Familie, Senioren, Frauen und Jugend: Ihre Rechte als Heimbewohnerinnen und Heimbewohner. Publikationsversand der Bundesregierung. Berlin, 2008, www.bmfsfj.de.

Bundesministerium für Gesundheit und Soziale Sicherung, Bundesministerium der Justiz: Patientenrechte in Deutschland. Leitfaden für Patienten und Ärzte. Februar 2003.

Bundesrat (Gesetzesbeschluss des Deutschen Bundestags): Gesetz zur Qualitätssicherung und zur Stärkung des Verbraucherschutzes in der Pflege (Pflege-Qualitätssicherungsgesetz – PQsG); Drucksache 456/01, Berlin, 22.06.2001.

Burlison, J. D./Scott, S. D./Browne, E. K./Thompson, S. G./Hoffman, J. M.: The second victim experience and support tool (SVEST): Validation of an organizational resource for assessing second victim effects and the quality of support resources. J Patient Saf. 2017 Jun;13(2):93-102. doi: 10.1097/PTS.0000000000000129.

Büscher, A. (wiss. Ltg.)/Blumenberg, P./Krebs, M./Moers, M./Möller, A./Schiemann, D./Stehling, H.: Deutsches Netzwerk für Qualitätsentwicklung in der Pflege (DNQP) (Hrsg.): Expertenstandard Sturzprophylaxe in der Pflege. 1. Aktualisierung, Osnabrück 2013.

Büscher, A. (wiss. Ltg.)/Blumenberg, P./Krebs, M./Möller, A./Moers, M./Schiemann, D./Stehling, H.: Deutsches Netzwerk für Qualitätsentwicklung in der Pflege (DNQP) (Hrsg.): Konsultationsfassung zum Expertenstandard Dekubitusprophylaxe in der Pflege. 2. Aktualisierung. Hochschule Osnabrück 2017.

Carroll, J.S./Edmondson, A.C.: Leading organisational learning in health care. In: Quality and Safety in health Care 11/2002, S. 51–56.

Chenitz, W.C./Kussmann, H. C./Stone, J. T.: Preventing Falls. In: Clinical Gerontological Nursing: A Guide to Advanced Practice, Saunders Company, 15/1999, S. 309–328.

Clements, R.V.: Essentials of clinical risk management. London: BMJ 1995, S. 335-349. PMCID: PMC1055301

Comelli, G./Rosenstiel, L v.: Führung durch Motivation. München: Franz Vahlen 1995.

Cwikel, J., Fried, A.V.: The social epidemiology of falls among community-dwelling elderly. Guidelines for prevention. In: Disability and Rehabilitation 14/1992 (3), S. 113–121. http://dx.doi.org/10.3109/09638289209165846

Lahmann N. A./Dassen T./Tannen A./Kottner J./Schmitz G./Kuntz S./Raeder K.: Pflegeprobleme in Deutschland – Ergebnisse von 14 Jahren Forschung in Pflegeheimen und Kliniken 2001–2014. Institut für Gesundheits- und Pflegewissenschaft der Charité – Universitätsmedizin Berlin, 2014.

Deutscher Berufsverband für Pflegeberufe (DBFK): Position des DBfK zur Neuordnung von Aufgaben im Krankenhaus. Berlin, März 2010.

Deutscher Bundestag (2008): Gesetz zur strukturellen Weiterentwicklung der Pflegeversicherung (PflegeWeiterentwicklungsgesetz) vom 28.05.2008. BGBl Teil I Nr. 20 v. 30.05.08: 874–906.

Deutscher Corporate Governance Kodex in der Fassung vom 7. Februar 2017 mit Beschlüssen aus der Plenarsitzung vom 7. Februar 2017, S.6. Aus dem Internet abgerufen unter http://www.dcgk.de//files/dcgk/usercontent/de/download/ko¬dex/170424_Kodex.pdf (zuletzt am 30.7.2017).

Deutsches Institut für Medizinische Dokumentation und Information – DIMDI: OPS Version 2017. Band 1, Systematisches Verzeichnis. Lich 2016.

Deutsches Netzwerk für Qualitätsentwicklung in der Pflege (DNQP) (Hrsg.): Expertenstandard Sturzprophylaxe in der Pflege. 1. Aktualisierung. Osnabrück 2013.

Deutsches Netzwerk für Qualitätsentwicklung in der Pflege (DNQP) (Hrsg.): Literaturstudie zum Expertenstandard Dekubitusprophylaxe in der Pflege. 2. Aktualisierung. Osnabrück 2017.

Deutsches Netzwerk für Qualitätsentwicklung in der Pflege (DNQP): Methodisches Vorgehen zur Entwicklung und Einführung von Expertenstandards in der Pflege. Osnabrück 2007.

DIN EN ISO 9001:2015: Qualitätsmanagementsysteme – Anforderungen. Deutsches Institut für Normung e.V., Berlin: Beuth, 2015.

DNQP – Deutsches Netzwerk für Qualitätsentwicklung in der Pflege; Methodisches Vorgehen zur Entwicklung und Einführung von Expertenstandards in der Pflege. Osnabrück; 2007.

Doose, H. (Mitglied des TK-Vorstandes) in einer Pressemitteilung der Techniker Krankenkasse vom 04.09.2002 »Jeder Fünfte vermutet einen Behandlungsfehler – Informations- und Aufklärungsbedarf ist groß« (im Internet zu finden unter: http://www.versicherungsnetz.de/News/Meldung.asp?Meldung=1121 zuletzt eingesehen am 01.11.2006).

Eberlein-Gonska, M./Petzold, T./Helaß, G./Albrecht, M./Schmitt, J. The incidence and determinants of decubitus ulcers in hospital care an analysis of routine quality management data at university hospital. Deutsches Ärzteblatt Int Ausgabe 110, S. 550–556, 2013.

Eriksson, S./Gustafson, Y./Lundin-Olsson, L.: Risk factors for falls in people with and without a diagnose of dementia living in residential care facilities: A prospective study. In: Archives of Gerontology and Geriatrics, Ausgabe 46, 2008, Seiten 293 – 306. DOI: 10.1016/j.archger.2007.05.002

European Pressure Ulcer Advisory Panel and National Pressure Ulcer Advisory Panel (EPUAP und NPUAP): Prevention and Treatment of pressure ulcers - quick reference guide. Washington DC: National Pressure Ulcer Advisory Panel 2009.

Financial Stability Board: Guidance on Supervisory Interaction with Financial Institutions on Risk Culture. A Framework for Assessing Risk Culture. April 2014.

Fink, A.: Szenario-Management-Möglichkeiten und Tipps zur Umsetzung für Leistungsanbieter im Gesundheitsweisen. In: Hellmann (Hrsg.) Strategie Risikomanagement. Stuttgart: Kohlhammer 2006.

Führing, M./Gausmann, P.: Klinisches Risikomanagement im DRG-Kontext. Integration von Risiko-Kontrollpunkten in klinische Pfade. Stuttgart: Kohlhammer 2004.

Fussek, C., Loerzer S.: Alt und abgeschoben – der Pflegenotstand und die Würde des Menschen. Freiburg: Herder 2005.

Gabler Wirtschaftslexikon online: Definition »Delegation«. Springer Fachmedien Wiesbaden GmbH, abgerufen am 15.01.2017.

Gallagher, T.H./Waterman, A.D./Ebers, A.G./Fraser, V.J./Levinson, W.: Patients' and Physicians' Attitudes Regarding the Disclosure of Medical Errors. In: JAMA 289/ 2003, S. 1001–1007.

Garms-Homolová, V./Roth, G.: Vorkommen, Ursachen und Vermeidung von Pflegemängeln: Forschungsbericht im Auftrag der Enquetekommission »Situation und Zukunft der Pflege in Nordrhein-Westfalen« des Landtags von Nordrhein-Westfalen. Berlin und Göttingen 2004. https://www.landtag.nrw.de/portal/¬ WWW/GB_I/I.1/.../Pflegemaengel_NRW.pdf (abgerufen am 27.07.2017).

G-BA: Richtlinie des Gemeinsamen Bundesausschusses über Maßnahmen zur Qualitätssicherung der herzchirurgischen Versorgung bei Kindern und Jugendlichen gemäß § 136 Abs. 1 Satz 1 Nr. 2 SGB V (Richtlinie zur Kinderherzchirurgie, KiHe-RL). in der Fassung vom 18. Februar 2010, veröffentlicht im Bundesanzeiger 2010 (S. 2 133).

Gemeinsamer Bundesausschuss: Richtlinie des Gemeinsamen Bundesausschusses über die Festlegung ärztlicher Tätigkeiten zur Übertragung auf Berufsangehörige der Alten- und Krankenpflege zur selbständigen Ausübung von Heilkunde im Rahmen von Modellvorhaben nach § 63 Abs. 3c SGB V (Richtlinie nach § 63 Abs. 3c SGB V) in der Fassung vom 20. Oktober 2011 veröffentlicht im Bundesanzeiger

Nr. 46 (S. 1 128) vom 21. März 2012 und Nr. 50 (S. 1 228) vom 28. März 2012 in Kraft getreten am 22. März 2012.

Gemeinsamer Bundesausschuss: Richtlinie des Gemeinsamen Bundesausschusses über die grundsätzlichen Anforderungen an ein einrichtungsinternes Qualitätsmanagement für nach §108 SGBV zugelassene Krankenhäuser (QM-Richtlinie Krankenhäuser), vom 23. Januar 2014, in Kraft getreten am 17. April 2014.

Gemeinsamer Bundesausschuss: Richtlinie des Gemeinsamen Bundesausschusses über grundsätzliche Anforderungen an ein einrichtungsinternes Qualitätsmanagement für Vertragsärztinnen und Vertragsärzte, Vertragspsychotherapeuten, medizinische Versorgungszentren, Vertragszahnärztinnen und Vertragszahnärzte sowie zugelassene Krankenhäuser. Qualitätsmanagement- Richtlinie/QM RL vom 17.12.2015, in Kraft getreten 16.11.2016.

Gesellschaft für Qualitätsmanagement in der Gesundheitsversorgung (GQMG): Positionspapier: Audits im Rahmen des klinischen Risikomanagements- klinische Risikoaudits. Stand: März 2017.

Graf, V./Felber, A./Lichtmannegger, R.: Risk Management im Krankenhaus. Risiken begrenzen und Kosten steuern. 1. Auflage. Neuwied: Luchterhand 2003.

Griffiths, P./Ball, J./Drennan, J./James, L./Jones, J./Recio-Saucedo, A./Simon, M.: The association between patient safety outcomes and nurse/healthcare assistant skill mix and staffing levels & factors that may influence staffing requirements. Southampton: GB University of Southampton 2014, S. 1–169. URI: http://¬ eprints.soton.ac.uk/id/eprint/367526

Großkopf, V.: Dekubiti sind immer vermeidbar. In: Pflegezeitschrift 10/2000, S. 679–681.

Großkopf, V.: Haftungsproblem Dekubitus. In: Die Schwester/Der Pfleger 10/2002, S. 868–873.

Grube C./Schaper, N./Graf, B.M.: Man at Risk – Aktuelle Strategien zum Risikomanagement in der Anästhesie. In: Anästhesist 51/2002, S. 239–247.

Gurcke, I.:Risikomanagement aus Sicht der Haftpflichtversicherer. Vortrag anlässlich des 2. Symposions Praxis des Qualitätsmanagements. Universität Frankfurt, 27. März 2004.

Habermann, Prof. Dr. M./Cramer, H.: Pflegefehler, Fehlerkultur und Fehlermanagement in stationären Versorgungseinrichtungen (Projekt - Schlussbericht). Hochschule Bremen. Erstellt 2010. Ergänzt 2012. Online Publikation März 2013.

Hansis, M. L./Hart, D.: Medizinische Behandlungsfehler in Deutschland, Gesundheitsberichterstattung des Bundes. Berlin: Paul Fieck KG 2001, Heft 04.

Hansis, M.L./Hansis, D.E.: Der ärztliche Behandlungsfehler. Verbessern statt streiten. 2. Aufl. Landsberg: Ecomed 2001/1.

Heinrich, B. Prof. Dr.: Straftataufbau und Systementwürfe. Vorlesung Strafrecht am Fachbereich Rechtswissenschaften der HU Berlin, Arbeitsblatt Nr. 05. Berlin, Oktober 2011.

Heinrich, H.W.: Industrial Accident Prevention. 2. Aufl. NY and London: McGraw-Hill Book Company 1941.

Heinricht, S./Rapp, K./Rissmann, U./Becker, C./Konig, H.H.: Service use and costs of incident femoral fractures in nusing home residents in Germany: the Bavarian Fall and Fracture Prevention Project (BF2P2); Journal of American Medical Directors Association, 2011; Ausgabe 12, Seiten 459–466. DOI: 10.1016/j.jamda.2010.11.008

Hellberg, N.; Lonsing, M.: Komposit: Personenschäden verteuern sich dramatisch – GDV-Studie liefert neue Erkenntnisse für die Kalkulation und Reservierung bei Krankenhäusern. Rubrik: Märkte. In: Versicherungswirtschaft. Jahrgang 67. Heft 13. 1.Juli 2012. S. 0962 – 0968.

Hellmann, W/Ehrenbaum, K (Hrsg.): Umfassendes Risikomanagement im Krankenhaus. Berlin: Medizinisch Wissenschaftliche Verlagsgesellschaft 2011.

Henneman, P. et al.: Patient identification errors are common in simulated setting. In: Annals of Emergency Medicine. June 2010. 55(6):503–9. doi: 10.1016/j.annemergmed.2009.11.017

High 5s. High 5s project action on patient safety [cited 2011 January 21]; http://¬www.who.int/patientsafety/implementation/solutions/high5s/en/.

Iedema, R.A.M./Mallock, N. A./Sorensen, R. J./Manias, E./Tuckett, A. G./Williams, A. F./Perrott, B. E./Brownhill, S. H./Piper, D. A./Hor, S./Hegney, D. G./Scheeres, H. B./Jorm, C. M.: The National Open Disclosure Pilot: evaluation of a policy implementation initiative. Medical Journal Australia (MJA). Volume 188 Number 7, April 2008. S. 397–400.

Institute of Safe Medications Practices: ISMP's List of Error-Prone Abbreviations, Symbols, and Dose Designations. ISMP, 2015; https://www.ismp.org/tools/¬errorproneabbreviations.pdf.

International Pharmaceutical Federation/Fédération internationale pharmaceutique: FIP-Erklärung zu Berufsstandards/Medikationsfehler im Zusammenhang mit vorgeschriebenen Arzneimitteln. NCCMERP, 1999.

International Standardization Organization (ISO): The ISO Survey of Management System Standard Certifications 2015. Veröffentlichungsdatum unbekannt. Zu finden im Internet unter: https://www.iso.org/the-iso-survey.html (abgerufen am 27.07.2017).

Joint Commission: »What did the Doctor Say?:« Improving Health Literacy to Protect Patient Safety. Illinois. 2007.

Joint Commission International: Accreditation Standards for Hospitals; 5th Edition, Illinois 2013.

Joint Commission International: Accreditation Standards for Hospitals; 6th Edition; Illinois 2017.

Joint Commission International; Akkreditierungsstandards für Krankenhäuser - German; 5th Edition, Illinois, 2014.

Joint Commission Perspectives®: Joint Commission Center for Transforming Healthcare Releases Targeted Solutions Tool for Hand-Off Communications. August 2012, Volume 32, Issue 8.

Joint Commission: Official »Do not Use« List, Updated 03.05.2009, abgerufen im Internet am 08.05.2017 unter: www.jointcommission.org/assets/1/18/dnu_list.pdf

Kahla-Witzsch, H.A.: Praxiswissen Qualitätsmanagement im Krankenhaus. Stuttgart: Kohlhammer 2005.

Kassenärztliche Bundesvereinigung und GKV-Spitzenverband: Vereinbarung über die Delegation ärztlicher Leistungen an nichtärztliches Personal in der ambulanten vertragsärztlichen Versorgung gemäß § 28 Abs. 1 S. 3 SGB V vom 1. Oktober 2013, Berlin, 1. Januar 2015.

Kelch, W.D.: Risk- und Qualitätsmanagement – im Blickwinkel von Gesetz, Öffentlichkeit und Institutionen. In: Das Krankenhaus 11/2003, S. 926–928.

Klingelhöfer-Noe, J./Dassen, T./Lahmann, N.: Vollstationäre Pflegeeinrichtungen vs. betreutes Wohnen mit ambulanter Versorgung. In: Zeitschrift Gerontologie und Geriatrie 48:263–269, 2015.

Knoll, S.: Qualitätsmanagement im Krankenhaus – KTQ oder ISO 9001? In: QZ-online.de, Rubrik Recht/Normen – Branchenspezifische Anforderungen an QM-Systeme, München: Hanser Verlag (Veröffentlichungsdatum unbekannt).

Koch, F.W.: Mit einfachen Methoden Stürze verhindern. Straucheln, Stolpern, Stürzen. In: Pflegezeitschrift 2/2001, S. 101–105.

Kohn, L. T., Corrigan, J.M., Donaldson, M.S.: To Err is Human. Washington D.C.: National Academy Press 1999.

Kooperation für Transparenz und Qualität im Gesundheitswesen (KTQ): Nach KTQ zertifizierte Einrichtungen. Datenbank auf der Homepage. Zu finden unter: www.ktq.de → »zertifizierte Einrichtungen«.

Krankenhaus-CIRS-Netz Deutschland: Abkürzung HWI: Hinterwandinfarkt oder Harnwegsinfekt. Fall des Monats »Mai 2014«. http://www.kh-cirs.de/faelle/¬mai14.html (abgerufen am: 27.07.2017).

Krause, A.: Haftung und Verantwortung in der ambulanten Pflege. Rechtliche Aspekte in 87 praxisnahen Fällen. Hannover: Schlütersche 1997.

Krepler, R.: Recht im Krankenhausalltag. Wien: Orac Verlag 2002.

KTQ®-Manual für den Krankenhausbereich Version 5.0. Deutsche Krankenhaus-Verlagsgesellschaft, Düsseldorf 2004.

Kunz, C. Dr.: Second Victim – Organisationsentwicklung in der Medizin. NÖ Patienten- und Pflegeanwaltschaft, Letter LAUT GEDACHT, Pölten, 2010.

Kwaan M., et al. Incidence, patterns, and prevention of wrong-site surgery. In: Archives of Surgery (Arch Surg). 2006; 141:353–358. DOI: 10.1001/archsurg.141.4.353

Landgericht (LG) Bonn. Urteil vom 23.12.2011 - 9 O 364/08.

Landgericht (LG) Bonn: Urteil vom 23.12.2011 - 9 O 364/08.

Landgericht (LG) Mainz: Urteil vom 23.06.1994 - 1 U 210/92.

Laum, H.D.: Statut der Gutachterkommission für ärztliche Behandlungsfehler bei der Ärztekammer Nordrhein, Verlag Dr. Otto Schmidt, Köln 2000.

Leape, L.L.: Error in Medicine. In: JAMA 272/1994 (23), S. 1851–1857. DOI: 10.1016/j.cca.2009.03.020

Leape, L.L./Woods, D.D./Hatlie, M.J./Kizer, K.W./Schroeder, S.A./Lundberg, G.D.: Promoting Patient Safety by Preventing Medical Error. Editiorial. In: JAMA 280/1998, S. 1444–1447. DOI:10.1001/jama.280.16.1444

Lechleuthner, A.: Medizinische Fehler, Patientenrechte, Sicherheitsmanagement. 2001.

Leffmann, C. et al.: Dekubitus, Gesundheitsberichterstattung des Bundes. Heft 12. Berlin: Paul Fieck KG 2003.

Leydecker, J./Kutscher, J.: Wenn Gefährdungsanzeigen zur Gefahr werden – Vier Säulen, die Gefährdungsanzeigen in der Pflege entbehrlich machen. In: Herrmann, Kutscher, Weidinger »Arbeitszeit und Organisation im Krankenhaus«, 19. 01.2017. www.arbeitszeitberatung.de/fileadmin/pdf-publikationen/pub141.pdf (abgerufen am: 27.07.2017).

LG Bonn; Urteil vom 23.12.2011 (9 O 364/08): Rechtsdepesche, März/April 2012, 84–86.

Makary, M./Daniel, M.:Medical Error –the third leading cause of death in the US. British Medical Journal (BMJ), 2016.

Manser, T./Forster, S.: Effective handover communication: an overview of research and improvement efforts. Best Practice and Research. In: Clinical Anaesthesiology, 2011, 25, 181-191. DOI: 10.1016/j.bpa.2011.02.006.

Medizinischer Dienst des Spitzenverbandes Bund der Krankenkassen e.V. (MDS) (Hrsg.); Behandlungsfehler-Begutachtung der MDK-Gemeinschaft – Jahresstatistik 2015; Essen, Mai 2016.

Medizinischer Dienst des Spitzenverbandes Bund der Krankenkassen e.V. (2012): Qualität in der ambulanten und stationären Pflege, 3. Bericht. Essen 2014.

Medizinischer Dienst des Spitzenverbandes Bund der Krankenkassen (MDS): 4. Pflege-Qualitätsbericht des MDS nach § 114A Abs. 6 SGB XI – Qualität in der ambulanten und stationären Pflege. Essen, Dezember 2014.

Merten, M.: Patientenrechte – ein ungeliebtes Kind. In: Deutsches Ärzteblatt 11/2003, S. 491–492.

Meurer, A.M./Meilwes, M./Eckardt A./Rompe, J.D./Sauer, A./Heine, J.: Risikoanalyse und Risikomanagement in der Klinik – ein Erfahrungsbericht. In: Gesundh ökon Qual manag 9/2004, S. 102–107.

Morse, J.M.: Preventing Patient Falls – Establishing a Fall Intervention Program. Springer Publishing Company. New York. Second Edition, 2009. lghttp.48653. nexcesscdn.net/.../9780826103895_chapter.pdf (abgerufen am: 27.07.2017).

Mörtlbauer, M.: Übersetzungen in der Medizin - Vom Sprach- zum Kunstfehler. In: Deutsches Ärzteblatt, Jg. 110, Heft 3, 18. Januar 2013, S. 98.

Netzer, N.: Haftungsrecht und Haftpflicht im Krankenhaus. München: Wissenschaftliche Verlagsgesellschaft 1996.

Nolan, T.W.: System changes to improve patient safety. BMJ 320/2000, S. 771– 73. DOI: https://doi.org/10.1136/bmj.320.7237.771

Oberlandesgericht (OLG) Düsseldorf: Urteil vom 17.11.1988 – 8 U 101/87.

Oberlandesgericht (OLG) Düsseldorf: Urteil vom 17.11.1988 – 8 U 101/87.

Oberlandesgericht (OLG) Köln: Urteil vom 04.08.1999 – 5 U 19/99.

Oberlandesgericht (OLG) Oldenburg: Urteil vom 14.10.1999 – 1 U 121/98.

Oberlandesgerichts (OLG) Dresden: Urteil vom 21.07.1999 – 6 U 882/996 U 882/99.

Onpulson Wirtschaftlexikon Online. Kassel: Campus Verlag. http://www.onpulson.¬
de/lexikon/ (abgerufen am 12.05.2017).

Österreichisches Normungsinstitut: ONR 49001:2014: Risikomanagement für Organisationen und Systeme. Elemente des Risikomanagement-Systems. Wien 2014.

Österreichisches Normungsinstitut: ONR 49002-2: Risikomanagement für Organisationen und Systeme. Teil 2: Leitfaden für die Einbettung des Risikomanagements in das Managementsystem. Wien 2014.

Österreichisches Normungsinstitut: ONR 49003: Risikomanagement für Organisationen und Systeme. Anforderungen an die Qualifikation des Risikomanagers.
Wien 2014.

Panfil, E.-M.: Expertenstandard Dekubitusprophylaxe – Hintergründe, Bewertung
und pflegerische Implikationen des Expertenstandards für die Pflege. In: Die
Schwester/Der Pfleger 3/2002, S. 206–210.

Pellfolk, T.J.; Gustafsson, T.; Gustafson, Y.; Karlsson, S.; Risk factors for falls among
residents with dementia living in group dwellings; International Psychogeriatrics,
2009; Ausgabe 21, S. 187 -194. DOI: 10.1017/S1041610208007837

Petry, M. (Geschäftsführer Ecclesia Versicherungsdienst GmbH Detmold): Heilwesen-Haftpflicht, das ungeliebte Risiko? Präsentation im Rahmen des 10. HZV
Symposium – Haftpflicht im Heilwesen. Hamburg, 27.11.2015.

Petry, M., Grabow, J.: Haftpflichtversicherung im Krankenhaus – quo vadis? In: Das
Krankenhaus, 6.2013. S. 601–604.

Pilz, S./Poimann, H./Holtel, M./Wiesmann, A./Weber, H./Pivernetz, K./Rode, S.:
Arbeitshilfe bessere Kommunikation 2 – SBAR als Tool zur fokussierten
Kommunikation. GQMG (Gesellschaft für Qualitätsmanagement in der Gesundheitsversorgung e.V.), Langform Stand: 4.12.2015. zu finden unter: http://www.¬
gqmg.de/gqmg_leistung/kommunikation.html (abgerufen am: 27.07.2017).

Pohl, H.: Zusammenarbeit der Ärzte mit dem Pflegedienst. In: BADK Sonderheft
Krankenhaushaftung (Bundesarbeitsgemeinschaft Deutscher Kommunalversi-
cherer). November 1998, S. 44–49.

Preuß, J./Dettmeyer, R./Madea, B.: Begutachtung behaupteter letaler und nicht-
letaler Behandlungsfehler im Fach Rechtsmedizin (bundesweite Multicenterstu-
die), Konsequenzen für eine koordinierte Medizinschadensforschung; Im Auftrag
des Bundesministeriums für Gesundheit und Soziale Sicherung (BMGS). Aus dem
Institut für Rechtsmedizin der Rheinischen Friedrich-Wilhelms-Universität Bonn,
Mai 2005.

Reason, J.: Human Error: models and management. In: BMJ 320/2000, S. 768–771.

Reimer, W.: Pfleglicher Umgang mit dem Recht – Rechtskunde für Pflegeberufe, 3.
Aufl., Ulm: Universitätsverlag Ulm, 2000.

Rieser, S.: Prämien für Kliniken steigen. Deutsches Ärzteblatt, Jg. 1096, Heft 24, Juni
2012, S. A1214-A1216.

Rooney, J.J./Vanden Heuvel, L.N./Lorenzo, D.K.: Reduce Human Error – How to
analyze near misses and sentinel events, determine root causes and implement
corrective actions. In: Healthcare Quality/Quality progress, September 2002,
S. 27–36.

Roßbruch, R.: Zur Problematik der Delegation ärztlicher Tätigkeiten an das
Pflegefachpersonal auf Allgemeinstationen unter besonderer Berücksichtigung
zivilrechtlicher, arbeitsrechtlicher und versicherungsrechtlicher Aspekte – 2. Teil.
In: Pflegerecht 4/2003, S. 139–149.

Rumler-Detzel, P.: Arbeitsteilung und Zusammenarbeit in der Chirurgie – Rechtliche
Verantwortlichkeit. In: VersR 94, 254.

Sachverständigenrat für die Konzertierte Aktion im Gesundheitswesen: Finanzierung, Nutzerorientierung und Qualität. Kurzfassung. Gutachten 2003.

Schein, E.H.: Coming to a New Awareness of Organisational Culture. In: Sloan
Management Review, Winter, 1984, S.28–43.

Schell, W.: Pflegerecht im Spiegel der Rechtsprechung. 3. Aufl. Hagen: Brigitte Kunz Verlag 2003 (oder: http://www.pflegerechtportal.de).

Schleswig-Holsteinisches Ärzteblatt: AOK-Institut Medizinschaden. In: Schleswig Holsteinisches Ärzteblatt 8/2001, S. 24 ff. (http://www.aeksh.de/shae/200108/¬ h018024a.htm).

Schlömer, G./Meyer, G.: Dekubitusrisiko: Wie präzise sind etablierte Skalen? In: Pflegezeitschrift 2/2003, S. 134–137.

Schröder, G./Kottner, J.; Dekubitus und Dekubitusprophylaxe. Verlag Hans Huber; Bern 2012.

Schwappach, D. L. B.: Nach dem Behandlungsfehler – Umgang mit Patienten, Angehörigen und dem involvierten Personal. In: Bundesgesundheitsblatt – Gesundheitsforschung – Gesundheitsschutz, Springer Verlag Heidelberg 2014, S. 80–85.

Schwappach, D. L. B.: Second Victim: Das Trauma des Arztes nach einem potenziellen Behandlungsfehler. Vortrag im Rahmen der 122. Jahrestagung der DGIM, Mannheim, 10.04.2016.

Schwappach, D. L. B./Hochreutener, M.-A./Von Laue, N./Frank, O.: Täter als Opfer. Konstruktiver Umgang mit Fehlern in Gesundheitsorganisationen – Empfehlung für Kader, Kollegen und Betroffene. Schriftenreihe Patientensicherheit Schweiz, Bd. 3, Stiftung für Patientensicherheit, Zürich 2010.

Schwendimann, R.: Sturzprävention im Akutspital. Eine Literaturübersicht. In: Pflege 13/2000, S. 169–179.

Schwendimann, R./De, G.S./Milisen, K.: Screening older patients at risk for falling during hospitalization. In: International Journal of Injury Control and Safety Promotion, Ausgabe 14, 2007, S. 64–65.

Scott, S. D./Hirschinger, L. E./Cox, K. R./McCoig, M./Brandt, J./Hall, L. W.: The natural history of recovery for the healthcare provider »second victim« after adverse patient events. Quality and Safety in Health Care 2009, S. 325–330. DOI: 10.1136/qshc.2009.032870

Scott S. D./Hirschinger L. E./Cox K. R./McCoig, M./Epperly, K. M./Phillips, E. C./ Hall, L. W.: Caring for our own: deploying a system-wide second victim rapid response team. Joint Commission Journal on Quality and Patient Safety. 2010; S. 233–40. DOI: http://dx.doi.org/10.1016/S1553-7250(10)36038-7

Sedlaczek, A.: Risk-Management, ein Baustein eines umfassenden Qualitätsmanagements im Krankenhaus. In: Pinter, E./Vitt, K. (Hrsg.): Umfassendes Qualitätsmanagement für das Krankenhaus – Perspektiven und Beispiele. Frankfurt/Main: pmi 1996, S. 254–269.

Seiden, S./Barach, P.: Wrong-side/wrong-site, wrong procedure, and wrong-patient adverse events: Are they preventable?. In: Archives of Surgery (Arch Surg). 2006; 141:931–939. DOI: 10.1001/archsurg.141.9.931

Sharpe, C.C.: Nursing Malpractice. Liability and Risk Management, Westport: Auburn House 1999.

Siggelkow, A. Dr. med.: Missverständnisse durch Abkürzungen. Hannover: Hannoversche Ärzte-Verlags-Union, 15.07.2014.

Smektkala, R./Grams, A./Ludger, P./Raestrup, U. S.: Leitlinie oder Landrecht bei der Versorgung der Schenkelhalsfraktur? Eine Analyse der Versorgungssituation in Nordrhein-Westfalen. Deutsches Ärzteblatt 2008, S. 105 - 116.

Stascheit, U.: Gesetze für Sozialberufe. Die Gesetzessammlung für Studium und Praxis. 7. Aufl. Frankfurt: Fachhochschulverlag 2000.

Steinbrucker, S./Jacobs, P.: Fehler und Gefahren als Chance begreifen – Risikomanagement auf der Intensivstation als zentraler Bestandteil von Qualität, 1. Teil. In: Die Schwester/Der Pfleger, 43. Jg. 4/2004, S. 299–303.

Solet D. J./Norvell M. J./Rutan, G. H./Frankel, R. M.: Lost in Translation: Challenges and Opportunities in Physician-to-Physician Communication During Patient Handoffs. In: Academic Medicine, Vol. 80, No. 12. Dezember 2005.

Talbot, L. A./Musiol, R. J./Witham, E. K./Metter, J. E.: Falls in young, middle-aged and older community dwelling adults: perceived cause, environmental factors and injury, BMC Public Health 2005. DOI: 10.1186/1471-2458-5-86

Taxis, K., Barber, N.: Ethnographic study of incidence and severity of intravenous drug errors. In: British medical journal (BMJ), Volume 326, March 2003. DOI: https://doi.org/10.1136/bmj.326.7391.684

Techniker Krankenkasse: Behandlungsfehler- ein Leitfaden für Patienten. Hamburg. Mai 2016, Im Internet unter: https://www.tk.de/centaurus/servlet/content¬ blob/821318/Datei/3241/TK-Broschuere-Behandlungsfehler.pdf. Abgerufen am 20.05.2017.

The Joint Commission: Do not use List. Veröffentlicht am 03.05.2009. http://¬ www.jointcommission.org/assets/1/18/dnu_list.pdf. Abgerufen am 02.12.2016.

Thöne, A.: Delegation ärztlicher Tätigkeiten: Eindeutige gesetzliche Festlegungen fehlen. In: Home Care Journal 01/2005, S. 4–5.

Tönnies, M.: Delegation und Durchführungsverantwortung – Rechtliche Grundlagen und berufliche Verpflichtung. In: Pflege aktuell 5/2000, S. 290–292.

Ulsenheimer, K. / Bock, R.-W.: Der Juristische Nofallkoffer – Verhalten nach einem Zwischenfall«. Ulsenheimer/Friedrich Rechtsanwälte. München, Berlin. Ohne Datum. Als PDF im Internet zu finden unter: https://www.bda.de/docman/alle-¬ dokumente-fuer-suchindex/oeffentlich/publikationen/118-verhalten-nach-eine¬ m-zwischenfall-qder-juristische-notfallkofferrq-pdf-1.html bzw. unter http://¬ www.uls-frie.de (zuletzt abgerufen am: 31.07.2017).

Ulsenheimer, K./Staib I./Martin K: Ist die Schadenentwicklung im Krankenhaus zu stoppen? In: Versicherungswirtschaft 7/1996, S. 1280–1285.

Ulsenheimer, K.: Risk-Management als juristische Qualitätssicherung – ein integraler Bestandteil eines umfassenden Qualitätsmanagements. In: Arzt und Krankenhaus 9/2001, S. 269–274.

Ulsenheimer, K.: Riskmanagement aus rechtlicher Sicht. In: Hinringer, B., Rothballer, W., Thomann, H.J. (Hrsg.): Qualitätsmanagement im Gesundheitswesen. Köln TÜV Verlag 2002.

Ulsenheimer, K.: Risk Management. In: Lauterbach, K.-W.; Schrappe, M. (Hrsg.): Gesundheitsökonomie, Qualitätsmanagement und Evidence-based Medicine – eine systematische Einführung. 2. Aufl. Stuttgart: Schattauer 2004.

Valentin, A. et al.: Errors in administration of parenteral drugs in intensive care units: multinational prospective study. British medical journal (BMJ). 2009, 338:b814, online veröffentlicht am 12 März 2009. (link: https://www.ncbi.nlm.nih.gov/¬ pmc/articles/PMC2659290/). DOI: 10.1136/bmj.b814

Verband der gewerblichen Berufsgenossenschaften (VBG): Informationsblatt für medizinisches Personal und den Sozialdienst zu Unfällen in Krankenhäusern und Vorsorge- oder Rehabilitationseinrichtungen. Info-03.13 (Datum unbekannt) zu finden unter: http://www.vbg.de/DE/2_Versicherungsschutz_und_Leistungen/1_¬ Wer_ist_versichert/5_Rehabilitanden/rehabilitanden_node.html (zuletzt abgerufen am: 11.08.2017).

Vertragsparteien nach § 113 SGB XI (2008): Verfahrensordnung zur Entwicklung von Expertenstandards zur Sicherung und Weiterentwicklung der Qualität in der Pflege nach § 113a Abs. 2 Satz 2 SGB XI vom 11.09.08, aktualisiert am 17. Dezember 2008.

Vincent, C.A./Adams, S./Stanhope, N.: A framework for the analysis of risk and safety in medicine. BMJ 316/1998, S. 1154–1157.

Vincent ,C./Taylor-Adams, S.: Systemanalyse Klinischer Zwischenfälle. Das London Protokoll. Deutsche Übersetzung herausgegeben: Stiftung für Patientensicherheit, Zürich, 2007.

Vincent, C.: Patient Safety. 2. Auflage. Wiley Blackwell, Oxford, 2010.

Von Eiff, W./Middendorf, C.: Klinisches Risikomanagement – kein Bedarf für deutsche Krankenhäuser? In: das Krankenhaus 7/2004, S. 537–542.

Von Eiff, W.: 99,9 Prozent Sicherheit reicht nicht aus. In: Klinik-Markt, Juni 2002, S. 50–51.

Von Eiff, W.: Teure Nachbesserungen – Das »verborgene« Krankenhaus: Unterschätzte Risiken gefährdete Patienten. In: Krankenhaus Umschau 6/2003, S. 478–481.

Watermann, A. D./Garbutt, J./Hazel, E./Claiborne, D.: The Emotional Impact of Medical Errors on Practicing Physicians in the United States and Canada. In: The Joint Commission Journal on Quality and Patient Safety. August 2007, Volume 33, Ausgabe 8, Seiten 467–476. DOI: http://dx.doi.org/10.1016/S1553-7250¬(07)33050-X

Weisse-Liste: Ihr Wegweiser im Gesundheitswesen. Online-Plattform der Bertelsmann Stiftung (Hrsg.), https://www.weisse-liste.de/de/.

Wessels, J.: Strafrecht Allgemeiner Teil. Die Straftat und der Aufbau. 26. Aufl. Heidelberg: Müller 1996.

West, C. P./Huschka, M. M./Novotny, P. J./Sloan, J. A./Kolars, J. C./Habermann, T. M./Shanafelt, T. D.: Association of Perceived Medical Errors With Resident Distress and Empathy – A prospective Longitudinal Study. American Medical Association, 2006 (reprinted JAMA, September 2006, Vol. 296, S. 1071–1078). DOI:10.1001/jama.296.9.1071.

Westhelle, F.: In Zukunft werden immer mehr Kliniken »pleite« gehen. In: F&W 1/2002, S. 18–21.

Wiedensohler, R.: Risikomanagement als Prophylaxe. In: Krankenhausumschau 8/2003, S. 40–41.

Wille, E. et al: Sachverständigenrat zur Begutachtung der Entwicklung im Gesundheitswesen: Kooperation und Verantwortung Voraussetzungen einer zielorientierten Gesundheitsversorgung. Kurzfassung. Bonn: 2007.

Wingenfeld, K.: Qualitätsunterschiede sichtbar machen. In: Die Schwester Der Pfleger 7(15):82–85, 2015.

Wolf, K./Runzheimer, B.: Risikomanagement und KonTraG. Konzeption und Implementierung. 4. Aufl. Wiesbaden: Gabler 2003.

World Health Organization; WHO global report on falls prevention in older age; Genf, 2007.

Word Health Organization: WHO Conceptual Framework for the International Classification for Patient Safety, Final Technical Report 2009, in WHO Patient Safety Curriculum Guide, S. 80, 2011.

Word Health Organization (WHO): The high 5s project: interim report. WHO Library Cataloguing-in-Publication Data. 2014.

World Health Organization (WHO): High 5s project action on patient safety. Veröffentlicht am 21.01.2011, Abgerufen am 11.11.2016.

World Health Organization: WHO Data und Statistics, 2016, http://www.euro.¬who.int/en/health-topics/Health-systems/patient-safety/data-and-statistics.

Wu, A. W.: Medical error: the second victim – The doctor who makes the mistake needs help too. British medical journal, Volume 320, März 2000, S. 726–727. DOI: https://doi.org/10.1136/bmj.320.7237.726

Anlage 1: Gefahrenliste stationäre Pflege

Ziel: Die Gefahrenliste für die stationäre Pflege dient der Risikoidentifikation der Einrichtung in Form einer Szenario-Analyse. Sie kann für ein strukturiertes Brainstorming genutzt werden. Die Liste erhebt keinen Anspruch auf Vollständigkeit und besitzt ausschließlich unterstützenden Charakter. Je nach Leistungsspektrum der Einrichtung, Erfahrung und vorhandenen Schadens- oder Meldedaten, muss die Liste ggf. um weitere Aspekte ergänzt werden.

1. Gefahrengebiet: Organisation, Verwaltung und Menschen

GEFAHRENLISTE STATIONÄRE PFLEGE	LOGO der Einrichtung oder GELTUNGSBEREICH

1.1. Aufgaben, Kompetenzen und Verantwortung

1.1.1   Leistungsvereinbarung und Versorgungsauftrag

1.1.2   Funktions-und Stellenbeschreibungen,

1.1.3   Kongruenz zwischen Aufgaben, Kompetenz und Verantwortung

1.1.4   Vertretungsregelungen

1.1.5   Anzahl und Aktualität von Weisungen und Richtlinien

1.1.6   Verfügbarkeit, Zugänglichkeit von Weisungen und Richtlinien

1.1.7   Verständlichkeit und Durchdringung von Weisungen und Richtlinien

1.2 Qualifikationen und Fähigkeiten

1.2.1   Fachkompetenz im pflegerischen und therapeutischen Bereich

1.2.2   Soziale Kompetenz und interdisziplinäre Zusammenarbeit

1.2.3   Einarbeitung, Schulung und Weiterbildung

1.2.4   Zukunftsplanung (Into, On und Out-Of-The Job)

1.2.5   Ausbildung

1.2.6   Anweisung und Beaufsichtigung von Hilfspersonal

1.2.7   Arbeit mit Leiharbeitern

GEFAHRENLISTE **STATIONÄRE PFLEGE**	**LOGO der Einrichtung** **oder** **GELTUNGSBEREICH**

1.3 Ressourcenplanung und -verwaltung

1.3.1   Kapazitätsplanung Infrastruktur

1.3.2   Kapazitätsplanung Personal

1.3.3   Überforderung, Unterforderung

1.3.4   Überlastung, Übermüdung

1.3.5   Konfliktmanagement

1.4 Kommunikation und Teambildung

1.4.1   Gleichgewicht und Verteilung von Anforderungen und Fähigkeiten

1.4.2   Motivation und Leistungsbereitschaft

1.4.3   Kommunikation unter Mitarbeitenden

1.4.4   Kommunikation unter Teams

1.4.5   Weitergabe relevanter Informationen

1.5 Betriebsklima und Verhalten

1.5.1   Verhalten gegenüber Mitarbeitenden und Mitarbeitern

1.5.2   Mitarbeiterzufriedenheit

1.5.3   Abwehr von Stress und Mobbing

1.5.4   Verhalten gegenüber Kunden/Öffentlichkeit

1.5.5   Verhalten gegenüber dem Unternehmen

2.   Gefahrengebiet: Wohnen und Leben

GEFAHRENLISTE **STATIONÄRE PFLEGE**	**LOGO der Einrichtung** **oder** **GELTUNGSBEREICH**

2.1 Erstaufnahme/Einzug

2.1.1   Patienten- und Bewohner-Akquise

2.1.2   Infrastruktur für die Patienten- und Bewohnerversorgung

2.1.3   Vertragsgestaltung und Erstinformation

2.1.4   Strukturierte Informationssammlung und Anlegen der Pflegedokumentation

2.1.5   Zimmerausstattung und Zimmergestaltung

GEFAHRENLISTE **STATIONÄRE PFLEGE**	**LOGO der Einrichtung** **oder** **GELTUNGSBEREICH**

2.2 Allgemeine Erstinformation

2.2.1   Information Bewohner/Patient, Betreuer/Bevollmächtigter

2.2.2   Beratung Bewohner/Patient, Betreuer/Bevollmächtigter

2.2.3   Einwilligung Bewohner/Patient, Betreuer/Bevollmächtigter

2.2.4   Übergabeprozess und Sicherstellung der Information

2.2.5   Kommunikation mit betreuenden Gruppen intern

2.2.6   Kommunikation mit weiterbetreuenden Diensten (Krankenhaus, Sozialstation)

2.3 Umgang mit dementiell erkrankten Menschen

2.3.1   Betreuung orientiert an den Lebensgewohnheiten

2.3.2   Zusammenarbeit mit Angehörigen / Bezugspersonen

2.3.3   Alltagsgestaltung

2.3.4   Selbstbestimmungsrecht des dementiell erkrankten Menschen

2.3.5   Orientierung im direkten Umfeld

2.3.6   Aufenthalt im Freien

2.3.7   Vereinsamung

2.3.8   Teilnahme am örtlichen Gemeinwesen

2.3.9   Gewalt/sexualisierte Handlung Personal gegen Bewohner

2.3.10 Gewalt/sexualisierte Handlung Bewohner gegen Personal

2.4 Hauswirtschaft und Küche

2.4.1   Angebot und Auswahl Speisen und Getränke

2.4.2   Lebensmittelhygiene Produktionsküche

2.4.3   Lebensmittelhygiene Hauswirtschaft

2.4.4   Lebensmittelhygiene Tagesgruppen

2.4.5   Lebensmittelhygiene Mitarbeiter

2.4.6   Darbietung Speisen und Getränke

2.4.7   Sonderkostformen

3. Gefahrengebiet: Pflege und Betreuung

GEFAHRENLISTE STATIONÄRE PFLEGE	LOGO der Einrichtung oder GELTUNGSBEREICH

3.1 Pflegerische und ärztliche Dokumentation

3.1.1 Strukturierte Informationssammlung

3.1.2 Pflegerische Risikoerfassung

3.1.3 Pflegeplanung (und Tagesablauf)

3.1.4 Anordnung von Medikamenten

3.1.5 Anordnung von Behandlungspflege

3.1.6 Eingesetzte Vorgabedokumente und Formulare

3.1.7 Informationslücken und Übertragungsfehler

3.1.8 Zeitnahe, vollständige Dokumentation

3.2 Pflegerische Risiken

3.2.1 Vermeidung von Dekubitus

3.2.2 Verhinderung von Stürzen

3.2.3 Vermeiden von Kontrakturen

3.2.4 Vermeiden von Exsikkose

3.2.5 Vermeiden von Mangelernährung

3.2.6 Vermeiden von (akuten/chronischen) Schmerzen

3.2.7 Vermeiden von freiheitseinschränkenden Maßnahmen

3.3 Arzneimitteltherapie

3.3.1 Externe Beschaffung von Medikamenten

3.3.2 Aufbewahrung und Lagerung von Medikamenten

3.3.3 Zugangsschutz von Medikamenten

3.3.4 Richten von Medikamente

3.3.5 Sound alikes und Look alikes

3.3.6 Verabreichung der Medikamente

3.3.7 Rücknahme und Entsorgung

3.4 Durchführung der Pflege, Betreuung und Behandlung

3.4.1 Allgemeine Pflege durchführen

3.4.2 Behandlungspflege durchführen

GEFAHRENLISTE STATIONÄRE PFLEGE	LOGO der Einrichtung oder GELTUNGSBEREICH

3.4.3   Betreuung durchführen

3.4.4   Notfallmanagement durchführen

3.4.5   Anwesenheit, Verfügbarkeit und Kommunikation von/mit Spezialisten
(Therapeuten, Pharmazeuten, Ärzte)

3.4.6   Sterbebegleitung

3.5 Infektionen

3.5.1   Hygienepläne und -maßnahmen

3.5.2   Händedesinfektion und Schutzmaßnahmen

3.5.3   Nosokomiale Infektionen

3.5.4   Epidemie (z. B. Influenzavirus, Norovirus)

3.5.5   Pandemievorsorge und Umgang mit Pandemie

3.5.6   Wasserhygiene (z. B. Legionellen)

3.6 Medizinisches Notfallmanagement

3.6.1   Verschlechterung des Allgemeinzustandes

3.6.2   Akuter Notfall

3.6.3   Vermisster Bewohner/Patient

3.6.4   Selbstgefährdendes Verhalten von Patienten/Bewohnern

3.6.5   Fremdgefährdendes Verhalten von Patienten/Bewohnern

4.   Gefahrengebiet: Technik, Versorgung und Infrastruktur

GEFAHRENLISTE STATIONÄRE PFLEGE	LOGO der Einrichtung oder GELTUNGSBEREICH

4.1 Gebäude, Einrichtungen und Brandschutz

4.1.1   Zustand und Funktionalität der Gebäude

4.1.2   Neubauprojekte, Umbauten

4.1.3   Baulicher Brandschutz

4.1.4   Brandbelastung, Stoffe und Waren

4.1.5   Betrieblicher Brandschutz, Alarmierung und Intervention

GEFAHRENLISTE STATIONÄRE PFLEGE	LOGO der Einrichtung oder GELTUNGSBEREICH

4.1.6   Evakuation von Patienten, Personal und Besuchern

4.1.7   Zufahrten und Wegfahrten

4.2 Medizinprodukte

4.2.1   Benennung und Organisation der Verantwortlichen

4.2.2   Ausbildung des Bedienungspersonals

4.2.3   Wartung und Unterhalt

4.2.4   Inventarisierung und Dokumentation

4.3 Stromversorgung und Kommunikation

4.3.1   Notstromversorgung (unterbrechungsfrei)

4.3.2   Überprüfung der Strom- und Kommunikationsversorgung

4.3.3   Planung der Wiederinstandsetzung

4.3.4   Interne Kommunikationsinfrastruktur

4.3.5   Externe Kommunikationsinfrastruktur

4.4 IT-Betrieb

4.4.1   IT-Management Verantwortung

4.4.2   Datenintegrität, Datenverlust, Datenschutz

4.4.3   Physische Sicherheit, Schadenereignisse

4.4.4   Wartung von IT-Anlagen und Software

4.4.5   Informations- und Betriebssicherheit (Zugriffe)

4.4.6   Virenschutz & Firewall

4.4.7   Datensicherung (Back up)

4.4.8   Internet und e-Mail-Verkehr

4.4.9   Faxbetrieb

4.4.10   Verwendung betriebsfremder Software

4.4.11   IT-Netzwerke

4.4.12   System- und Informationszugang, Autorisierung

4.4.13   Business Continuity Management nach Systemverlust

4.5 Arbeitnehmer- und Umweltschutz

4.5.1   Allgemeine Unfallgefahren

4.5.2   Ansteckungsgefahren

GEFAHRENLISTE STATIONÄRE PFLEGE	LOGO der Einrichtung oder GELTUNGSBEREICH

4.5.3   Physische Arbeitsverhältnisse

4.5.4   Psychische Arbeitsbedingungen

4.5.5   Gewaltexposition

4.6 Betriebliches Notfall- und Krisenmanagement

4.6.1   Inventar der Notfall- und Krisenszenarien

4.6.2   Eingerichtetes Notfall- und Krisenmanagement

4.6.3   Übungen des Notfall- und Krisenmanagements

4.6.4   Business Continuity Plan

4.6.5   Dokumentierung des Notfall- und Krisenmanagements

| Erstellt am: durch: *Dokumentennummer* | Version: |
| Freigegeben am: durch: | 01 |

Anlage 2: Risikoanalyse Pflege (Fragenkatalog)

Ziel: Die Risikoanalyse dient der internen Ermittlung des IST-Zustandes der Organisation/der Abteilung insbesondere im Hinblick auf die Gewährleistung der Patienten-/Bewohnersicherheit. Die Identifizierung vorliegender Risiken dient hierbei als Grundlage zur systematischen Bewertung, weiterer Entscheidungsfindung und Ressourcenplanung.

Anwendung: Der Fragenkatalog dient dazu, alle relevanten Themengebiete im Rahmen der Risikoanalyse zu berücksichtigen. Sind Themen oder Themengebiete für die Einrichtung nicht anwendbar, können diese gestrichen werden. Fehlen relevante Themen oder Themengebiete, sind diese noch hinzuzufügen. Dies trifft insbesondere dann zu, wenn sich gesetzliche oder behördliche Vorgaben ändern oder andere Interessen (z. B. durch Kooperationspartner, Kunden oder Versicherungen) Eingang in die Liste finden müssen.

1. Einhaltung gesetzlicher Vorschriften (zentrale, übergeordnete Vorgaben)

RISIKOANALYSE PFLEGE (FRAGENKATALOG)			LOGO der Einrichtung oder GELTUNGSBEREICH
Fragestellung	**Grad der Umsetzung**	**Anmerkung**	**Empfehlung**
Beauftragtenwesen			
Ist das Beauftragtenwesen nachvollziehbar geregelt?	☐ vollständig ☐ in Teilen ☐ fehlend		
Gibt es eine aktuelle Übersicht der Beauftragten?	☐ vollständig ☐ in Teilen ☐ fehlend		
Ist die Benennung der Beauftragten nachvollziehbar (z. B. schriftliche Benennung)?	☐ vollständig ☐ in Teilen ☐ fehlend		

RISIKOANALYSE PFLEGE (FRAGENKATALOG)		LOGO der Einrichtung oder GELTUNGSBEREICH	
Fragestellung	**Grad der Umsetzung**	**Anmerkung**	**Empfehlung**
Sind die Beauftragten für die übertragene Aufgabe nachvollziehbar qualifiziert?	☐ vollständig ☐ in Teilen ☐ fehlend		
Verfügen die Beauftragten über definierte Zeitressourcen für ihre Aufgabe?	☐ vollständig ☐ in Teilen ☐ fehlend		
Hygiene			
Gibt es einen aktuellen Hygieneplan?	☐ vollständig ☐ in Teilen ☐ fehlend		
Sind Reinigungsmaßnahmen nachvollziehbar (z. B. durch Reinigungspläne)?	☐ vollständig ☐ in Teilen ☐ fehlend		
Finden regelmäßige Hygienebegehungen statt?	☐ vollständig ☐ in Teilen ☐ fehlend		
Ist die Aufbereitung von Instrumenten geregelt und beinhaltet dies auch den Umgang mit Einmalprodukten?	☐ vollständig ☐ in Teilen ☐ fehlend		
Wie ist der Umgang mit infektiösem Material geregelt?	☐ vollständig ☐ in Teilen ☐ fehlend		
Sind die Vorgänge bei Infektionsverdacht geregelt?	☐ vollständig ☐ in Teilen ☐ fehlend		
Gibt es Vorgaben zur aseptischen Behandlungspflege (Verbandswechsel, Katheter- und Sondenpflege)?	☐ vollständig ☐ in Teilen ☐ fehlend		
Sind die Mitarbeiter nachvollziehbar in diesen Tätigkeiten geschult?	☐ vollständig ☐ in Teilen ☐ fehlend		
Wird eine Infektionsstatistik geführt?	☐ vollständig ☐ in Teilen ☐ fehlend		

RISIKOANALYSE PFLEGE (FRAGENKATALOG)		LOGO der Einrichtung oder GELTUNGSBEREICH	
Fragestellung	**Grad der Umsetzung**	**Anmerkung**	**Empfehlung**
Gibt es Regelungen zur Abfallentsorgung?	☐ vollständig ☐ in Teilen ☐ fehlend		

Medizinproduktegesetz (MPG)/Medizinproduktebetreiberverordnung (MPBetreibV)

Gibt es eine Liste einweisungspflichtiger Geräte?	☐ vollständig ☐ in Teilen ☐ fehlend		
Ist die Einweisung der Mitarbeiter in diese Geräte nachvollziehbar?	☐ vollständig ☐ in Teilen ☐ fehlend		
Gibt es für alle Geräte Medizinprodukte-Bücher und werden diese für die Mitarbeiter nachvollziehbar aufbewahrt?	☐ vollständig ☐ in Teilen ☐ fehlend		
Sind alle Medizinprodukte ordnungsgemäß und nachvollziehbar gewartet?	☐ vollständig ☐ in Teilen ☐ fehlend		

Arzneimittel und BtM

Werden Arzneimittel ordnungsgemäß und für Dritte unzugänglich aufbewahrt?	☐ vollständig ☐ in Teilen ☐ fehlend		
Werden die Bestimmungen des BtM-Gesetzes berücksichtigt? (Bestellwesen, Lagerung, BtM-Buch)?	☐ vollständig ☐ in Teilen ☐ fehlend		
Gibt es aktuelle Standards zur sicheren Medikamentengabe?	☐ vollständig ☐ in Teilen ☐ fehlend		
Ist die Einhaltung der notwendigen Lagerbedingungen von Arzneimitteln (insb. bei notwendiger Kühllagerung, Haltbarkeit von Anbrüchen) gewährleistet?	☐ vollständig ☐ in Teilen ☐ fehlend		
Ist die Anordnung der Arzneimittel in den Patienten-/Bewohnerakten ordnungsgemäß?	☐ vollständig ☐ in Teilen ☐ fehlend		

RISIKOANALYSE PFLEGE (FRAGENKATALOG)		LOGO der Einrichtung oder GELTUNGSBEREICH		
Fragestellung	**Grad der Umsetzung**	**Anmerkung**	**Empfehlung**	
Ist die Vergabe der Arzneimittel an Patienten/Bewohner nachvollziehbar dokumentiert?	☐ vollständig ☐ in Teilen ☐ fehlend			
Wird die versehentliche Falsch-Einnahme von AM vermieden (bspw. kein Tagesdispenser bei Personen mit Demenz)?	☐ vollständig ☐ in Teilen ☐ fehlend			
Brandschutz				
Werden die MA jährlich im Brandschutz unterwiesen?	☐ vollständig ☐ in Teilen ☐ fehlend			
Kennen die Mitarbeiter die Brandschutzeinrichtungen (Feuerlöscher, Fluchtwege, Notfallplan)?	☐ vollständig ☐ in Teilen ☐ fehlend			
Sind alle Brandschutzeinrichtungen ordnungsgemäß und nachvollziehbar gewartet?	☐ vollständig ☐ in Teilen ☐ fehlend			
Sind alle Brandschutzeinrichtungen zugänglich bzw. funktionieren diese ordnungsgemäß (nicht zugestellt oder blockiert)?	☐ vollständig ☐ in Teilen ☐ fehlend			
Arbeitsschutzgesetz/Arbeitssicherheitsgesetz/DGUV 2				
Ist eine Fachkraft für Arbeitssicherheit benannt und bekannt?	☐ vollständig ☐ in Teilen ☐ fehlend			
Finden notwendige Begehungen und Beratungen hinsichtlich der Arbeitssicherheit statt?	☐ vollständig ☐ in Teilen ☐ fehlend			
Liegen Gefährdungsanalysen vor?	☐ vollständig ☐ in Teilen ☐ fehlend			
Existieren Betriebsanweisungen und sind die jährlichen Schulungen nachvollziehbar dokumentiert?	☐ vollständig ☐ in Teilen ☐ fehlend			

RISIKOANALYSE PFLEGE (FRAGENKATALOG)			LOGO der Einrichtung oder GELTUNGSBEREICH
Fragestellung	**Grad der Umsetzung**	**Anmerkung**	**Empfehlung**

Gefahrstoffe

Liegen Sicherheitsdatenblätter für die Anwendung von Gefahrstoffen (z. B. Desinfektionsmittel) vor?	☐ vollständig ☐ in Teilen ☐ fehlend		
Finden jährliche Unterweisungen der Mitarbeiter statt?	☐ vollständig ☐ in Teilen ☐ fehlend		
Ist die notwendige Schutzausrüstung für die Mitarbeiter zum Umgang mit den Gefahrstoffen vorhanden?	☐ vollständig ☐ in Teilen ☐ fehlend		

Datenschutz, Dokumentation und Archivierung

Gibt es einen Beauftragten für Datenschutz, ist dieser den Mitarbeitern bekannt?	☐ vollständig ☐ in Teilen ☐ fehlend		
Erfolgen die Datenschutzschulungen laut Vorgabe und nachvollziehbar?	☐ vollständig ☐ in Teilen ☐ fehlend		
Werden die Datenschutzgrundsätze von Patienten und Bewohnern gewahrt (Zugänglichkeit von Akten, Einsichtsmöglichkeit personenbezogener Daten, Vertraulichkeit in Auskunftsvergabe)?	☐ vollständig ☐ in Teilen ☐ fehlend		
Wie erfolgt die Nachvollziehbarkeit bei digitaler Dateneingabe? (Digitale Signatur?)	☐ vollständig ☐ in Teilen ☐ fehlend		
Gibt es aktuelle Unterschriften- und Kürzellisten?	☐ vollständig ☐ in Teilen ☐ fehlend		
Gibt es Regelungen zur patienten-/bewohnerbezogenen Dokumentation?	☐ vollständig ☐ in Teilen ☐ fehlend		
Wie lange werden patienten-/bewohnerbezogene Dokumente aufbewahrt?	☐ vollständig ☐ in Teilen ☐ fehlend		

RISIKOANALYSE PFLEGE (FRAGENKATALOG)			LOGO der Einrichtung oder GELTUNGSBEREICH
Fragestellung	**Grad der Umsetzung**	**Anmerkung**	**Empfehlung**
Werden Berichtigungen und Änderungen von Eintragungen so vorgenommen, dass der ursprüngliche Inhalt erkennbar bleibt?	☐ vollständig ☐ in Teilen ☐ fehlend		
Wie wird die Datensicherung durchgeführt?	☐ vollständig ☐ in Teilen ☐ fehlend		
Wie erfolgt die Vernichtung von datenschutzrelevanten Papieren und Dokumenten?	☐ vollständig ☐ in Teilen ☐ fehlend		
Gibt es ein zentrales Archivierungssystem und ist es vor Ausfall (z. B. Brand) oder Zugang Unbefugter geschützt?	☐ vollständig ☐ in Teilen ☐ fehlend		
Gibt es einheitliche Regelungen zur Archivierungszeit patienten-/bewohnerbezogener Dokumente?	☐ vollständig ☐ in Teilen ☐ fehlend		

2. Führung und Organisation

RISIKOANALYSE PFLEGE (FRAGENKATALOG)			LOGO der Einrichtung oder GELTUNGSBEREICH
Fragestellung	**Grad der Umsetzung**	**Anmerkung**	**Empfehlung**
Organisationsstruktur			
Existieren aktuelle Organigramme?	☐ vollständig ☐ in Teilen ☐ fehlend		
Sind die Verantwortlichkeiten und Zuständigkeiten klar geregelt?	☐ vollständig ☐ in Teilen ☐ fehlend		
Gibt es Vertretungsregelungen für wichtige Funktionen?	☐ vollständig ☐ in Teilen ☐ fehlend		

RISIKOANALYSE PFLEGE (FRAGENKATALOG)		LOGO der Einrichtung oder GELTUNGSBEREICH	
Fragestellung	**Grad der Umsetzung**	**Anmerkung**	**Empfehlung**
Gibt es Stellen-, Funktions- und/oder Arbeitsplatzbeschreibungen?	☐ vollständig ☐ in Teilen ☐ fehlend		
Ist die Einarbeitung neuer Mitarbeiter nachvollziehbar dokumentiert?	☐ vollständig ☐ in Teilen ☐ fehlend		
Finden regelmäßig Mitarbeitergespräche statt und gibt es hierzu eine zentrale Regelung?	☐ vollständig ☐ in Teilen ☐ fehlend		
Existiert ein aktueller Schulungsplan?	☐ vollständig ☐ in Teilen ☐ fehlend		
Sind alle notwendigen Pflichtfortbildungen im Schulungsplan berücksichtigt?	☐ vollständig ☐ in Teilen ☐ fehlend		
Wurden Schulungen wie geplant durchgeführt?	☐ vollständig ☐ in Teilen ☐ fehlend		
Gibt es Regelungen zum Umgang mit Patienten-/Bewohnereigentum?	☐ vollständig ☐ in Teilen ☐ fehlend		
Gibt es Regelungen zum Umgang mit Patientenverfügungen?	☐ vollständig ☐ in Teilen ☐ fehlend		
Existiert eine Übersicht der Kooperationspartner und Dienstleistungserbringer?	☐ vollständig ☐ in Teilen ☐ fehlend		
Werden Risiken vor der Vergabe von Verträgen an externe Dienstleister/Lieferanten ermittelt?	☐ vollständig ☐ in Teilen ☐ fehlend		
Qualitätsmanagement			
Verfügt die Einrichtung/die Abteilung über ein Qualitätsmanagementsystem?	☐ vollständig ☐ in Teilen ☐ fehlend		
Sind die Verantwortlichkeiten für das QM nachvollziehbar geregelt?	☐ vollständig ☐ in Teilen ☐ fehlend		

235

RISIKOANALYSE PFLEGE (FRAGENKATALOG)		LOGO der Einrichtung oder GELTUNGSBEREICH	
Fragestellung	**Grad der Umsetzung**	**Anmerkung**	**Empfehlung**
Erfolgen regelmäßige Selbstbewertungen und/ oder Audits des Systems durch die Führung?	☐ vollständig ☐ in Teilen ☐ fehlend		
Erfolgen die Selbstbewertungen/Audits anhand festgelegter Kriterien und/oder Kennzahlen?	☐ vollständig ☐ in Teilen ☐ fehlend		
Werden im Rahmen des Qualitätsmanagements regelmäßig kritische Prozesse überwacht, die Ergebnisse dokumentiert und analysiert?	☐ vollständig ☐ in Teilen ☐ fehlend		
Werden Daten zur externen Qualitätssicherung systematisch analysiert, bewertet und Maßnahmen abgeleitet?	☐ vollständig ☐ in Teilen ☐ fehlend		
Erfolgt die Erfassung von Patienten-/Bewohner- und/ oder Angehörigenbeschwerden?	☐ vollständig ☐ in Teilen ☐ fehlend		
Liegen auf Station hierzu Informationen vor (Flyer, Bögen etc.)?	☐ vollständig ☐ in Teilen ☐ fehlend		
Erfolgt die Bearbeitung und Auswertung von Beschwerden systematisiert?	☐ vollständig ☐ in Teilen ☐ fehlend		
Fließen die Ergebnisse externer Begehungen (Regierungspräsidium, Gesundheitsamt u. ä.) systematisch in das Qualitätsmanagement ein?	☐ vollständig ☐ in Teilen ☐ fehlend		

Risikomanagement

Verfügt die Einrichtung über ein Risikomanagementsystem?	☐ vollständig ☐ in Teilen ☐ fehlend		
Sind die Verantwortlichkeiten im Risikomanagement nachvollziehbar geregelt?	☐ vollständig ☐ in Teilen ☐ fehlend		

RISIKOANALYSE PFLEGE (FRAGENKATALOG)		LOGO der Einrichtung oder GELTUNGSBEREICH	
Fragestellung	**Grad der Umsetzung**	**Anmerkung**	**Empfehlung**
Gibt es eine durch die Unternehmensleitung schriftlich festgelegte verbindliche Risikostrategie (bzw. –politik, -konzept)?	☐ vollständig ☐ in Teilen ☐ fehlend		
Sind die Ziele für das Risikomanagement festgelegt und die notwendigen Maßnahmen mit Verantwortlichkeiten festgelegt?	☐ vollständig ☐ in Teilen ☐ fehlend		
Steht für das Risikomanagementsystem ausreichend ausgebildetes Personal (z. B. qualifizierte Risikomanager) zur Verfügung und sind die Verantwortlichkeiten klar festgelegt?	☐ vollständig ☐ in Teilen ☐ fehlend		
Sind das Qualitäts- und Risikomanagement aufeinander abgestimmt?	☐ vollständig ☐ in Teilen ☐ fehlend		
Gibt es eine strukturierte Kommunikation über den Sachstand, geplante Maßnahmen und Ergebnisse des Risikomanagements?	☐ vollständig ☐ in Teilen ☐ fehlend		
Ist festgelegt, welche Methoden des Risikomanagements zur Anwendung kommen?	☐ vollständig ☐ in Teilen ☐ fehlend		
Erfolgt die Erfassung, Analyse, Bewertung und Steuerung von Risiken nach festgelegten Kriterien?	☐ vollständig ☐ in Teilen ☐ fehlend		
Gibt es einen jährlichen Risikobericht an die Krankenhausleitung?	☐ vollständig ☐ in Teilen ☐ fehlend		
Gibt es regelmäßige strukturierte Schulungs- und Fortbildungsmaßnahmen für alle Mitarbeiter zum Thema Risikomanagement und Patienten-/Bewohnersicherheit?	☐ vollständig ☐ in Teilen ☐ fehlend		

RISIKOANALYSE PFLEGE (FRAGENKATALOG)			LOGO der Einrichtung oder GELTUNGSBEREICH
Fragestellung	**Grad der Umsetzung**	**Anmerkung**	**Empfehlung**
Gibt es Regelungen zur Meldung von Fehlern und Vorkommnissen?	☐ vollständig ☐ in Teilen ☐ fehlend		
Gibt es Vorgaben zur Fehler- und Sicherheitskultur, welche sich an einer No-Blame-Kultur orientieren?	☐ vollständig ☐ in Teilen ☐ fehlend		
Ist die Sicherheitskultur in der Organisation nachvollziehbar etabliert und in der Kommunikation mit den Mitarbeitern spürbar?	☐ vollständig ☐ in Teilen ☐ fehlend		
Werden Schadensfälle strukturiert und systematisch bearbeitet und analysiert?	☐ vollständig ☐ in Teilen ☐ fehlend		
Erfolgt die Untersuchung von Schadensfällen interdisziplinär und unabhängig?	☐ vollständig ☐ in Teilen ☐ fehlend		
Verfügt die Einrichtung über ein internes, sanktionsfreies Fehlermeldesystem für alle Mitarbeiter (CIRS)?	☐ vollständig ☐ in Teilen ☐ fehlend		
Sind alle Meldewege den MitarbeiterInnen bekannt und kennen diese die Unterschiede?	☐ vollständig ☐ in Teilen ☐ fehlend		
Erfolgt die Bearbeitung der Meldungen systematisch und nachvollziehbar?	☐ vollständig ☐ in Teilen ☐ fehlend		
Werden die Mitarbeiter regelmäßig über den Stand des Risikomanagements, Ergebnisse aus Fehlermeldesystemen in ihrem Bereich informiert?	☐ vollständig ☐ in Teilen ☐ fehlend		
Beteiligt sich die Einrichtung an einem einrichtungsübergreifenden Fehlermeldesystem?	☐ vollständig ☐ in Teilen ☐ fehlend		

RISIKOANALYSE PFLEGE (FRAGENKATALOG)			LOGO der Einrichtung oder GELTUNGSBEREICH
Fragestellung	**Grad der Umsetzung**	**Anmerkung**	**Empfehlung**
Gibt es eine schriftliche Regelung für Großschadenslagen und ist diese intern bekannt?	☐ vollständig ☐ in Teilen ☐ fehlend		
Gibt es eine schriftlich geregelte Krisenkommunikation und ist diese bekannt?	☐ vollständig ☐ in Teilen ☐ fehlend		
Gibt es Ausfallkonzepte für patienten-/bewohnersicher-heitsrelevante Prozesse (z. B. IT)?	☐ vollständig ☐ in Teilen ☐ fehlend		

3. Patienten- und Bewohnerversorgung

RISIKOANALYSE PFLEGE (FRAGENKATALOG)			LOGO der Einrichtung oder GELTUNGSBEREICH
Fragestellung	**Grad der Umsetzung**	**Anmerkung**	**Empfehlung**
Patienten- und Bewohneraufnahme und Pflegeanamnese			
Gibt es standardisierte Vorgaben, welche Informationen der Patient-/Bewohner bei Aufnahme erhält?	☐ vollständig ☐ in Teilen ☐ fehlend		
Gibt es Regelungen, wie bei Patienten zu verfahren ist, deren Einsichtsfähigkeit möglicherweise nicht gegeben ist?	☐ vollständig ☐ in Teilen ☐ fehlend		
Gibt es Regelungen, wie bei Patienten zu verfahren ist, welche unter Betreuung stehen?	☐ vollständig ☐ in Teilen ☐ fehlend		
Wie ist gewährleistet, dass Patienten/Bewohner vor Verwechslung geschützt sind?	☐ vollständig ☐ in Teilen ☐ fehlend		

RISIKOANALYSE PFLEGE (FRAGENKATALOG)			LOGO der Einrichtung oder GELTUNGSBEREICH
Fragestellung	**Grad der Umsetzung**	**Anmerkung**	**Empfehlung**
Werden die nationalen Expertenstandards der Pflege umgesetzt und existieren hier an die Einrichtung adaptierte Vorgaben?	☐ vollständig ☐ in Teilen ☐ fehlend		
Werden die individuellen Risiken der Patienten/Bewohner (insb. zu Sturz und Dekubitus) nach standardisierten Vorgaben analysiert und dokumentiert?	☐ vollständig ☐ in Teilen ☐ fehlend		
Gibt es Regelungen zur Dokumentation, wenn ein Patient/Bewohner notwendige Pflegemaßnahmen verweigert?	☐ vollständig ☐ in Teilen ☐ fehlend		
Gibt es Regelungen zum Umgang mit Patienteneigentum/Wertsachen von Patienten?	☐ vollständig ☐ in Teilen ☐ fehlend		
Liegen geeignete Aufbewahrungsmöglichkeiten für Patienteneigentum/Wertsachen vor?	☐ vollständig ☐ in Teilen ☐ fehlend		
Patienten- und Bewohnerversorgung			
Gibt es Regelungen bzgl. Anordnung und Durchführung freiheitsentziehender Maßnahmen?	☐ vollständig ☐ in Teilen ☐ fehlend		
Wird die Delegation ärztlicher Tätigkeiten an Pflegepersonal entsprechend gesetzlichen Forderungen dokumentiert und geschult?	☐ vollständig ☐ in Teilen ☐ fehlend		
Wann, mit wem und wie häufig erfolgen ärztliche und pflegerische Visiten?	☐ vollständig ☐ in Teilen ☐ fehlend		
Ist die Informationsweitergabe an Schnittstellen (z. B. von Krankenhaus zu Pflegeheim, von Pflegeheim zu Krankenhaus) geregelt?	☐ vollständig ☐ in Teilen ☐ fehlend		

RISIKOANALYSE PFLEGE (FRAGENKATALOG)		LOGO der Einrichtung oder GELTUNGSBEREICH
Fragestellung	**Grad der Umsetzung**	**Anmerkung** **Empfehlung**
Werden die Risiken der Patienten (z. B. Infektionsstatus, Allergien) auch an Schnittstellen systematisch kommuniziert?	☐ vollständig ☐ in Teilen ☐ fehlend	
Gibt es Vorgaben z. B. für die Blutentnahme oder die Entnahme anderer diagnostischer Proben?	☐ vollständig ☐ in Teilen ☐ fehlend	
Gibt es Standards zum Versand diagnostischer Proben?	☐ vollständig ☐ in Teilen ☐ fehlend	
Ist die Weitergabe von Analysewerten an den ärztlichen Dienst festgelegt und wird dies nachvollziehbar dokumentiert?	☐ vollständig ☐ in Teilen ☐ fehlend	

Notfallmanagement

Gibt es allgemeine Regelungen zum Ablauf bei medizinischen Notfällen?	☐ vollständig ☐ in Teilen ☐ fehlend	
Werden die Mitarbeiter regelmäßig und nachvollziehbar über die Maßnahmen des Notfallmanagements geschult?	☐ vollständig ☐ in Teilen ☐ fehlend	
Gibt es Notfallausrüstung, Notfallmedikamente vor Ort?	☐ vollständig ☐ in Teilen ☐ fehlend	
Wenn ja, ist die Kontrolle geregelt und nachvollziehbar?	☐ vollständig ☐ in Teilen ☐ fehlend	
Gibt es ein Reanimationsteam? Wenn ja, wie wird dieses verständigt?	☐ vollständig ☐ in Teilen ☐ fehlend	
Ist der freie Zugang zur Station für das Reanimationsteam auch an Wochenenden und im Nachtdienst jederzeit gewährleistet?	☐ vollständig ☐ in Teilen ☐ fehlend	

RISIKOANALYSE PFLEGE (FRAGENKATALOG)			LOGO der Einrichtung oder GELTUNGSBEREICH
Fragestellung	**Grad der Umsetzung**	**Anmerkung**	**Empfehlung**
Erfolgt eine Evaluation stattgefundener Einsätze/Zusammenarbeit mit dem Reanimationsteam?	☐ vollständig ☐ in Teilen ☐ fehlend		
Entlassmanagement			
Werden etwaige Entlass-Probleme des Patienten bei Aufnahme und während des Aufenthalts systematisch erfasst?	☐ vollständig ☐ in Teilen ☐ fehlend		
Erfolgt die Planung relevanter Maßnahmen (Heil-, Hilfsmittel, Pflege, Rehabilitation etc.) nach Entlassung nachvollziehbar?	☐ vollständig ☐ in Teilen ☐ fehlend		
Existieren interdisziplinäre Abstimmungen zum Entlassmanagement?	☐ vollständig ☐ in Teilen ☐ fehlend		
Wird der Patient über etwaige Verhaltensweisen und Vorsichtsmaßnahmen nach Entlassung nachvollziehbar informiert?	☐ vollständig ☐ in Teilen ☐ fehlend		
Werden dem Patienten alle notwendigen Dokumente bei der Entlassung ausgehändigt?	☐ vollständig ☐ in Teilen ☐ fehlend		
Erstellt am: Freigegeben am:	durch: durch:	*Dokumentennummer*	Version: 01

Elektronische Zusatzmaterialien

Content+^{PLUS}

Zusätzliche Materialien finden Sie online auf unserer Homepage www.¬
kohlhammer.de unter:

http://downloads.kohlhammer.de/?isbn=978-3-17-031983-7
Zugang erhalten Sie über dieses Passwort: **2CjkWXds**

Folgende Materialien stellen wir als interaktives PDF-Dokument zur
Verfügung:

- Abb. 2.1: Überlastungs- bzw. Gefährdungsanzeige
- Abb. 5.1: Beispiel für eine Szenariorisikoanalyse »Notfall- und Eva-
  kuierungsmanagement«
- Abb. 5.4: Meldebogen zur Meldung kritischer Ereignisse (CIRS-Mel-
  debogen)
- Abb. 6.2: Beispiel für einen Pflegestandard Medikamententherapie
- Abb. 7.1: Beispiel für ein Formular zur Wunddokumentation
- Abb. 7.2: Einverständniserklärung zur fotografischen Wunddokumen-
  tation
- Abb. 7.3: Beispiel für einen Pflegestandard Dekubitusprophylaxe und
  -dokumentation
- Abb. 7.4: Sturzrisikoassessment
- Abb. 7.5: Sturzereignisprotokoll
- Abb. 7.6: Beispiel für einen Pflegestandard Sturzprophylaxe und
  -dokumentation
- Anlage 1: Gefahrenliste stationäre Pflege
- Anlage 2: Risikoanalyse Pflege (Fragenkatalog)

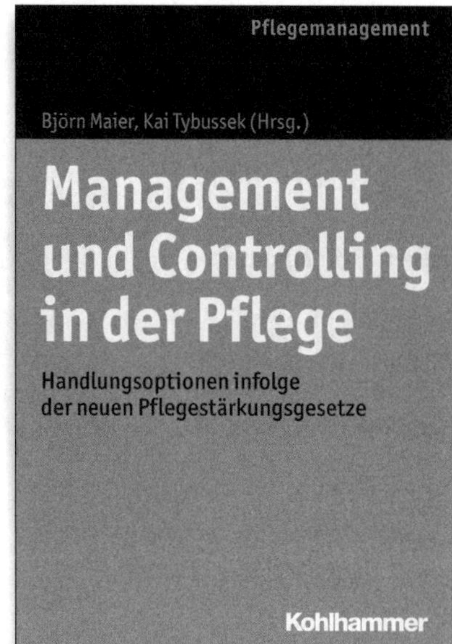

Björn Maier/Kai Tybussek (Hrsg.)

Management und Controlling in der Pflege

Handlungsoptionen infolge der neuen Pflegestärkungsgesetze

2017. 165 Seiten, 19 Abb., 20 Tab. Kart. € 34,–
ISBN 978-3-17-023935-7

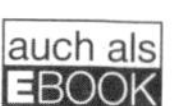

Pflegeeinrichtungen in Deutschland müssen sich vielfältigen Herausforderungen stellen: Die Änderungen der Pflegestärkungsgesetze (PSG I-III) sind nur ein Ausdruck davon, der demografische Wandel und Änderungen der Marktstrukturen sind ebenso relevant. Um Erlöse zu sichern und dem Fachkräftemangel zu begegnen, sind professionelles Controlling und Management unerlässlich. Dieses Buch bereitet die wichtigsten Grundlagen für das Controlling auf und zeigt die Wege für ein erfolgreiches Management.

Prof. Dr. Björn Maier ist Studiendekan an der DHBW Mannheim, Leiter des MBA-Studiengangs Gesundheitsmanagement und -controlling und Vorsitzender des DVKC – Management und Controlling in der Gesundheitswirtschaft e.V. **Kai Tybussek** ist Geschäftsführender Partner der Curacon Weidlich Rechtsanwaltsgesellschaft. Seine Fachgebiete sind rechtliche Beratung von Gesundheits-, Altenhilfe- und Behinderteneinrichtungen sowie von Wohlfahrtsverbänden und Komplexeinrichtungen.

Leseproben und weitere Informationen unter www.kohlhammer.de

W. Kohlhammer GmbH
70549 Stuttgart

Kohlhammer